Practical Vitreoretinal
Surgery

实用玻璃体视网膜手术

第 ② 版

魏勇 | 著　许迅　颜华 | 审

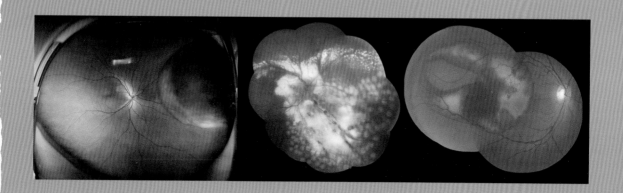

人民卫生出版社
·北 京·

关注"人卫眼科"微信公众号
回复"增值"
获取网络增值视频观看方法

序

魏勇,作为我的学生,在北京同仁医院攻读博士学位期间,给我留下了尤为深刻的印象。在追求真知卓识的过程中,他总是拥有一种坚韧不拔的毅力及吃苦耐劳的精神。在科研探索中,他充满创新的思想,总能提出突发奇想的假说,新论迭出,显示出极强的钻研能力,这使他从众多学生当中脱颖而出。读博期间,他的创新性论著在美国神经协会官方杂志——*Neruoscience Letter* 上发表,并被 *Nature Reviews Neuroscience* 引用,在学术界获得好评和赞誉。但令我遗憾的是,他在毕业之后,没有在这一领域进一步深入研究和探索。

即使这样,他在眼底病临床和科研上走出一条全新之路:在北京同仁医院高水平的临床平台,他迅速成长;在西北最大的眼科医院——西安市第四医院,他完成了大量的玻璃体视网膜手术,成长为一流的玻璃体视网膜手术医生;在福建最大的眼科医院——厦门眼科中心,他完成了 20G 向 23/25G 玻璃体视网膜手术转化,成长为优秀的玻璃体视网膜手术医生;最终,在温州医科大学附属眼视光医院,他开展了多项玻璃体视网膜手术相关的临床研究,正在成为一名 clinician scientist。

本书是由魏勇独立完成的原创性的手术专著,汲取了他数年来手术的经验和心得,是其心血的结晶。他对视网膜脱离的诊断有系统的思维,对眼底病治疗有独特的见解。这部专著体现了当今最为前沿的玻璃体视网膜手术技术和理念,对年轻医生和基层眼科医生有重要的指导意义,甚至对玻璃体视网膜手术医生有极好的参考价值。我通过本书看到,当一个临床医师拥有科研创新思维时,通过长期的临床积累,最终会创作出一部具有生命力的作品。

临床医生不应做一个单纯的工匠,成为碌碌无为的手术匠。毕业后进入临床,需要继续坚持"发现问题,创新思考"。未来,中国眼科的创新发展需要一代代的传承,希望魏勇成为这样一位 clinician scientist——未来他的路还很远,希望他继续坚持走下去。此书是对他过去经验积累的认可,也是他未来事业开始的里程碑。

王宁利

首都医科大学附属北京同仁医院

2021 年 6 月

前　言

距离第 1 版《实用玻璃体视网膜手术》面世已接近 6 年了。在这 6 年里,玻璃体视网膜手术设备和技术出现了迅猛的发展,笔者也经历了由 20G 向 23/25G 玻璃体视网膜手术的转化,完成了 4 000 余例 23/25G 玻璃体视网膜手术,手术范围涉及视网膜脱离、黄斑疾病、糖尿病视网膜病变、眼外伤、儿童玻璃体视网膜疾病和眼内肿瘤。同时,我们在 ClinicaTrials.gov 和中国临床试验注册中心注册了 10 余项玻璃体视网膜手术相关的临床试验,我的玻璃体视网膜手术技术和手术理念发生了重大的变化,因此,有必要对第 1 版作全面的修改。

第 2 版《实用玻璃体视网膜手术》虽然保留了 20G 玻璃体视网膜手术技术,但重点已经放在无缝线跨结膜玻璃体视网膜手术上,内容涵盖了当今所有玻璃体视网膜手术的操作、术中术后问题,汇集了全球最新的治疗理念和手术技术,凝聚了我对玻璃体视网膜疾病及微创玻璃体视网膜手术的理解和思考。相信这部来自我自身临床经验总结的著作,会对你的临床和科研有所启迪和帮助。

通过此书,你将体会到我对传统手术的不同理念——书中更加详尽地阐述了不需要冷凝的巩膜扣带术的理论体系,系统地总结了其手术适应证和手术技术,详细地论述了在微创玻璃体视网膜手术时代,巩膜扣带术的地位和作用。

通过此书,你将分享我全新的玻璃体视网膜手术理念。例如,针对脉络膜脱离型视网膜脱离的微创玻璃体视网膜手术治疗,我们采取了最为简洁的脉络膜上腔引流的方法,不仅解决了微创玻璃体视网膜手术中灌注置入的问题,而且术中脉络膜上腔液的充分引流,将脉络膜脱离型视网膜脱离瞬间转化为单纯孔源性视网膜脱离,此外,关于激素使用的理念也发生了重要的变化。

通过此书,你将分享我全新的玻璃体视网膜手术技术。我们在国内第一个开展了以生物羊膜治疗难治性黄斑裂孔,在引进国外羊膜置入裂孔底部技术的同时,我们在全球第一个采用了生物羊膜覆盖技术治疗难治性黄斑裂孔。我们也是国内率先开展“Yamane 双针技术”行人工晶状体襻巩膜层间固定术的单位之一,我们总结了其技术特点,使其更容易掌握和开展。我们还在国内率先开展了 41G 针视网膜下注射组织纤溶酶原激活剂(t-PA)结合玻璃体切除眼内气体填充治疗黄斑下出血,在全球第一个开展了玻璃体腔或视网膜下注射 t-PA 结合外引流治疗出血性视网膜脱离。此外,我们在全球第一个开展了黄斑移位治疗脉络膜缺损涉及黄斑的视网膜脱离,避免了乳斑束的光凝,最大限度地保留了患眼视力。

通过此书,你将详尽地了解糖尿病视网膜病变的手术指征,对复杂糖尿病视网膜病变围手术期安全,术前抗 VEGF 治疗的指征,将会有最新的理解。本书对抗 VEGF 药物眼内注射替代传统的全视网膜光凝治疗增殖性糖尿病视网膜病变,对抗 VEGF 治疗在视网膜静脉阻塞中的最新理念也作了详细的描述。此外,本书增加了对玻璃体视网膜手术最新设备的介绍,增加了对感染性玻璃体视网膜疾病最新治疗药物的介绍,以及对最新抗肿瘤药物的介绍,将让你更好地掌握这些复杂疑难疾病的诊断和治疗。

以上只是本书的部分亮点,书中对每一种玻璃体视网膜疾病治疗都作了详尽的描述,体现了当今世界最为前沿的治疗技术和理念,以及笔者对手术细节刻意的追求。第 2 版对手术技术和理念作了全面的修改,甚至对第一章的解剖和第二章的相关检查也作了较大的修改,为此我们参考了最新版的 *Retina*,*Ophthalmology*,*Pediatric Ophthalmology and Strabismus*,*Clinical Anatomy of the Visual System*,*Ophthalmic Ultrasonography* 和 *Atlas of Retinal OCT*,以获得最为权威和确切的数据,在此,向这些著作的作者致以崇高的敬意。

本书仍然为我一人执笔完成,保持了专著的连贯性和逻辑性。同时请上海市第一人民医院的许迅教授和天津医科大学总医院的颜华教授对本书进行了最终的审阅,确保本书的权威性和知识点的准确性。此外,许迅教授团队在"玻璃体黄斑界面疾病"和"高度近视的玻璃体视网膜并发症"等章节中给予了高水平的指导,为本书添色不少。

在此次成书过程中,我们团队的陈丹青医生负责了手术绘图和手术录像截图的工作,林小燕医生负责了各种图片的选择工作,陈豪医生和林威医生对初稿中的写作及学术问题提出了宝贵的意见,减少了专著中的错误。厦门眼科中心的黄星星医生、陈秀菊医生为本书提供了部分精美的图片,厦门眼科中心罗向东医生为本书提供了高质量的广角数码小儿视网膜成像图片,在此深表谢意!

在这里,感谢我的家人,在背后默默地支持和付出。感谢我的导师王宁利教授,当我在高大上的基础研究和临床研究的选择上犹豫不决时,支持我在临床研究中坚定地走下去,成长为临床科学家。感谢瞿佳教授,每当我滔滔不绝讲述我最新的临床研究和手术时,他都耐心地倾听,并提出宝贵的意见,给予极大的支持。感谢吴文灿院长为本书的完成提供了时间上的保障,为本书的出版提供了资助和支持。

魏　勇

于温州医科大学附属眼视光医院

2021 年 6 月

目 录

第六章　围手术期(术中术后)并发症及其处理

第七章　巩膜扣带术

第十一章　高度近视的玻璃体视网膜并发症

第十二章　眼外伤

第十三章　感染性玻璃体视网膜疾病

第十四章　儿童及伴有眼底先天异常的玻璃体视网膜疾病

第十五章　眼底肿瘤

第十六章　其他手术的相关并发症

第十七章　晶状体位置异常

第十八章　玻璃体视网膜手术视频

第一章 玻璃体视网膜的解剖生理

第一节　玻璃体的解剖特性

玻璃体为无色透明的胶体,位于晶状体后面的玻璃体腔内,占眼球内容积的4/5。成人玻璃体容积约为4ml,在高度近视眼中,玻璃体容积可增加到10ml。玻璃体呈凝胶状态,由98.5%~99.7%的水、胶原纤维(collagen)、透明质酸(hyaluronic acid)和玻璃体细胞(hyalocyte)组成。

人类玻璃体结构包含了膜(membranous)和池(cisternal)系统,玻璃体皮质(vitreous cortex)也称作玻璃体界膜(hyaloid surface),由致密的胶原纤维构成薄的膜状结构(厚度为100~110μm)。玻璃体前皮质从玻璃体基底部(vitreous base)开始向前延伸到睫状体、后房和晶状体;玻璃体后皮质从玻璃体基底部向后延伸,贴附在视网膜表面走向后极部,附着在视盘边缘,在视盘和黄斑周围形成两个圆形的孔。玻璃体皮质包绕的玻璃体形成"池"结构,中间平行排列的胶原纤维(collagen fibril)构成前后走向的玻璃体纤维(fiber),向前展开并插入玻璃体基底部形成前环,向后极部延伸插入黄斑周围的玻璃体后皮质中,周围致密的玻璃体纤维束则插入中周部和赤道部的玻璃体后皮质中。

玻璃体管(Cloquet管)位于玻璃体的中央,由晶状体后表面开始至视盘前方,其管壁由玻璃体浓缩而成,在此空间内有时有原始玻璃体残存动脉。Weiger韧带位于晶状体后表面和玻璃体凝胶之间的直径8~9mm、宽1~2mm的环形区域,其边缘连接向前延伸的玻璃体皮质,其内侧连接略微扩大的Cloquet管前端,晶状体后表面和扩大的Cloquet管前端之间,有一潜在间隙,称为Berger间隙。Cloquet管后端扩大和玻璃体后皮质在视盘边缘呈环形附着;同样,在扩大的Cloquet管后端和视盘之间,有一潜在间隙,称为Martegiani间隙(图1-1)。

玻璃体的主要大分子结构为透明质酸和胶原。透明质酸使玻璃体成为稳定的凝胶结构,这种大的多聚阴离子可影响药物在玻璃体中的弥散。中年以后,中心部玻璃体明显液化,形成玻璃体"腔隙(lacunae)"或"袋(pocket)",随着年龄增加,玻璃体"袋"进一步扩大,

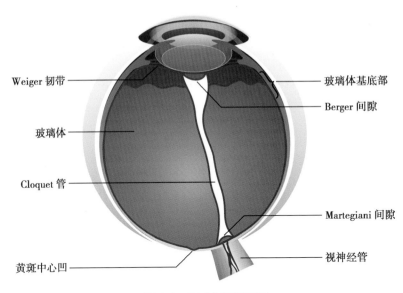

图 1-1 眼球剖面示意图

导致后玻璃体皮质缺乏支撑,发生玻璃体后脱离(posterior vitreous detachment,PVD),在玻璃体后脱离时,玻璃体皮质在视盘周围的胶质附着发生撕脱,在玻璃体腔可见"Weiss 环";如果局部(视盘、黄斑或血管)玻璃体视网膜粘连紧密,可形成异常玻璃体后脱离(anomalous posterior vitreous detachment,APVD)。

玻璃体基底部(vitreous base)骑跨锯齿缘,其前端位于锯齿缘前端 1.5~2mm,其后端位于锯齿缘后 1~3mm,可随年龄和眼部位置发生变化,颞侧比鼻侧更靠后一些。在玻璃体基底部,致密的胶原纤维呈直角附着在睫状体平坦部无色素上皮和周边部视网膜的内界膜,在这个部位,玻璃体和视网膜的附着非常紧密。故玻璃体基底部后缘在玻璃体视网膜手术中具有重要意义,此处是玻璃体后皮质与视网膜疏松附着与紧密附着的边界,玻璃体对视网膜的牵拉容易形成视网膜格子样变性区和视网膜裂孔,在玻璃体视网膜手术中完成玻璃体后脱离时,到此处就应该停止对玻璃体后皮质的牵拉,采用高速玻切头以较低吸力,贴近视网膜表面切除玻璃体,以避免医源性裂孔的发生。除玻璃体基底部和视盘边缘环形带外,玻璃体后皮质在黄斑部和视网膜大血管走行处与视网膜也有较紧密的附着,玻璃体对黄斑垂直和切线方向的牵拉可导致玻璃体黄斑牵拉综合征或黄斑裂孔的形成。

第二节 视网膜的解剖特性

视网膜是一层薄而透明的组织,位于眼球壁最内层的后 2/3 部位。向后止于视盘,向前止于锯齿缘,与睫状体平坦部的无色素上皮相延续。视网膜的内表面与玻璃体相接触,外侧为脉络膜。视网膜神经上皮层与视网膜色素上皮之间存在潜在间隙,两者仅在视盘和锯齿缘紧密附着,是视网膜脱离的解剖基础。眼底分为后部眼底和周边眼底两部分。后部眼底以涡静脉巩膜管内口后缘连线作为前缘,包括后极部、黄斑区:后极部眼底仅包括视盘以及颞侧上下血管弓周围在内的范围;黄斑区为颞侧上下血管弓之间的横椭圆形区域。涡静脉巩膜管内口后缘连线至锯齿缘间的环形带状区域为周边眼底,包括中周部眼底和远周边部眼底。中周部眼底亦称赤道部,为赤道前后 2 个视盘直径(简称盘径)的环形带状区域,宽约 4 个盘径。赤道前 2 个盘径至锯齿缘间大约 2 个盘径宽的环形带状区域为远周边部眼底。此外,睫状神经与其伴随动脉可将眼底划分为 4 个象限。睫状长神经与其伴随动脉可视为水平的分界线,在颞侧容易看到。睫状短神经与其伴随动脉相互不平行,分布不规则,纵行走向并不垂直,上方向颞侧偏位,下方向鼻侧偏位,所形成的纵行分界线可视为垂直分界线。

视网膜后极部上下血管弓之间的区域称为黄斑(macular),因中央无血管的凹陷区富含叶黄素使其外观色略黄而得名,位于视盘颞侧边缘 3.5mm,视盘中心下方 1mm。黄斑区包括凹部(umbo)、中心小凹(foveola)、中心凹(fovea)、旁中心凹(parafovea)和中心凹周围区(perifovea),其直径大约 5.5mm。中心凹直径 1 500μm,相当于视盘大小,它包括 1 个薄薄的底、1 个 22° 的斜坡和 1 个厚的边缘,其中央 400~500μm 为无血管区。中心凹的底对应的中心小凹和凹部,直径为 350μm,厚度为 150μm,代表黄斑的精确中心。旁中心凹是中心凹外围 0.5mm 宽的同心圆,中心凹周围区是旁中心凹外围 1.5mm 宽的同心圆(图 1-2)。

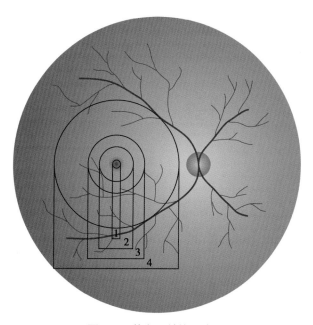

图 1-2　黄斑区结构示意图
1:凹部和中心小凹;2:中心凹;3:旁中心凹;4:中心凹周围区

视网膜神经上皮层从外向内可分为 9 层(图 1-3):

1. 视锥细胞、视杆细胞层　由光感受器的内外节组成。

2. 外界膜　并不是一层真正的膜,由位于光感受器内节水平的邻近光感受器之间,以及光感受器和 Müller 细胞之间的细胞连接构成。

3. 外核层　主要由视锥细胞和视杆细胞胞体组成。光信号在这里经过一系列的处理,转化为细胞兴奋性的变化,并通过突触联系传递到相邻的双极细胞和水平细胞。

4. 外丛状层　光感受器的末梢在此与水平细胞和双极细胞的神经突起形成联系。光感受器的谷氨酸释放,通过不同的谷氨酸受体使得双极细胞处于兴奋或者抑制状态;同时,与水平细胞的突起构成横向联系,使光信号在这里得到第一次加工。

5. 内核层　由水平细胞、双极细胞、无长突细胞和 Müller 细胞的细胞核组成。水平细胞的胞体靠近外丛状层的边缘,突起进入外丛状层与光感受器和双极细胞形成联系。双极细胞的树突进入外丛状层与光感受器形成突触,轴突进入内丛状层,将信号传递给神经节

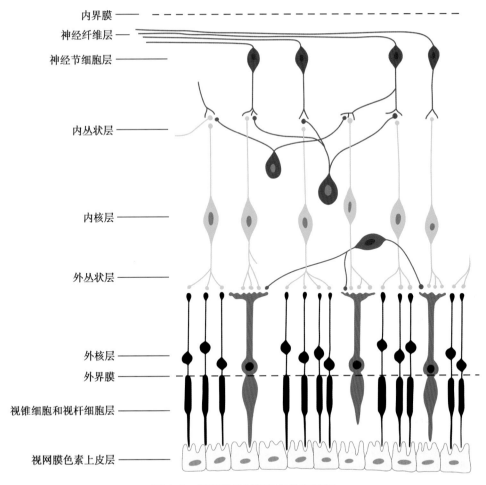

图 1-3　视网膜各层组织结构示意图

细胞。无长突细胞的突起进入内丛状层,在双极细胞和神经节细胞之间形成横向联系。

6. 内丛状层 由双极细胞、无长突细胞和神经节细胞的突起组成,一些最为复杂的视网膜信号处理(如方向选择性等)在这里发生。

7. 神经节细胞层 主要是视网膜神经节细胞,也有移位无长突细胞。在这里,视网膜的视觉信息经过视网膜神经节细胞轴突组成的视神经,向脑内更高级的视觉中枢传递。

8. 神经纤维层 由视网膜神经节细胞轴突构成,沿视网膜平行走行,鼻侧神经纤维直接汇入视盘;黄斑神经纤维向鼻侧直接汇入视盘;颞侧神经纤维呈弧形绕过黄斑汇入视盘,故上下神经纤维在黄斑颞侧形成横缝。

9. 内界膜 位于视网膜最内层和玻璃体后皮质之间的一层坚韧薄膜,是 Müller 细胞的基底膜,在后极部最厚($0.5\sim3.2\mu m$)。

中心小凹仅包括感光细胞层、外界膜、外核层、Henle 纤维和内界膜,从中心小凹向外延伸,视网膜其他各层才逐渐出现。在中心小凹处,感光细胞轴突偏离中心,斜行走行更长的距离,到达双极细胞和水平细胞,形成 Henle 纤维,故这个区域的外丛状层也称作 Henle 纤维层。从中心小凹到中心凹,内核层和神经节细胞层逐渐出现同时向外移位,聚集在中心凹的斜坡上。在旁中心凹,Henle 纤维层的纤维逐渐恢复成外丛状层纤维的走行方向。

视网膜是重要的光感受器,包括视杆系统和视锥系统。视杆系统对光的敏感性很强,在弱光下只有视杆细胞是活跃的(暗视觉)。视锥系统对光敏感性弱,只有相对明亮的环境中,视锥细胞才处于活跃状态(明视觉)。视细胞是视觉信息的主要来源,在距中心凹 $5\sim6mm$ 处视杆细胞的密度最高,约 $160\,000/mm^2$,向锯齿缘密度逐渐减少。在中央凹处,视锥细胞的密度高达 $199\,000\sim300\,000/mm^2$,同时伴随着视杆细胞密度的急剧减小,在中央凹的中央 $300\mu m$ 范围内,已经完全没有视杆细胞。中央凹处极高的视锥密度,以及视锥细胞、双极细胞、神经节细胞的一对一连接,使视锥系统能够提供高质量的视觉图像。

第三节 视网膜色素上皮层的解剖特性

视网膜色素上皮层(retinal pigment epithelium,RPE)位于视网膜神经上皮层与脉络膜之间。由单层排列的六面形柱状细胞构成,每个细胞顶端的细胞膜延伸出许多大小和长短不一的微绒毛,光感受器的内外节插在其间,形成光感受器与 RPE 之间广泛的联系。RPE 细胞与细胞之间从基底到顶部具有中间连接、桥粒连接及紧密连接,可封闭脉络膜毛细血管和视网膜之间的交流,构成血-视网膜外屏障。

RPE 细胞能够吸收透过视网膜的光线,防止同一光子反复兴奋光感受器而模糊视觉图像,并使变构的色素复原,维持光感受器的正常工作状态。此外,RPE 细胞膜含有大量选择性离子通道,还有大量的离子和代谢物的主动转运和易化转运系统。细胞的顶部和底部膜有不同的转运系统和离子通道,形成不对称转运效果,使水只能从顶端向底端方向、跨过

RPE 细胞转运,并产生跨 RPE 电位差。这对维持视网膜神经上皮层与 RPE 之间的贴附具有重要的意义。

第四节　脉络膜的解剖特性

脉络膜位于 RPE 层(内侧)和巩膜(外侧)之间,由内到外分为 5 层结构:Bruch 膜、脉络膜毛细血管层、脉络膜中血管层(Sattler 层)、脉络膜大血管层(Haller 层)和脉络膜上腔。

Bruch 膜位于 RPE 细胞底部(内侧)和脉络膜毛细血管层(外侧)之间,由 RPE 细胞基底膜、内胶原层、弹力层、外胶原层、脉络膜毛细血管基底膜共同构成。

脉络膜为血管层,有相对高的血流和低的氧利用率(3%),主要供应 RPE 和光感受器。脉络膜上腔为脉络膜和巩膜之间的潜在腔隙,睫状后长动脉、睫状后短动脉及睫状神经均从该区通过。

第五节　视网膜和脉络膜循环

眼底血液循环系统包括:视网膜血管和脉络膜血管,两个系统都是从眼动脉分化出来的。眼动脉是颈内动脉的第一分支,眼动脉的主要分支有视网膜中央动脉、睫状后动脉和眼肌的分支。

视网膜中央动脉从视盘处进入眼内,在视网膜上形成分支,营养视网膜内层。视网膜中央动脉在眼底先分出视盘上动脉和视盘下动脉 2 支,其后再分出鼻上支、鼻下支、颞上支和颞下支。较粗大的动脉位于神经纤维层,毛细血管网则分为浅层和深层,浅层分布于神经纤维层和节细胞层,深层分布于内核层。视网膜毛细血管内皮形成血 - 视网膜内屏障。视网膜中央静脉伴随视网膜中央动脉,从视网膜的内层接收静脉血后,汇入眼上静脉。

脉络膜是眼球血管最丰富的部分,脉络膜血管系统主要作用是供应视网膜外层。脉络膜血管系统主要来源于睫状后动脉和睫状前动脉的分支,睫状后动脉一般分为内侧支和外侧支,进一步分为两条睫状后长动脉和大量睫状后短动脉。后部脉络膜毛细血管是由睫状后短动脉供应,前部脉络膜毛细血管是由睫状后长动脉的分支供应,也由睫状前动脉的分支供应,前后脉络膜循环的分水岭在赤道部。

脉络膜的总体结构为节段性的,脉络膜的血液供应也为节段性,血液节段性分布始于睫状后动脉分支水平并反映在涡静脉的回流系统中。血流阶段性分布的结果是大中脉络膜动脉变成了终末动脉,每支终末动脉供应一片独立的脉络膜毛细血管区域,称为一个小叶。脉络膜通过涡静脉系统回流,通常 4~5 支,常见于近 1、5、7、11 点子午线,在赤道后 6mm 穿出巩膜面。涡静脉中的静脉血汇入眼上静脉和眼下静脉。

参 考 文 献

[1] Yanoff M,Duker J S. Ophthalmology. 5th ed. New York:Elsevier,2018:419-438.

[2] Schachat A P. Ryan's retina. 6th ed. New York:Elsevier,2018:544-549.

[3] Remington L A. Clinical anatomy of the visual system. 2nd ed. St. Louis:Elsevier,2005:76-84,111-113.

第二章 玻璃体视网膜疾病相关检查

第一节 眼 底 检 查

一、双目间接检眼镜

检查者头戴双目间接检眼镜，其物镜一般为 +20D 透镜，也可用 +14D 和 +28D 透镜。检查在暗室中进行，充分散大被检查眼瞳孔，被检查者平卧（或坐位），检查者站立在被检查者床头方位（或坐在被检查者对面）。检查前，首先要戴好双目间接检眼镜，固定好头带。打开灯光，选择合适大小光斑和亮度，调整好瞳距和光源的位置，将照明光调节至视野的上半部，光线由被检查者瞳孔的上半部分通过，光束照亮视网膜，反射光经瞳孔的下半部分射出，通过物镜成像，可获得理想的立体感。一般检查者以左手拇指与示指持物镜，置于被检眼前 5cm，以小指固定于眼眶缘。物镜和目镜距离约 50cm。光线通过物镜和被检眼瞳孔，投射到被检眼视网膜；由被检眼底反射的光线，在检查者视网膜形成立体倒立虚像，放大率约为 3 倍。检查中周部眼底时，检查者围绕被检查者头部移动位置检查或令被检眼转动，使物镜和检查者的头部随之移动，以确保眼底需要检查的部位、被检者瞳孔、物镜、目镜和检查眼视轴成一条直线，并以被检者瞳孔为支点而移动。充分散大瞳孔，配合适当的物镜，检查范围可达眼底赤道前部（+28D）。检查者需要清醒地知道正在检查的眼底部位，被检眼转动的方位是检查者想要看到的眼底部位，在这个部位所见的眼底像，上下左右均相反。检查锯齿缘及睫状体必须结合巩膜压迫法，金属压迫器戴在右手的示指或中指上。如检查上方时，令被检者向下看，将压迫器的头置于睑板上缘，当被检者向上看的同时，向上转动压迫器并将头压向眼球的中央。检查下方时也如此法，先令被检者向上看，将压迫器的头置于睑板下缘，当被检者向下看的同时，向下转动压迫器并将头压向眼球的中央。检查左右方位时，可在表面麻醉下，在结膜囊内压迫检查。

二、裂隙灯结合前置镜检查

前置镜包括:78D、90D 和 superfield NC。利用裂隙灯光源,前置镜可以用来完成间接检眼镜检查,获得一个比双目间接检眼镜放大倍数更大的立体图像,有利于对视盘、黄斑及后极部眼底的检查,充分散瞳并配合眼球转动,可观察到近赤道部。利用 superfield NC 前置镜,可看到与双目间接检眼镜相同的检查范围。

检查在暗室中进行,充分散大被检查眼瞳孔,被检查者头部位置同裂隙灯检查。一般检查者以左手(或右手)拇指与示指持物镜,置于被检右眼(或左眼)前,与被检眼角膜面平行并靠近角膜,以环指和小指固定于眼眶缘。调整好裂隙灯光源的角度(垂直角膜并位于瞳孔中央)和适当宽度,将照明光光束通过前置镜和被检查者瞳孔,照亮视网膜,将裂隙灯光柱由远向近推移(也可由近向远推移),直到形成一清晰的眼底像(立体倒立虚像)。检查中周部眼底时,可令被检眼转动,手持的前置镜略微倾斜,如被检眼向下转动,前置镜下缘向检查者略微倾斜,如果向两侧转动,还需调整裂隙灯光源的角度,使照明光光束通过前置镜和被检查者瞳孔,照亮想要看到的眼底部位。充分散大瞳孔,配合适当的前置镜和眼球转动,检查范围可达眼底赤道前部。被检眼转动的方位是检查者想要看到的眼底部位,在这个部位所见的眼底像,上下左右均相反。

三、裂隙灯结合三面镜检查

常用三面镜为 Goldmann 三面镜,外观为圆锥形,中央为一凹面镜,锥形圆周内含有三个不同倾斜角的反射镜面,分别为 75°、67° 和 59°,其中央的凹面镜用于检查眼底后极部,75° 镜可看到后极部到赤道部之间的区域,67° 镜可看到赤道部到近锯齿缘之间的区域,59° 可看到部分远周边部视网膜和房角结构。通过中央凹面镜为正像,透过三个反射镜为对侧眼底的反射像。三面镜为角膜接触镜,检查需要在表面麻醉下完成,接触角膜的镜面需要放置 1% 甲基纤维素等耦合剂。检查时,嘱患者向前注视,以适当宽度和长度的裂隙灯光柱,通过 75° 反射镜面,照亮眼底,将裂隙灯光柱由远向近推移(也可由近向远推移),同时调整裂隙灯光柱的角度、直到形成一清晰的眼底像(对侧部位眼底像);360° 缓慢旋转三面镜,观察眼底 1 周;再分别换上 69° 和 59° 反射镜观察眼底 1 周;最后以凹面镜检查眼底后极部。75° 镜观察范围和凹面镜观察范围之间的后极部边缘眼底,是一个容易忽略的部位,故以凹面镜观察后极部眼底时,嘱患者向 4 个方向转动眼球,扩大检查范围以免遗漏。如果眼底病变部位位于锯齿缘或近锯齿缘,需要眼球适当地转动,并以三面镜镜缘对观察部位巩膜适度顶压,才能看到。必要时可使用带有巩膜压迫器的三面镜进行检查。

四、眼底图的绘制

眼底图的组成,由 3 个同心圆及 12 条放射线组成,最外圆表示睫状体及玻璃体的基底部,中间圆表示锯齿缘,最内圆表示赤道部;12 条放射线符合按时钟方位的子午线。

用不同颜色记录眼底病变:视网膜动脉用红色实线、视网膜静脉用蓝色实线表示,一般情况下,单画动脉或单画静脉即可,除非有特殊的血管病变需要表示。红色表示未发生脱离的视网膜,蓝色表示脱离的视网膜,脱离的边界以蓝色实线表示。视网膜裂孔为红色,其边界用蓝色实线表示。视网膜变性区为蓝色交叉线,边界为蓝色实线。视网膜变薄区为红色交叉线,边界为蓝色实线。视网膜色素用黑色,脉络膜病变用棕色,渗出用黄色,玻璃体混浊用绿色表示。

第二节　超声诊断

超声波是一种频率 >20 000Hz 的高频机械波,高频声波性质上接近光波,具有反射、折射以及衍射特性,能够用于临床诊断。在眼科临床诊断中,常采用 8~10MHz 的高频机械波,其波长短(<0.2mm),它能够精细地分辨眼部结构和组织。向眼部发射特定频率超声波,声波在组织中传播,遇到不同的组织界面会产生不同的反射波。将反射波收集、转换处理,根据回声的时间、空间以及强弱进行超声诊断检查。

在玻璃体视网膜疾病诊断中,比较常用的包括:B 型超声,多普勒超声(color doppler imaging,CDI)和超声造影。多普勒超声是发射脉冲或者连续的超声波,利用多普勒频移来探测血流。多普勒和传统 B 超的联合使用,可同时传递 B 超影像和多普勒信号,用于眼眶及眼球血流的检查。超声造影检查使用能够显著增强超声检测信号的药物,如微胶囊造影剂、微泡造影剂以及包膜造影剂进行超声检测,用于眼部肿瘤的诊断和鉴别诊断。

一、玻璃体疾病

玻璃体后脱离(posterior vitreous detachment,PVD)为清晰、细长的弧形回声,位于玻璃体腔后部,向前与玻璃体基底部或者视网膜裂孔相连,向后与新生血管部位、视盘以及黄斑相连或不相连;玻璃体后皮质呈极低反射,加大增益后明显,降低增益后较后壁回声提前消失,后运动活跃(图 2-1)。当玻璃体有积血、炎症或者外伤时,玻璃体后皮质增厚不均一,回声增强,后运动减弱;当光带位于视盘前方时(玻璃体后脱离),可与视网膜脱离相鉴别;而当玻璃体后皮质与视盘相连时(异常玻璃体后脱离或不完全玻璃体后脱离),难以同视网膜脱离相鉴别,此时可采用 CDI 检查,如果提示玻璃体条状光带上无血流信

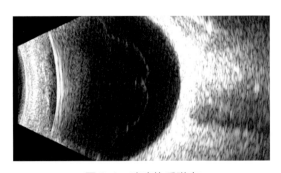

图 2-1　玻璃体后脱离

号,可排除视网膜脱离。

在 B 超下,新鲜的玻璃体积血表现为玻璃体腔弥散性点状低回声;随着玻璃体积血机化可显示玻璃体腔内存在假膜样低到中等回声;致密的玻璃体积血回声增强,呈不定形的回声光团(图 2-2);下方玻璃体积血容易分层,在静态检查下显示带状或膜状回声,容易误认为视网膜脱离(图 2-3);在玻璃体切除后的玻璃体积血眼,需要增加增益才能显示液化的积血;伴玻璃体后脱离的积血,积血可以位于玻璃体凝胶内,或者位于脱离的玻璃体后皮质之后,或者两者兼有,玻璃体后皮质之后的积血一般不凝固(后玻璃体积血),呈低反射和具有活动性,当体位改变时,积血的形态也发生改变。如果玻璃体积血伴有纤维血管膜,玻璃体回声可不均一,玻璃体腔内见条索状、丛状、膜状、树枝状或者团块状,一端或者多处与视网膜相连,部分可以有后运动,伴有或不伴有视网膜脱离。

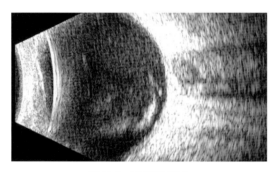

图 2-2　玻璃体积血

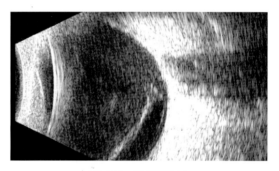

图 2-3　玻璃体积血

星状玻璃体病变(asteroid hyalosis)B 超显示在玻璃体暗区可见无数小而强的回声光点,多数很致密,呈多重圆心的团状回声,有明显的后运动,在星状玻璃体后缘和球壁之间为无回声暗区(图 2-4)。

急性细菌性眼内炎 B 超显示玻璃体腔内弥漫分布的弱回声光点,且靠近视网膜的后玻璃体混浊明显(图 2-5)。当玻璃体内病变回声增强,出现不规则膜或团块回声时,提示病变进展(图 2-6)。

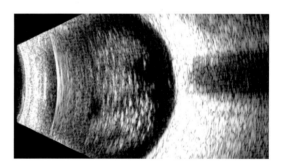

图 2-4　星状玻璃体变性

其他表现包括:视网膜脉络膜水肿增厚,球壁回声增宽,出现渗出性视网膜脱离。在亚急性或者慢性眼内炎时,玻璃体机化,伴有膜形成,可出现牵拉性视网膜脱离。在严重患眼中,眼部结构破坏,B 超下难以分辨,晚期眼球萎缩。

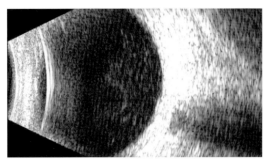

图 2-5　眼内炎

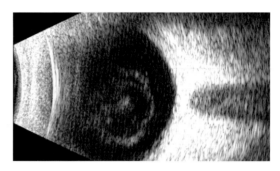

图 2-6　眼内炎

二、视网膜疾病

不同程度和不同时期的孔源性视网膜脱离,其 B 超影像略有差异。新鲜的孔源性视网膜脱离的玻璃体腔内可见一纤细的弧形强回声光带,其厚度和回声均一,凹面多朝向玻璃体腔,后运动方向与球壁垂直(图 2-7);如果裂孔足够大时,可以发现视网膜脱离光带中断,从而确定裂孔存在(图 2-8)。部分视网膜脱离时,光带与视盘或者球壁相连,逐渐与球壁回声融合;视网膜全脱离时,光带向前与锯齿缘相连,向后与视盘相连,光带与球壁之间为液性暗区。陈旧视网膜脱离时光带不均一增厚,其上可有囊样暗区,视网膜僵硬、皱缩,后运动缺乏(图 2-9);当玻璃体视网膜增殖严重时,表现为 Y 形或 T 形光带,提示为后部或完全闭合漏斗状视网膜脱离。

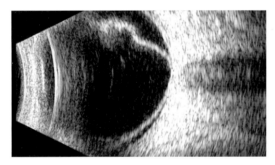

图 2-7　视网膜脱离

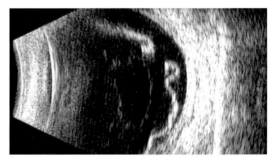

图 2-8　孔源性视网膜脱离

渗出性视网膜脱离,常见于 Coats 病、中央性浆液性脉络膜视网膜病变、巩膜炎、脉络膜炎症和眼内肿瘤等。不同疾病导致的渗出性视网膜脱离的 B 超影像略有差异:脉络膜炎症导致的渗出性视网膜脱离一般较浅,常为扁平脱离;原田氏病导致的渗出性视网膜脱离多呈半球形脱离,视网膜脱离光带凸向玻璃体腔,表面光滑,无皱褶(图 2-10);大泡状视网膜脱离,视网膜呈球形脱离;特发性脉络膜渗漏综合征的渗出性视网膜脱离,常常伴随睫状体脱离和脉络膜脱离,以及短眼轴和巩膜增厚(图 2-11);眼内肿瘤继发的渗出性视网膜脱离,在

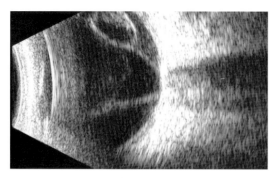

图 2-9　视网膜脱离合并囊肿

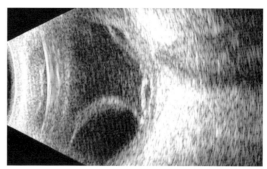

图 2-10　渗出性视网膜脱离

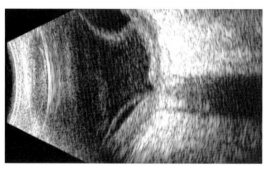

图 2-11　视网膜脱离合并脉络膜脱离

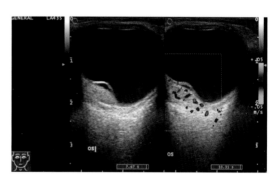

图 2-12　眼内肿瘤继发渗出性视网膜脱离

视网膜脱离光带与外壁回声间可见呈实体反射的肿物回声(图 2-12)。渗出性视网膜脱离 B 超影像的共同特征:当患者体位发生改变时,视网膜下液流动,光带位置可随之变化。

牵拉性视网膜脱离常见于增生性糖尿病视网膜病变、视网膜分支静脉阻塞、视网膜静脉周围炎和早产儿视网膜病变等,如玻璃体增生明显,玻璃体腔可见膜状、带状或树枝状等形态各异的增生膜与视网膜粘连,牵拉视网膜,导致脱离的视网膜光带常显示"成角"状态。不同疾病导致的牵拉性视网膜脱离的 B 超影像略有差异:在增生性糖尿病视网膜病变中,牵拉性视网膜脱离常发生在后极部,典型的表现为帐篷样、桌面样和吊床样外观(图 2-13);视网膜分支静脉阻塞导致的牵拉性视网膜脱离,通常比较局限,常发生在颞上部;而视网膜静脉周围炎导致的牵拉性视网膜脱离,多发生在周边部至赤道部,比较局限或广泛。CDI 检查提示:在脱离的视网膜上可探及与视网膜中央动脉和静脉相延续的血流信号,为动脉、静脉伴行的血流频谱(图 2-14)。

三、脉络膜脱离

在病理情况下,由于液体和血液的积聚而导致脉络膜与外壁(巩膜)之间潜在间隙的分开称为脉络膜脱离。其 B 超特征:玻璃体腔内可出现 1 个至多个圆顶形强回声光带,较视

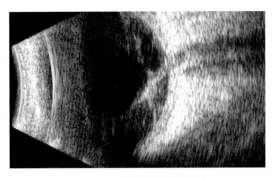

图 2-13 牵拉性视网膜脱离

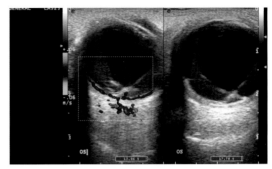

图 2-14 牵拉性视网膜脱离

网膜脱离光带厚且平滑,前端可超过锯齿缘(合并睫状体脱离),后端多数终止于赤道前,如向后扩展,可邻近视盘但不与其相连,无后运动(图 2-15)。周边部脉络膜脱离呈扁平型隆起,病变可局限(2~3 个象限)或呈环形脱离。当脉络膜球形脱离达 360° 时,轴向扫描呈多个大泡状或半球形隆起,周边横向扫描时显示花环形外观,因涡静脉穿出巩膜,导致多个大泡状脱离间为深谷,隆起很高的脉络膜脱离可呈"对吻状"。

脉络膜脱离分为渗出性和出血性两类。如脉络膜脱离隆起光带与后壁回声间显示无回声暗区,则为渗出性脉络膜脱离。如有疏密不等的回声光点或回声光斑,则为出血性脉络膜脱离(图 2-16)。眼球后部的局限性出血性脉络膜脱离呈低到中内反射,容易与脉络膜黑色素瘤相混淆。大量的脉络膜上腔出血也可使脉络膜脱离呈"对吻状"。新鲜的出血性脉络膜脱离光带和外壁之间为低回声光点及回声斑块。随着凝血块的形成,回声变强,形状不规则,内反射不均匀。大概 2 周左右(6~25 日),凝血块逐渐液化,回声减弱,内反射变得均匀一致,脉络膜隆起程度降低;在超声动态检查下,容易判断凝血液化的状况。术中出现的脉络膜上腔出血,如发生眼内容物脱出,眼内结构将显示不清。CDI 检查:玻璃体腔内光带上可见血流信号,频谱分析为动脉性血流频谱,与睫状后动脉相似。

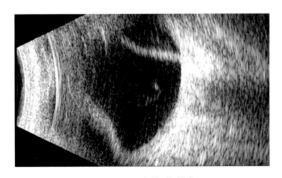

图 2-15 脉络膜脱离

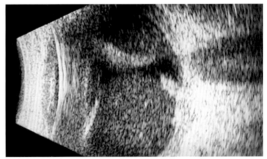

图 2-16 伴有出血的脉络膜脱离

四、眼外伤

（一）开放性眼球伤

新鲜的开放性眼球伤,眼球壁(巩膜)光滑的弧形强回声间出现无回声或低回声间隙区为巩膜破裂处,如与之相对应的球后脂肪的强回声中也出现无回声或低回声区,表明有玻璃体脱出或球后出血。如严重的眼球破裂伤、眼内容物大量脱出,视网膜、脉络膜也有可能随之脱出,使球壁回声扭曲变形,眼内病变与眶内无回声区相连,分界不清。

在眼外伤后 1~2 周后,外伤性玻璃体积血显示玻璃体腔内较多回声光点和不固定光团(图 2-17);玻璃体腔内可见沿着穿通伤道形成的机化组织和条索与伤口粘连;视网膜可嵌顿在伤口内,适当降低增益容易发现。在陈旧性眼外伤中,玻璃体沿着腔内穿通伤道的瘢痕组织收缩牵拉,使周围视网膜脱离,严重时可形成漏斗状甚至条索状视网膜脱离。此外,严重的开放性眼外伤还可以

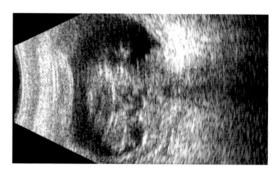

图 2-17 外伤性玻璃体积血

合并视网膜下出血、脉络膜裂伤、脉络膜脱离和脉络膜上腔出血等,这使得 B 超影像变得更为复杂。

（二）眼内异物

B 超 对 眼 内 异 物(intraocular foreign detachment)有很高的检测率,一项研究提示可以达到 93% 的检测率。B 超可以辨别极薄的眼内异物(<100μm),诸如细金属丝。眼内金属异物,B 超下玻璃体暗区显示强回声光点或光斑,其后可见"彗尾征",也称尾随回声(图 2-18)。反射强的异物后可见声影,即异物后的球壁及球后脂肪不能显示。降低增益后,眼部正常结构模糊或消失,异物

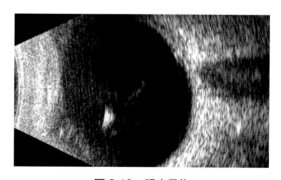

图 2-18 眼内异物

回声光斑仍清晰可见。眼内玻璃异物和木质异物辨别较为困难,只有当超声束和玻璃异物平的表面垂直时,才能显示强回声,木质异物只有在发生化脓性眼内炎的前数小时,才能显示强回声。

五、眼底肿瘤

(一) 视网膜母细胞瘤

对于以白瞳征就诊的视网膜母细胞瘤(retinoblastoma,RB)患儿或者眼底难以窥见的进展期视网膜母细胞瘤患儿,B 超诊断尤其重要。

B 超表现为自球壁任何部位向玻璃体腔内隆起的单个或多个圆形或不规则实体性肿块,无后运动,大的肿物可以充满玻璃体腔,肿瘤容易侵犯视神经,可沿视神经向颅内蔓延。肿瘤内回声强弱不等,钙斑的存在最具特征性(图2-19);没有钙化的瘤体部分显示低到中度回声光点,如瘤体内出现囊性暗区提示肿瘤发生坏死,钙化部分显示强回声光点(钙斑),钙化明显时,其后可见声影,

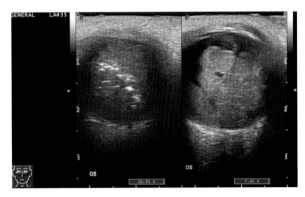

图 2-19　视网膜母细胞瘤

邻近的巩膜和眼眶组织回声消失;广泛钙化时,很难显示视神经是否受到累及,需要做 MRI 确定。对于弥散性浸润的视网膜母细胞瘤,B 超仅显示不规则增厚的视网膜脱离影像,没有肿块和钙化,难以确定诊断,需要做 MRI 辅助诊断。CDI 可见肿瘤内动静脉血流信号,以及视网膜中央动静脉相延续,脉冲多普勒显示高速、高阻血流频谱。

视网膜母细胞瘤的 B 超影像,需要和早产儿视网膜(retinopathy of prematurity,ROP),Coats 病,永存原始玻璃体增生症(persistent hyperplastic primary vitreous,PHPV)和弓蛔虫病相鉴别。

ROP 常常是双眼发病,而视网膜母细胞瘤可以是双眼也可以是单眼发病,ROP 患者的眼轴通常更短一些,B 超常常显示晶状体后玻璃体腔内玻璃体增生膜的高回声影像,需要注意此时是否存在闭合漏斗状视网膜脱离。部分视网膜脱离常常位于后极部及颞侧,完全脱离的视网膜可呈不同形状的漏斗状视网膜脱离影像,常常和晶状体后高回声膜相连。由于前部玻璃体增生膜的牵拉,周边视网膜可呈环状或谷状外观(图 2-20 和图 2-21)。

典型的 PHPV B 超影像,可显示玻璃体腔内高回声带状或条索状回声,可以很细,也可以很粗,向前与晶状体后部或伸长的睫状突及眼底周边部相连,向后附着于视盘,可向后牵拉导致后极部视网膜脱离。而前部型 PHPV 仅显示与晶状体后囊相连的细条索,后部型 PHPV 可显示视盘至玻璃体腔的蒂样条索(图 2-22)。CDI 可显示与视盘相连的原始玻璃体血管中的动静脉血流。

弓蛔虫病可能合并视网膜或视网膜下肉芽肿团块需要和视网膜母细胞瘤鉴别;在弓蛔虫病,B 超可显示肉芽肿团块和玻璃体牵拉条带的高回声,可有牵拉性视网膜皱褶或牵拉性

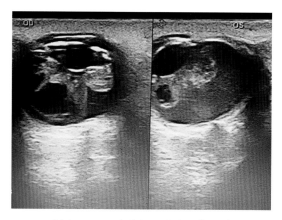

图 2-20 早产儿视网膜病变(网脱)

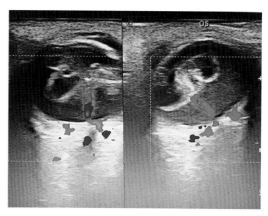

图 2-21 早产儿视网膜病变(网脱)

视网膜脱离的影像表现,无钙化。如果玻璃体腔内显示弥漫性弱回声光点,提示慢性眼内炎症的存在。在视网膜母细胞瘤很少出现牵拉性视网膜脱离,常常有钙化的影像表现,可与之鉴别。

Coats 病的视网膜脱离缺乏可动性,视网膜下存在致密的混浊。在不同的病变阶段,B超显示结果差异很大。一般来说,病变部位视网膜不规则增厚,视网膜表面高度不平,常伴有不同程度的渗出性视网膜脱离,视网膜下可显示疏密不等的回声光点(图 2-23),没有视网膜母细胞瘤的团块状回声,也没有钙化的影像表现。

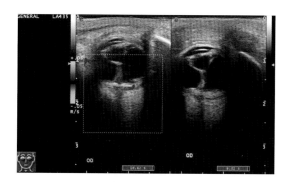

图 2-22 PHPV

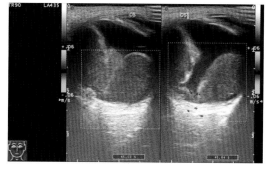

图 2-23 Coats 病

(二) 视网膜毛细血管瘤

B 超显示为球壁局限性隆起的肿块,常位于颞侧周边,瘤体边界清楚、前缘光滑,或边界不整齐、形状不规则,或瘤体似脱离眼球壁而呈"悬浮"状态,仅有细条形回声与球壁相连。病变内部显示蜂窝状结构,代表迂曲小血管回声。瘤体与 2 条或 2 条以上带状回声相连,为扩张迂曲的输入动脉和输出静脉及周围机化组织的回声,比较容易诊断,常伴有渗出性或牵拉性视网膜脱离。

(三)脉络膜黑色素瘤

B 超显示为自球壁凸向玻璃体腔的实性肿物,可呈圆顶形、圆锥形或蘑菇形,其边界清楚、表面光滑、内部呈均质结构。当隆起超过 2mm 时,B 超可进行有效的定量分析。部分脉络膜黑色素瘤穿破 Bruch 膜和 RPE 在视网膜下生长,可成典型的蘑菇形外观,其顶部球形膨大,Bruch 膜处细颈,脉络膜处为宽基底。由于脉络膜黑色素瘤结构均质,其前部回声强,后部声能衰减,使回声减弱甚至消失,称为黑色素瘤的"挖空"现象。此外,肿瘤基底部脉络膜被肿瘤细胞占据,缺乏回声,与周围脉络膜强回声对比呈挖掘状,与肿瘤后部无回声区相连称为"脉络膜凹陷",常伴发渗出性视网膜脱离(图 2-24)。CDI 可以显示肿瘤内的多普勒血流信号,脉冲多普勒显示肿瘤呈中高收缩期、较高舒张期、低阻力动脉型血流频谱。

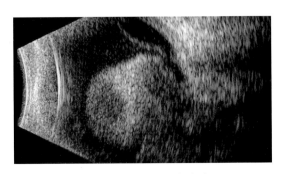

图 2-24 脉络膜黑色素瘤

第三节 相干光断层成像(OCT)

相干光断层成像(optical coherence tomography,OCT)的成像原理与 B 型超声相似,不同的是 OCT 用光波代替了声波,通过各种组织对反射光的运行时间不同对组织分层成像,以清晰分辨组织结构。时域 OCT(time-domain OCT,TD-OCT)基于时域技术,利用光的干涉现象,检测生物组织不同深度层面对入射弱相干光的后向反射或后向散射能力,产生明暗灰阶变化的 OCT 图像,其轴向分辨率为 10μm。频域 OCT(spectral-domain OCT,SD-OCT),利用傅里叶域转换技术,其轴向分辨率可达到 2~3μm,可清晰地观察到视网膜各层且扫描速度大大提高,可对视网膜进行三维重建并将各层分开,有利于对视网膜不同层面病变的研究。最新的扫频 OCT(swept-source OCT,SS-OCT)采用改良的傅里叶域和深度解析技术,所用的扫频激光器在不同时刻输出不同频率的激光,超高的扫描速度可以实现密集的光栅扫描,从而得到 3D OCT 数据集,经过相应的程序处理可以得到任意经线的视网膜断层图像及视网膜任意层面的透视图像,从而得到清晰的视网膜显微结构。SS-OCT 扫描波长为 1 060nm(Zeiss PLEX Elite),速度为 100 000~200 000A-scan/s,轴向分辨率(数字)为 1.95~2.6μm,在瞳孔 2.5mm 的条件下可以成像。SS-OCT 既兼有 SD-OCT 快速成像能力,又具有 TD-OCT 的点探测优势,可以提供更长更深的探测深度和超高的图像采集速度,相比前代 SD-OCT,SS-OCT 在图像的清晰度、扫描的深度及范围都有突飞猛进的提高。

早期的 OCT 以伪彩色形式显示视网膜的断面结构,以亮色(红色和白色)表示高反射区域,以暗色(蓝色和黑色)表示低反射和无反射。而现在的 OCT 多以灰度图显示视网膜的断面结构,以黑色为背景的图,白色表示高反射区域,不同程度的灰色表示不同程度的反射区域,黑色表示无反射区域;以白色为背景的图则刚好相反。正常黄斑区视网膜OCT图像呈中反射信号与低反射信号相间,在SS-OCT下,从内向外依次为神经纤维层(nerve fiber layer,NFL),神经节细胞层(ganglion cell layer,GCL),内丛状层(inner plexiform layer,IPL),内核层(inner nuclear layer,INL),外丛状层(outer plexiform layer,OPL),外核层(outer nuclear layer,ONL),外界膜(outer limiting membrane,OLM),肌样体带(myoid zone),内外节交界处(photoreceptor's inner/outer segment,IS/OS)〔也称为椭圆体带(ellipsoid zone,EZ)〕,光感受器外节段(photoreceptor's outer segment,OS)和视网膜色素上皮/Bruch膜复合体(RPE/Bruch's complex)和脉络膜毛细血管层(choriocapillaris)和脉络膜大血管层(choroidal larger vessel)。神经纤维层为高反射层,神经节细胞层为中低反射信号,中反射信号层为内、外丛状层,低反射信号为内、外核层。外界膜表现为中信号带,肌样体带位于外界膜和椭圆体带之间,为光感受器细胞肌样组织的一部分,相对于椭圆体带其线粒体堆积密度较低,故表现为低信号带;椭圆体带与感光细胞椭圆体结构关系密切,充满线粒体组织,表现为高反射信号带,而OS却表现为低信号;在OS外侧紧密相贴另一条高反射信号带即RPE/Bruch膜复合体(图2-25)。SS-OCT能清晰地看到络膜毛细血管层和脉络膜大血管层,而在SD-OCT中需要结合增强型深度成像(EDI)模式才能看到。

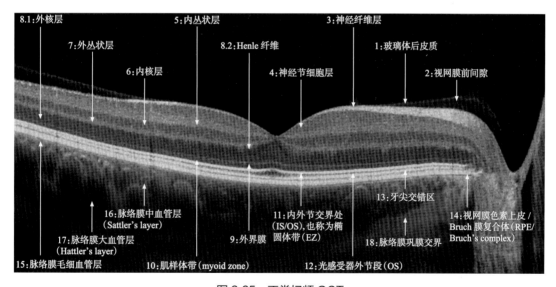

图 2-25 正常扫频 OCT

一、玻璃体后脱离

玻璃体后皮质(posterior cortical vitreous)在OCT中表现为与视网膜相贴的一薄层中等反射信号条带,不易分辨。当玻璃体后脱离(posterior vitreous detachment,PVD)时,玻璃体后皮质与视网膜内表面分开,OCT 可见一条与视网膜分开的中等反射信号条带,漂浮于后玻璃体腔中。

在正常视网膜 OCT 像中,玻璃体的 OCT 特征如下:

1. 玻璃体后皮质,可附着在视网膜内表面,也可和视网膜内表面分开或部分分开;

2. 玻璃体后间隙(retrohyaloid space):PVD 发生后形成,位于玻璃体后皮质和内界膜两条中等反射信号条带之间的无反射区域;

3. 黄斑前囊(premacular bursa):黄斑前的液化间隙,由玻璃体液化所致。

二、玻璃体黄斑牵拉综合征

玻璃体黄斑牵拉综合征(vitreomacular traction syndrome,VMTS)存在异常的玻璃体后脱离(abnormal posterior vitreous detachment,APVD)导致玻璃体后皮质未能从黄斑中心处正常分开,脱离的玻璃体后皮质呈条带状中等反射信号悬在视网膜表面,未脱离的玻璃体后皮质在黄斑区与视网膜内表面粘连,牵拉导致局部黄斑区视网膜增厚;对中心凹的强烈牵拉,可使其呈隆起外观,黄斑水肿、黄斑中心凹劈裂样改变(图 2-26),如拉破视网膜内层可出现板层裂孔或全层裂孔(图 2-27)。

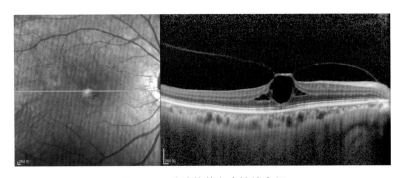

图 2-26 玻璃体黄斑牵拉综合征

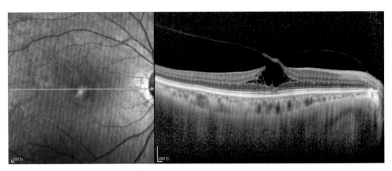

图 2-27 玻璃体黄斑牵拉综合征

OCT 特征如下：

1. VMTS 表现为玻璃体后皮质和黄斑存在异常紧密的局部附着,附着点处黄斑呈隆起外观。

2. 玻璃体后皮质和黄斑可呈点状的附着,或呈宽带状的附着,导致其下黄斑结构破坏,可表现为黄斑层次畸变、黄斑水肿、黄斑中心凹劈裂样改变、视网膜下积液或出现假性卵黄样改变。

3. 玻璃体后皮质对黄斑的牵拉可随着玻璃体后脱离的完成自行消退;当然,APVD 可能持续存在,玻璃体后皮质对黄斑的持续牵拉,导致黄斑板层裂孔或全层裂孔的形成(图2-28)。

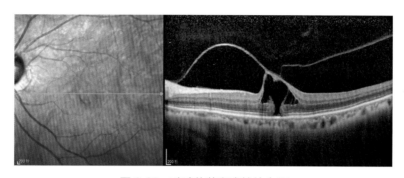

图 2-28　玻璃体黄斑牵拉综合征

三、黄斑前膜

黄斑前膜(epiretinal membrane,ERM)表现为紧贴视网膜内表面前的一条高反射信号,薄的黄斑前膜很少引起中心凹结构的变化,患者视力可以稳定多年,不需要手术(图2-29);厚的黄斑前膜可导致黄斑中心凹的结构发生变化,患者可出现视物变形或视力下降,需要早期手术(图2-30)。OCT 可提示膜增厚的情况和膜的范围,膜和视网膜内表面粘连和分离的部位,膜收缩导致视网膜变形的程度,以及膜牵拉导致视网膜增厚的程度,为玻璃体视网

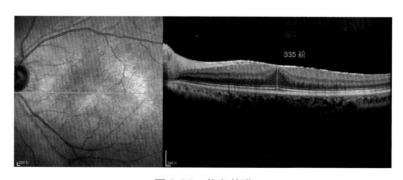

图 2-29　黄斑前膜

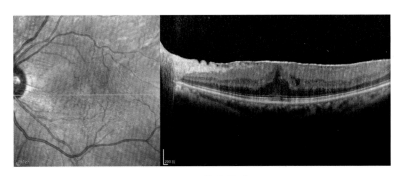

图 2-30 黄斑前膜

膜手术提供依据和参考。

OCT 特征如下：

1. 黄斑前膜为紧贴黄斑中心凹视网膜内表面前的一条增厚的高反射信号带，可呈皱纹状或波动状轮廓线，在中心小凹处可能断裂。

2. 黄斑中心凹结构可能正常，也可出现结构紊乱的特征，如中心凹消失、黄斑中心凹增厚，黄斑中心凹劈裂样分开，黄斑板层裂孔或黄斑假性裂孔（图 2-31）。

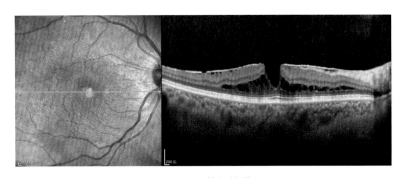

图 2-31 黄斑前膜

四、黄斑板层裂孔

黄斑板层裂孔（lamellar macular hole）指黄斑中心凹内层视网膜组织缺失而外层视网膜组织完整，黄斑呈不规则、穿凿样外观（anvil-shaped）（见图 2-27）。形成原因包括：黄斑前膜形成、玻璃体黄斑牵拉等。黄斑假孔（macular pseudohole）不同于黄斑板层裂孔，黄斑假孔没有黄斑中心凹组织缺失（见图 2-31）。黄斑板层裂孔可保持多年稳定，一般不需要手术处理。

OCT 特征如下：

1. 黄斑中心凹呈不规则或穿凿样外观；

2. 黄斑中心凹内层组织缺失、外层组织完整,没有全层组织缺失;

3. 内层和外层视网膜可成劈裂样分开。

五、黄斑全层裂孔

黄斑全层裂孔(full-thickness macular hole)指黄斑中心凹视网膜组织全层缺失,其原因为玻璃体黄斑垂直和切线方向的牵拉所致。OCT 可测量黄斑裂孔大小,判断分期和预后以及术后随访,可更早地发现对侧眼出现的玻璃体视网膜界面异常。

OCT 特征如下:

1. 黄斑裂孔表现为黄斑中心凹全层信号缺失,缺失部位的 RPE 层无视网膜组织遮挡而信号增强,可见脱离的玻璃体后皮质,伴或不伴有盖膜(图 2-32)。

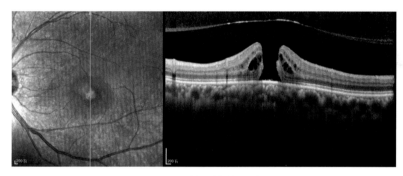

图 2-32 特发性黄斑裂孔

2. 直径≤250μm 为小裂孔,在 250~400μm 之间为中等大小裂孔,≥400μm 为大裂孔;裂孔大小的测量基于视网膜中层最窄处(图 2-33)。

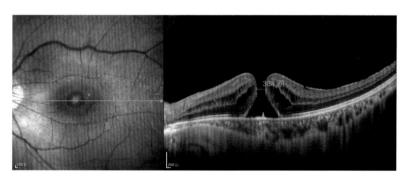

图 2-33 特发性黄斑裂孔

3. 可能伴有 VMTS;可能出现裂孔边缘视网膜外丛状层液体聚积,形成囊样水肿;可能出现裂孔边缘局部视网膜浅脱离。

六、近视性黄斑劈裂

近视是黄斑劈裂最常见的原因,近视性黄斑劈裂表现为视网膜神经上皮层层间分离,分离平面主要发生在外丛状层(OPL)和 Henle 纤维层,也可以发生在黄斑的内层、中层和外层。OCT 表现为外丛状层/Henle 纤维层裂开,裂开处视网膜反射信号减低,有时可见规则排列的"桥样"连接;近视性黄斑劈裂也可表现为神经纤维层或内核层的裂开(图 2-34)。劈裂不同于视网膜脱离,视网膜脱离是视网膜神经上皮层全层与 RPE 分离;也不同于囊样水肿,囊样水肿黄斑区视网膜增厚区域相对局限,而中心凹处隆起更为明显,视网膜层间多个囊腔,可见杂乱的"桥样"连接。

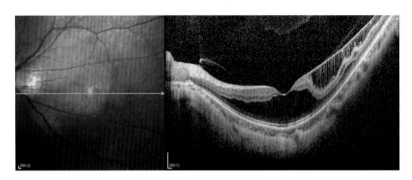

图 2-34　高度近视黄斑劈裂

OCT 特征如下:

1. 劈裂可能发生在黄斑的多个层面,而外层最常见,导致一个厚的内层视网膜和薄的外层视网膜;可伴有内层裂孔或外层裂孔;可伴有局部视网膜脱离(图 2-35)。

2. 劈裂腔之间规则排列的多个"桥样"连接为 Müller 细胞。

3. 可出现近视的其他特征:如后巩膜葡萄肿、RPE 萎缩和玻璃体黄斑界面异常。

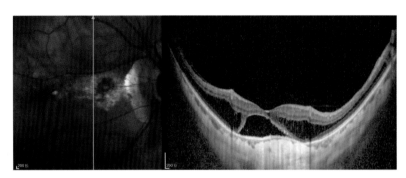

图 2-35　高度近视黄斑劈裂

七、黄斑水肿

黄斑水肿常见于糖尿病视网膜病变、视网膜静脉阻塞、葡萄膜炎、黄斑前膜、白内障术后等,可分为囊样水肿和弥漫性水肿。黄斑囊样水肿主要表现为外丛状层一个至多个囊腔,囊腔有分隔,囊腔内为液性低反射信号,局部视网膜增厚隆起。黄斑弥散水肿表现为黄斑区视网膜广泛增厚,无囊腔,中心凹可变平甚至隆起。由于视网膜水肿增厚,视网膜组织的反射信号受到影响。IS/OS、RPE 层反射降低或无明显信号。OCT 除了用于诊断外,还可用于监测治疗效果。

OCT 特征如下:

1. 视网膜下和视网膜内液体聚集是糖尿病黄斑水肿的主要特征,可见黄斑水肿、黄斑增厚,黄斑区视网膜外层反射下降,视网膜深层可有团块状(出血)或颗粒状高反射信号(硬性渗出)(图 2-36)。

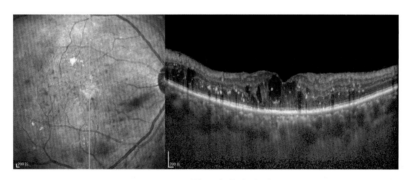

图 2-36　糖尿病黄斑水肿

2. 囊样黄斑水肿的特征为黄斑增厚,可见大小不等的低反射囊样空间,主要位于外丛状层,也可位于内丛状层和内核层(图 2-37);液体可以进入视网膜下导致视网膜下积液。

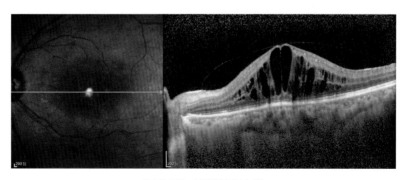

图 2-37　囊样黄斑水肿

3. 视网膜静脉阻塞导致的黄斑水肿包含囊样黄斑水肿的特征,视网膜分支静脉阻塞一半为正常视网膜结构,另一半为囊样水肿结构;视网膜层间可有出血高反射信号,其下有光学阴影(屏蔽效应)或组织信号减弱;视网膜下可有积液。

第四节　超广角眼底成像

一、广角数码小儿视网膜成像系统

广角数码小儿视网膜成像系统(简称小儿成像系统)是一种用于新生儿和儿童视网膜疾病的检查设备,为接触式镜头,需要卧位检查。小儿成像系统的手柄部分有五个可以相互转换的镜头提供不同角度的成像,能够获得130°的眼底成像,可以检查到视网膜周边部,弥补了普通照相机无法捕捉周边病变和需要患者坐位并配合注视才能进行照相的不足,再配合巩膜顶压间接检眼镜检查,可以完成整个视网膜的检查,避免病变的遗漏,对早产儿视网膜病变(图 2-38)、家族性视网膜脉络膜病变和视网膜母细胞瘤的诊断尤其重要。配备荧光素眼底血管造影(FFA)模块的第二代小儿成像系统(第三代小儿成像系统的 FFA 模块为标配)还可以行 FFA 检查(图 2-39),通过特定波长光波照射视网膜,快速记录荧光素通过血管的完整动态过程,能够清晰显示血管区和无血管区、血管渗透和新生血管等微循环变化,对新生儿及儿童眼底病的诊断、治疗及预后评估起到重要的作用。

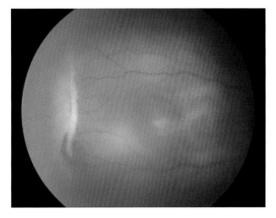

图 2-38　ROP

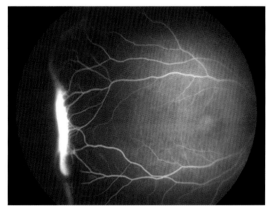

图 2-39　ROP

二、共焦激光扫描检眼镜超广角成像系统

共焦激光扫描检眼镜超广角成像系统(cSLO UWF imaging system,简称超广角成像系统)在眼底外科中的应用远远超过普通眼底照相机。超广角成像系统利用多种波长激光完

成成像,具有眼底照相、眼底自发荧光、荧光素眼底血管造影和吲哚青绿眼底血管造影四种模式,通过独有的超广角视网膜成像技术,实现非接触情况下后极至周边200°视网膜一次成像,可覆盖82%的视网膜,采用眼位引导,拍照范围可达到220°~240°,可获取极周边视网膜图像(锯齿缘)。超广角成像系统采用DICOM接口,无法接入医院自有的信息系统,但通过其自有的信息系统,可支持图像局部放大和亮度调节,有利于发现视网膜细微病变(图2-40A,B)。

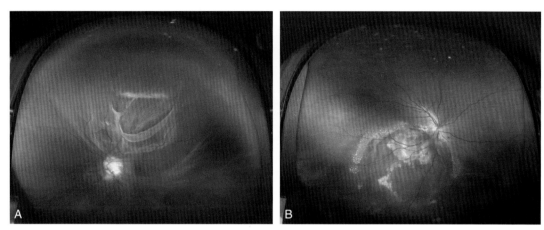

图2-40 超广角成像系统图例

A:孔源性视网膜脱离;B:脉络膜黑色素瘤

超广角成像系统的眼底成像通过红绿两种激光完成,绿激光(532nm)波长较短扫描到视网膜层,红激光(633nm)波长较长,扫描到脉络膜层,两种激光分层扫描后整合成伪彩色眼底像,可以实现超广角眼底照相。新一代的超广角成像系统将增加蓝激光(488nm)扫描的系统,可还原眼底真实色彩。同时提供了ResMax模式,可以实现更精细程度(11μm)的后极部100°成像,使整个检查可以同时具备广度和精度。超广角成像系统可以在小的瞳孔直径(2mm)下完成眼底成像,成像范围依然可以达到200°,适用于糖尿病、青光眼等难以散瞳或者无法散瞳患者的眼底检查;0.25秒瞬间成像,适用于孩童、眼球震颤等固视困难的患者。新一代超广角成像系统图像周边部的细节质量大幅提升,图像捕获更加简便,采用3D投影技术,纠正不可避免的形状偏差。

超广角成像系统采用绿色532nm激光激发脂褐质,通过570~580nm滤光片获取自发荧光,完成超广角眼底自发荧光图像。采用488nm激光激发荧光,通过分色镜和共焦孔及500nm的滤光片检测眼底荧光,完成超广角荧光素眼底血管造影;通过805nm激光激发荧光,并通过830nm滤光片检测眼底荧光,完成超广角吲哚青绿眼底血管造影。

参 考 文 献

［1］Singh A D,Hayden B C. Ophthalmic ultrasonography. Edinburgh：Saunders,2012:97-130.

［2］Goldman D R,Waheed N K,Duker J S. Atlas of retinal OCT. Edinburgh：Elsevier,2018:40-54.

第三章 玻璃体视网膜手术器械

第一节 玻璃体切割机

玻璃体切割机是玻璃体视网膜手术最重要的操作设备,它包括灌注、照明、切割和抽吸三个基本功能。

一、灌注

玻璃体视网膜手术最为关键的问题,就是要确保眼内灌注压力的平稳。传统的眼内灌注多采用重力系统,即眼内灌注压力通过灌注瓶的高度来控制,其缺点是压力控制不够精准,当眼内灌注液的流出量超过流入量时,可能导致眼球塌陷。

一些玻璃体切割机采用空气加压灌注(air forced infusion,AFI)来解决这个问题,AFI利用一个分叉的灌注管,分叉的一端连接独立的气泵,另一端连接灌注瓶,将气泵入灌注瓶顶端,通过气泵控制获得稳定的眼压和液流。

还有一些玻璃体切割机采用"非侵入式流量传感技术",即采用积液盒中的嵌入式传感器来测量灌注流量,通过眼压补偿功能使眼压维持在设定值,精准地将眼压稳定在±2mmHg 范围内,最大限度地解决眼压波动问题。同时,在灌注液缺少时系统还可自动报警,在不中断手术的情况下更换灌注瓶。

此外,灌注管接口的锁定非常重要,不同品牌的玻璃体切割机,其灌注管接口的锁定设计不一样,在使用时需要注意,以避免术中灌注管意外脱落,给手术带来风险。

在眼内灌注液压力的设定上,一般将玻璃体切除设定为 25~30mmHg,注入硅油设定为10~15mmHg,取出硅油设定为 30mmHg,对于复杂增殖性糖尿病视网膜病变的玻璃体视网膜手术,如果患眼视网膜动脉极细或者有部分闭塞,手术时间长或者全麻下血压偏低,可采用 20~25mmHg 的灌注。此外,为了避免器械离开套管,眼内液流出太快,导致瞬间的低眼压和诱发眼内出血,可以选择带自闭阀的套管,以保证眼压的持续稳定性。

二、照明

一些品牌的玻璃体切割机采用氙气灯照明,一般配备了两个光源,均可连接光导纤维,同时可连接吊顶灯光纤,吊顶灯光纤的照明角度可达到106°,照明范围更广,有利于双手操作。一些光导纤维前端为平头,眼内照明部分光线均匀弥散。一些光导纤维的前端为斜头,有较好的遮光作用,避免术者眩光和光线对患眼非处理区域的长时间照射。还有一些光纤可实现三种光谱(琥珀、绿光和黄光)切换,五种不同的光谱照明。

除常规的光导纤维以外,一些厂家还生产有带灌注的导光纤维和带激光的光导纤维,以适应不同手术环境和不同术者的需要。

三、切割和抽吸

切割和抽吸是玻璃体切割机的核心功能,切割头首先打开端口,抽吸玻璃体,同时切割,再将切碎的组织吸走,形成一个连续的过程。切割头多为垂直往返式切割头,一般配备 20G、23G、25G 和 25^+G、27^+G 四种规格,其外径分别为 0.920mm、0.653mm、0.518mm 和 0.424mm,顶端与开口的距离分别为 0.280mm(20G) 和 0.229mm($23G$、25^+G 和 27^+G),切割口的面积分别为 0.508mm^2(20G)、0.381mm^2(23G 和 25^+G) 和 0.330mm^2(27^+G)。25^+G 还有常规 25^+G(工作长度:32mm)和短 25^+G(工作长度:23mm)两款,后者用于儿童玻璃体视网膜手术。部分品牌可配备 5 000 次/min、7 500 次/min 和 10 000 次/min 三种规格的高速切割头。高速切割带来的最大好处,在切除玻璃体时,减少了对视网膜的牵拉和扰动,提高了手术的安全性。与传统玻璃体切割头不同,最新的 10 000 次/min 切割头对玻璃体的抽吸也有很好的表现,在450mmHg 的负压下,相比 5 000 次/min 和 7 500 次/min,25^+G 抽吸流速分别提升67% 和 32%。同时 25^+G 和 27^+G 牵拉力分别下降了 18% 和 38%。通过双气路驱动并以脉冲压力打开端口的切割头,其开启和闭合分别由两个不同的气泵控制,从而可以调节切割头的开合比:core(偏开),50/50 模式和 shave(偏关)。core 模式有利于提高玻璃体切割效率,适合中央玻璃体的高速切割,适合对周边玻璃体切除要求不高的手术,如黄斑前膜或黄斑裂孔的玻璃体视网膜手术;shave 模式有利于用于贴近视网膜的安全切割,适合切除脱离视网膜表面的玻璃体(尤其是位于赤道部和基底部的玻璃体),适合切除贴近视网膜表面的新生血管膜。这样的设计进一步提高了切割的效率和安全性(图 3-1)。

采用斜面设计的切割头,在倾斜60° 时,无论 23G、25^+G 或 27^+G,切割头顶端与开口的距离均为 0.228 6mm,而非斜面设计,23G、25^+G 及 27^+G,切割头顶端与开口的距离分别为:0.533 4mm、0.457 2mm 及 0.406 4mm(图 3-2),斜面设计的最大好处,切割头开口更接近视网膜,有利于精细化操作,在剥除纤维血管膜时,容易进入膜和视网膜之间的空隙,完成膜的分层、分割和切除,起到膜钩、垂直剪及水平剪的作用,减少了器械的更换,提高了手术效率。

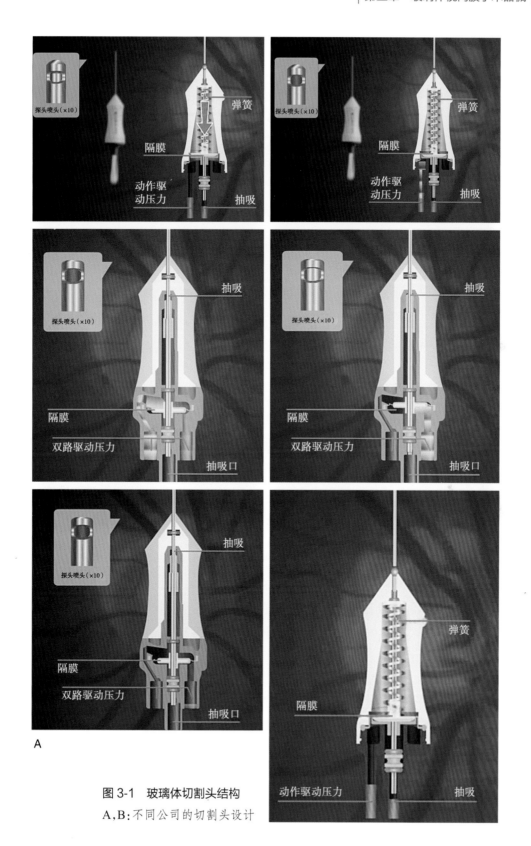

图 3-1 玻璃体切割头结构

A,B:不同公司的切割头设计

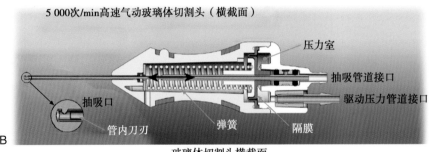

图 3-1（续）

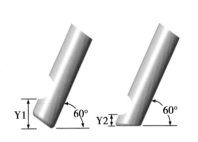

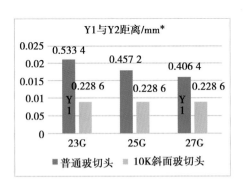

图 3-2 斜面设计切割头

有些切割头使用射频标识（radio frequency identification device，RFID），根据插入的玻切头类型，主机可自动识别并完成设置，自动处理灌注导管头的型号，可减少连接错误。但采用 RFID 也限制术者只能使用这一品牌的切割头和其他配件。

玻璃体切割机的抽吸是通过负压系统来完成的，负压系统为双泵系统，包括蠕动泵和文丘里泵。在前节手术中可以根据术者的需要选择不同的流量控制，但后节手术建议选择文丘里泵，其最大负压可以达到 650mmHg。在后节手术中，文丘里泵的线性负压控制比较理想，保证快速、灵敏、钝线性负压反应，尤其在低负压段的控制性堪称完美，在高速切除基底部和脱离视网膜表面的玻璃体时，具有极好的稳定性。在笔者的玻璃体视网膜手术中，喜欢设定较高的负压（400~500mmHg）和恒定的切速（5 000 次 /min 或 7 500 次 /min），通过灵巧的脚踏控制，以不同的负压完成不同位置和不同情况下的玻璃体切除。

除单线性控制以外，一些玻璃体切割机还配备双线性控制系统，实现负压和切割速度的双线性控制，即脚踏向下踩可以线性控制负压，脚踏向右摆动可以线性控制切割速度。

最新一代的玻璃体切割头采用双刃设计（dual blade design 或 biblade cutter），速度达到 15 000~20 000 次 /min，可有 23G、25$^+$G 和 27$^+$G 三种选择，在 25$^+$G，液流增加了 90%，最大牵引力下降了 28%。

此外，超声玻璃体切割机目前已经发展到第二代，最大的优点是玻璃体切割完成在切割头顶端,切割速度可以达到 1 000 000 次 /min 以上,能有效地切除玻璃体和增殖膜,在晶状体切除和硅油取出方面也有很好的表现,能否广泛推广,我们正拭目以待。

第二节 玻璃体视网膜手术辅助设备和器械

一、眼底显像技术

(一)悬浮式角膜接触镜

悬浮式角膜接触镜由一个金属环(landers 环)和一组接触镜组成,术中将 landers 环固定在角巩膜缘,接触镜可固定在环中。优点:镜片稳定,不需要助手扶持,但需要更换镜片,用于不同部位和环境的手术。

国内常用的悬浮式角膜接触镜片包括:平面镜、15°棱镜(小斜)、30°棱镜(中斜)和45°(大斜)棱镜,上表面为平面或斜面,下表面为凹面,分别用于处理视乳头及黄斑区、后极部、赤道后及赤道附近的玻璃体视网膜病变(图 3-3A)。同时有双凹的平面镜、15°棱镜、30°棱镜和45°棱镜,用于眼内气体填充下观察眼底,常用于完成气体 - 液体交换,或从黄斑裂孔、视网膜裂孔处引流视网膜下液,或气体填充下完成视网膜光凝或冷凝。

一些厂家还配备有自稳定型悬浮式角膜接触镜,不需要 landers 环固定,使用上更加方便(图 3-3B~D)。

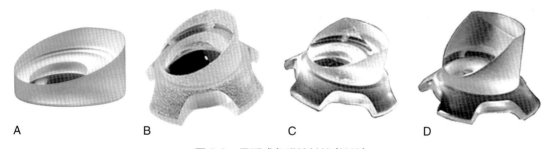

A   B   C   D

图 3-3 悬浮式角膜接触镜(棱镜)

A:标准型 15°棱镜;B:自稳定型 15°棱镜;C:自稳定型 30°棱镜;D:自稳定型 45°棱镜

(二)接触式广角观察系统

广角观察系统的引入是玻璃体视网膜手术的重大进展,在广角观察系统下,术野变得宽阔和清晰,提高了手术效率和手术成功率,故越来越多的术者开始习惯在广角观察系统下,而不是悬浮式角膜接触镜下行玻璃体视网膜手术。广角观察系统形成的是倒像,需要在显微镜上安装倒像装置系统,才能为术者提供正常的手术视野。同时,广角观察系统对助手配合的要求较高,需要保持恰当的位置才能看到一清晰的眼底。

常用的接触式广角镜系统包括黄斑镜和广角镜,黄斑镜用于观察后极部眼底,广角镜用于观察 130° 眼底。目前的广角镜在成像中引入了非球面设计,避免了周边物像变形和不清晰,新一代广角镜扩大了眼底观察范围(130°/150°),在充分散瞳的情况下,可以观察到锯齿缘附近的眼底。适合儿童的广角镜,可用于 ROP 的手术。一些型号的广角镜还可以采用高压蒸汽消毒。接触式广角镜的优点是看得更广,同时周边物像非常清晰,其缺点是需要助手帮助稳定,如果选择自稳定型,可以减少助手的帮助(图 3-4)。

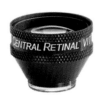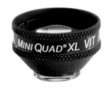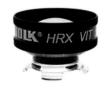

图 3-4　接触式广角观察系统

(三) 非接触式广角观察系统

非接触式广角观察系统直接安装在手术显微镜上,其最大的优点是不需要助手帮助,镜头的稳定性好。一般的非接触式广角观察系统由一组透镜组成,距角膜的工作距离为110mm,包括一个可自动折叠的镜头支架和两个可以通过旋转转换的非球面透镜(60D 及128D),60D 主要用于观察后极部眼底,128D 用于观察 130° 范围的眼底(图 3-5)。一些品牌还采用了内调焦设计,确保调焦时透镜到角膜的距离保持不变,有效地避免了透镜和角膜的接触,减少了对镜头的擦拭次数和避免了可能的角膜损伤。

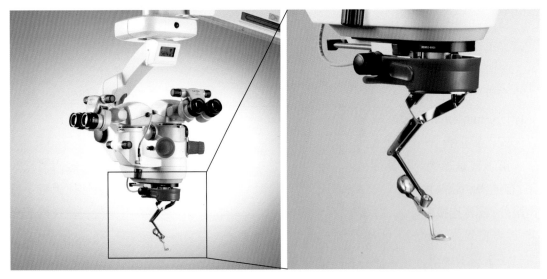

图 3-5　非接触式广角观察系统

非接触式广角观察系统需要对角膜保湿,可采用甲基纤维素或透明质酸钠,均匀地涂在角膜表面。其中甲基纤维素最好,可以保证 30 分钟左右的角膜湿润,也可以采用 1∶1 稀释的透明质酸钠来保持角膜的湿润。

二、术中 OCT

术中 OCT 是在显微镜手术平台中整合了 OCT 技术,在手术中可实时观察手术部位的 OCT 断层扫面图像,实时反馈手术操作和眼组织的相互作用,实时显示眼组织结构的细微变化,为手术安全提供辅助信息。在术中 OCT 导航系统的实时辅助下,手术过程将发生革命性变化。医生不仅能观察到清晰的手术表层视野,还可以实时扫描精密度达到 7μm 断层 OCT 图像。手术视野深入活体组织层间,犹如为手术医生开了"天眼"。可以选择黄斑前膜剥除的最佳起始点,可以确定黄斑前膜是否剥除完全,剥除过程中是否有裂孔形成;还可以确定玻璃体黄斑牵拉综合征及高度近视黄斑劈裂术中是否有黄斑裂孔形成,从而决定是否行内界膜剥除和眼内气体填充。此外,术中 OCT 可以判断人工视网膜是否倾斜,人工视网膜和视网膜之间的距离,有助于人工视网膜的固定植入。

显然,术中 OCT 实时引导下的黄斑手术与传统显微镜下的手术有截然不同的视觉效果。实时、高清、稳定、多维的立体术野,极大地提高了手术的可控性和精准度。当然,一个优秀的手术医生不完全依靠辅助设备,但好的设备可以使我们的手术更加精准和完美(图3-6)。

三、手术器械

笔者以常用的产品为例来介绍在玻璃体视网膜手术中的一些常用器械。

(一) 穿刺系统

玻璃体视网膜手术的穿刺系统包括 20G、23G、25$^+$G 和 27$^+$G 系统,包括无阀和自闭阀两种规格。新一代穿刺刀在刺入巩膜同时插入套管,在拔出穿刺刀时,刃部自动滑出套管,把套管留在既定位置,无需镊子辅助。一些品牌的穿刺刀配有 Tab 标识,可标识刀刃的方向,防止套管脱落,在植入过程中锁定套管防止其旋转。此外,其穿刺刀手柄尾部带有巩膜尺寸标记(3mm/4mm)(图 3-7A~C)。

(二) 笛形针

笛形针是玻璃体视网膜手术中的重要工具,笛形针包括一次性和可高压蒸汽消毒产品,有钝头和软头两种,可以采用被动负压抽吸,即依靠眼压和大气压差,将液体由眼内排出眼外;或者连接玻璃体切割机行主动负压抽吸。主要用于从视网膜裂孔处引流视网膜下液,或者在气体 - 液体交换时抽吸眼内液(图 3-8)。

(三) 眼内电凝

眼内电凝装置采用眼内同轴双极电凝,外管和内芯分别为两个电极,内芯突出于外管

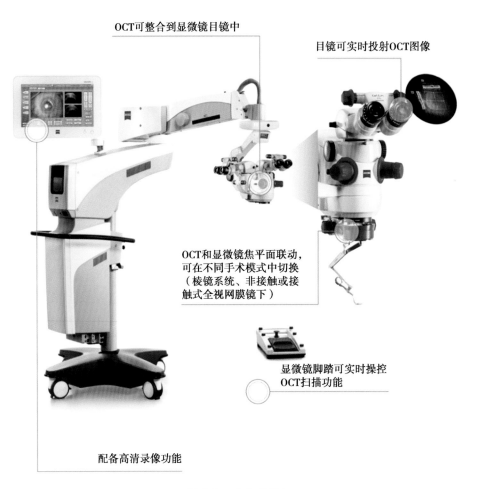

OCT可整合到显微镜目镜中

目镜可实时投射OCT图像

OCT和显微镜焦平面联动，可在不同手术模式中切换（棱镜系统、非接触或接触式全视网膜镜下）

显微镜脚踏可实时操控OCT扫描功能

配备高清录像功能

图 3-6 术中 OCT

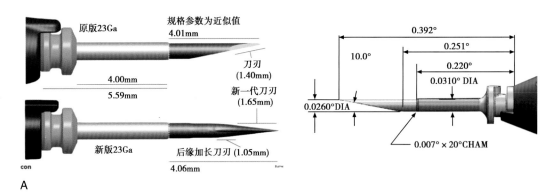

原版23Ga

规格参数为近似值
4.01mm

刀刃
(1.40mm)

4.00mm

5.59mm

新一代刀刃
(1.65mm)

新版23Ga

后缘加长刀刃(1.05mm)

4.06mm

con

A

0.392°

0.251°

10.0°

0.220°

0.0310° DIA

0.0260°DIA

0.007° × 20°CHAM

图 3-7 穿刺刀

A:穿刺刀刀刃设计

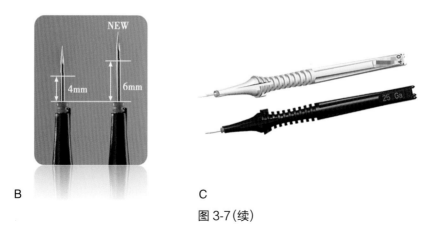

B C

图 3-7(续)

B:穿刺刀套管设计;C:穿刺刀手柄尾部设计

口,通电时在头端释放能量,电凝范围仅限于头端。电凝探头一般设计为锥形,可做到精准电凝,有比例式(线性)和固定式(恒定)电凝,可用于对组织进行选择性电凝,一些品牌的头端有 30° 角,视觉上更佳一些(图 3-9)。

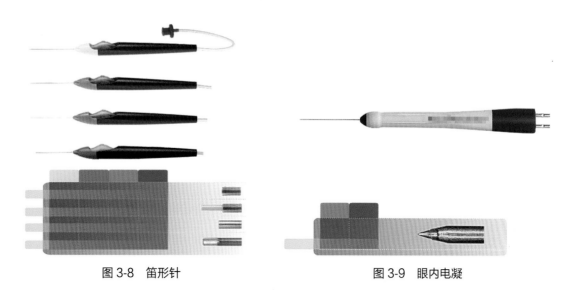

图 3-8 笛形针 图 3-9 眼内电凝

(四) 眼内激光

新一代内置式 532nm 激光采用多功能脚踏开关,可以调整能量设置,并具备语音确认功能,使用上更为方便。新一代带照明的激光光纤采用可调节关节设计,可调节其弯曲度,使光凝范围更大。此外,在有晶体眼,最大程度弯曲的光纤头端可避开晶体后囊膜,完成锯齿缘附近的光凝操作;由于带有同轴照明,术者可以自己顶压巩膜来完成周边部的光凝(图3-10)。其缺点是价格较高,目前仅用于 23G 手术。此外,其外部连线较粗较硬,在使用上不太灵活。

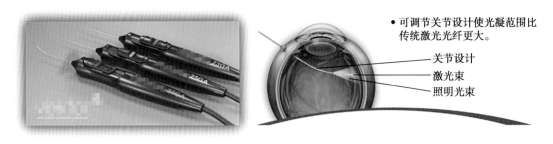

- 可调节关节设计使光凝范围比传统激光光纤更大。
- 关节设计
- 激光束
- 照明光束

图 3-10　带照明可调节关节的激光光纤

（五）眼内镊和眼内剪

在眼内镊和眼内剪方面,笔者推荐可反复消毒的分体式手柄,配一次性微型针头(眼内镊或眼内剪)。

在手柄的选择上,笔者推荐能够支持微型针头 360° 旋转的手柄(一般有 36 个独立、有刻纹的小杆设计),这样的手柄能够自如地将针头准确地放到眼内任何位置,减少杆的移动路径,保持针头的稳定性。

针对不同的手术,选用不同的微型针头(眼内镊)。针对黄斑前膜和内界膜可以采用内界膜膜剥离镊、末端夹持镊或不对称镊。内界膜膜剥离镊的末端抓持设计对于需要精细抓持的黄斑前膜和内界膜来说十分理想。末端夹持镊为多目标设计,针头提高可视性良好,可用于剥除视网膜前膜、黄斑前膜和内界膜。不对称镊的不对称设计和抓持后中空部分设计便于观察,避免误抓视网膜组织,有利于内界膜的精准剥除。三种镊子的抓持力在 20G、23G、25G 和 25^+G 为 25g,在 27^+G 为 12g(图 3-11)。

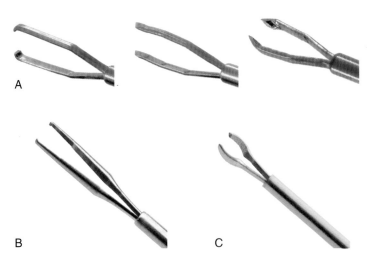

图 3-11　A:分别为内界膜剥离镊、末端夹持镊和不对称镊;B:内界膜剥离镊(不同品牌);C:不对称镊(不同品牌)

眼内夹持镊和眼内齿镊均用于剥除视网膜表面增殖膜、视网膜下膜及纤维血管膜。眼内夹持镊抓持面纹理精细,保证了抓持粗大纤维以及粘连膜的效果,眼内齿镊带齿可以保证抓住厚重的纤维膜,两者远端均为圆钝设计,其抓持力在 20G 和 23G 均为 80g,在 25G 和 25^+G 为 60g,在 27^+G 为 40g(图 3-12)。

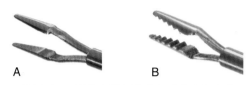

图 3-12　眼内夹持镊(A)和眼内齿镊(B)

眼内垂直剪刀有 20G 和 23G 两种规格选择,眼内弯剪(40° 弯曲),有 20G、23G、25G、25^+G 和 27^+G 五种规格选择,可以和分体式手柄或气动手柄搭配使用,主要用于纤维血管膜的剥除。

气动手柄可以用作一次性剪刀 / 镊子的驱动器,气动手柄头端连接带有方向标识的自锁环让针头 - 手柄连接变得安全。当针头滑入最终的位置时,锁定器会带来触觉上的反馈可确保手柄 / 针头连接最优化。可以实现多种剪切模式。

1. 多次剪模式:根据脚踏位置其剪切速率成比增加。多用于垂直剪刀头。最大剪切速率为 450 次 /min。

2. 比例剪模式:随脚踏下压的量,头端逐渐闭合,直至完全闭合。该模式可以适配多种器械。可支持应用脚踏控制下的精准切割或抓持(图 3-13)。

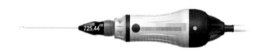

图 3-13　气动手柄

第四章 20G 经平坦部玻璃体切除术

20G 经平坦部玻璃体切除术（pars plana vitrectomy，PPV），1972 年由 Robert Machemer 首先应用于临床治疗视网膜脱离，经过 40 多年的发展，已日趋完善，并衍生出 23G、25G 和 27G 无缝线跨结膜玻璃体切除术，且已广泛应用于玻璃体视网膜疾病的诊断和治疗中。

一、手术基本步骤

1. 清洁结膜囊　在结膜囊中滴入一滴聚维酮碘，用沾有聚维酮碘的棉签对睫毛根部、睑缘及内外眦部消毒，再以生理盐水反复冲洗结膜囊；或使用 0.25%~0.5% 聚维酮碘稀释液（1∶10）直接冲洗结膜囊。

2. 消毒　眼部手术野皮肤以聚维酮碘（或碘附）消毒 3 次，消毒范围上至眉弓上缘 3cm，下至鼻唇沟，内侧过鼻中线，外侧过耳前线。

3. 球周麻醉　2% 的利多卡因和 0.75% 的布比卡因（或 1% 的罗哌卡因）等量混合 7ml，颞下注射点为眶下缘中、外 1/3 交界处，沿眶壁进针到眼球下缘，不要试图到球后空间，注射 4ml。眶上注射点为眶上切迹内侧，沿眶壁进针到眼球上缘，注射 2~3ml，注射量根据眶压变化，如眶压有增高迹象，应停止注射，总量约 6~7ml。注射完毕，闭合眼睑，间隙加压 5 分钟，让药物弥散，同时降低眶压。

4. 铺巾，置开睑器。

5. 在鼻上、颞上及颞下三个位置，角膜缘后 3mm，以齿镊抓住结膜和相应的 Tenon 囊，放射状切开结膜和相应的 Tenon 囊 5mm，分离周围筋膜，暴露其下巩膜。

6. 有晶状体眼在距透明角膜边缘 3.8mm 处，无晶状体眼或人工晶状体眼在距透明角膜边缘 3.5mm 处右眼 8 点、左眼 4 点，用 6-0/ 或 8-0 可吸收缝线，以拟放置灌注头的巩膜切口为中心，平行于角膜缘做巩膜褥式缝合，显微玻璃体视网膜（MVR）刀穿刺做巩膜切口，排空灌注管内的气泡，确定灌注液流速正常，关闭灌注，放置并固定灌注头，常规放置 4mm 灌注头（人工晶状体眼、睫状体被致密血膜或纤维组织覆盖，有睫状体平坦部和 / 或脉络膜脱离时,选用 6mm 灌注头)。经瞳孔检查灌注头位置,当明确其位于玻璃体腔内,且看见灌注头的金属光泽时,打开灌注;如果没有看见灌注头的金属光泽,表面比较昏暗,可能仍有一层未穿透,如果是无晶状体眼或人工晶状体眼,可以 MVR 刀或玻璃体切割头从对侧直接将其切开,如是有晶状体眼,可从同侧进入玻璃体切割头将这层膜切开,再打开灌注。

7. 有晶状体眼在距透明角膜边缘 3.8mm 处,无晶状体眼或人工晶状体眼在距透明角膜边缘 3.5mm 处,于 2 点、10 点分别做巩膜切口。

8. 在角膜缘两侧(3 点、9 点),用 6-0/ 或 8-0 可吸收缝线缝合固定角膜接触镜支架,放置合适接触镜(棱镜、全视网膜镜)。

9. 左手持光导纤维,右手持玻璃体切割头手柄,使其垂直插入眼内,确定两器械头在玻璃体腔内,开始玻璃体切除。

10. 完成玻璃体视网膜手术。

11. 用 6-0/ 或 8-0 可吸收缝线缝合巩膜结膜切口。

12. 妥布霉素地塞米松眼膏涂眼。

13. 单眼包扎。

二、晶状体的处理

晶状体混浊者首先行白内障摘除,摘除方法有晶状体切除、超声乳化摘除和超声粉碎摘除。术前根据患者年龄、核硬化程度、是否同时植入人工晶状体及手术者技术水平选择不同术式:晶状体核较软、年龄小的患者可选择晶状体切除;核较硬的晶状体、年龄大的患者可选择超声乳化摘除或晶状体超声粉碎摘除;如果决定同时植入人工晶状体,可选择超声乳化摘除术。

(一) 玻璃体切除术中透明晶状体的处理

严重的增生性玻璃体视网膜病变(proliferative vitreoretinopathy,PVR),巨大裂孔性视网膜脱离,严重的葡萄膜炎和严重创伤,常常需要在玻璃体切除术中摘除晶状体,晶状体的摘除有利于更好地切除前部玻璃体,避免和减少术后 PVR 的发生和发展。

在增生性糖尿病视网膜病变(proliferative diabetic retinopathy,PDR),晶状体的保留能减少虹膜新生血管及新生血管性青光眼的发生。而晶状体的摘除,有利于切除前部玻璃体,有利于剥除前部纤维血管膜,有利于光凝完成到极周边,从而减少虹膜新生血管及新生血管性青光眼的发生。晶状体摘除与否,取决于晶状体混浊程度对玻璃体视网膜手术的影响,取决于术后白内障进一步发展对眼底观察和补充光凝的影响。

针对严重 PVR 和高危 PDR,晶体摘除后不宜保留晶状体囊膜,理由之一:晶状体囊膜机化混浊导致后发性白内障,影响视力及对眼底的观察,且术后即使行 YAG 激光后囊膜切开,仍然存在周边眼底无法观察及硅油可能进入前房的问题;理由之二:晶状体囊膜可能与虹膜发生粘连,导致术后瞳孔无法散大,无法补充光凝;同时,玻璃体视网膜增生可能以残留的囊膜为中心,导致术后前部 PVR 的形成。

(二) 晶状体切除术

切割速度:400~450 次 /min、吸力 200~250mmHg,灌注液:平衡盐液(BSS),灌注压 35mmHg。完成颞下方灌注和 2 点、10 点巩膜切口后,如为透明晶状体或晶状体混浊程度不重,打开后灌注,先行晶状体后前部玻璃体切除,再切除后极部部分后囊膜,可注入 BSS 行水分离,再由中轴部开始由后向前,逐渐扩大切除晶状体核,晶状体皮质主要采取吸出,将周边皮质吸到中轴部,加大吸力吸出或切除。如果晶状体混浊严重,后灌注无法看见,不要打开后灌注,另外接一路灌注,接上 25G 注射针头,由 2 点平坦部切口进入,从晶状体赤道部刺入,进入晶状体中轴部,能清晰看见针尖时,打开前灌注,切割头由另一侧晶状体赤道部刺入中轴部,完成晶状体切除。

如果要保留前囊膜,可在晶状体皮质和核完全去除后,对前囊膜进行抛光。将切割头对准后囊膜,呈切线方向慢慢轻吸,从一侧到另一侧,从一边到另一边,将前囊膜下残留的皮质纤维全部吸出,直到整个前囊膜变得光滑,可减少或减轻术后囊膜的混浊。

(三) 超声粉碎摘除

完成颞下方灌注和 2 点、10 点巩膜切口后,如为透明晶状体或晶状体混浊程度不重,打开后灌注,先行晶状体后前部玻璃体切除,切除后极部小部分后囊膜,注入 BSS 行水分离。另外接一路灌注,接上 25G 注射针头,由 2 点平坦部切口进入,从晶状体赤道部刺入,进入晶状体中轴部,能清晰看见针尖时,打开前灌注,超声粉碎头由另一侧赤道部刺入晶状体中轴部,往复运动由中轴部向周围逐渐完成晶状体核的粉碎吸出。如果晶状体混浊严重,后灌注无法看见,操作方法同前,只是不要打开后灌注而已。有时候,如果晶状体核较大且硬,需要大的超声能量,可将晶状体核拨入玻璃体腔,先将残余皮质吸出,再将大部分玻璃体切除,如果没有视网膜脱离,可将晶状体核直接吸到玻璃体腔中心粉碎,如果存在视网膜脱离,可先注入重水,稳定视网膜,此时晶状体核漂浮在重水表面,玻璃体腔中央,可直接粉碎吸出。如果在吊顶灯下,可以穿刺刀刺入晶状体核的中心,固定核,另一只手以超声粉碎头完成晶状体核的粉碎吸出。

(四) 超声乳化摘除

方法同单纯白内障超声乳化摘除,不再详述,这里仅介绍一些联合手术中的一些不同之处。在球周麻醉或球后麻醉下,眶压增高会导致后房压力高,对囊膜的环形撕除、超声乳化均有影响,故麻醉药物中,可加入玻璃酸酶,或控制球周或球后注入的量(不要超过 7ml),避免眶压增高;采用球周麻醉,操作规范,避免球后出血,增加眶压。如眶压略高,环形撕除囊膜时,应注入黏弹剂加深前房,控制环形撕囊直径,不宜过大,以免向周边撕裂。手术切口(包括辅助切口略向后移),笔者倾向于做角巩膜缘隧道切口,避免切口偏前,因为一旦出现切口处角膜水肿,将影响后节的手术。如果是硅油眼,可先取出一小部分硅油,减轻后房压力。硅油眼晶状体囊膜有时很韧,需要以穿刺刀刺破前囊膜,再行环形撕囊。前囊膜有时机化或钙化,难以一次撕除,可辅助以囊膜剪完成。人工晶状体可在白内障手术完成后植入或玻璃体视网膜手术完成后根据眼底情况再行植入。

三、玻璃体视网膜处理

(一) 玻璃体切除

常规切割速度为 600~800 次 /min、吸力 150~200mmHg,高速切割速度为 1 200~2 500 次 /min、吸力 250mmHg,灌注液为 BSS,灌注压 30~35mmHg。在显微镜下首先切除晶状体后的前部玻璃体,然后加上棱镜或全视网膜镜,由前向后行中轴部玻璃体切除,再由中轴部逐渐扩大到周边部。在更换器械前,将该切口附近玻璃体尽量切除干净,在器械反复出入切口过程中,可避免玻璃体对视网膜的牵拉,减少医源性裂孔的形成。在远离视网膜表面时,可使用最大吸力,切割头的刀口直接对准需要切除的玻璃体进行切除,切割头的移动应适度,在保证最大切割效率的同时,减少过度吸引和牵拉对视网膜的影响,从而避免出血或医源性裂孔的形成。在接近视网膜表面时(尤其是视网膜脱离眼),可用最大切割速度、最小吸力,切割头的刀口不要直接对准视网膜表面,可侧向切除视网膜表面的玻璃体。当大部分玻璃体切除后,可以用 25G 针,于眼内注入曲安奈德(triamcinolone acetonide,TA)少许染色玻璃体,将多余 TA 以玻璃体切割头吸出。吸出时,切割头由后向前吸,使 TA 颗粒弥散从而染色更多的玻璃体。对于已发生玻璃体后脱离者,TA 可以确定后极部是否有玻璃体残留,可以笛针或玻璃体切割头吸出。黄斑区尤其是中心凹残留的玻璃体,可以使用钻石刷或内界膜镊小心去除。未发生玻璃体后脱离者,如无视网膜脱离,可以玻璃体切割头在视盘鼻侧或上下边缘诱导玻璃体后脱离,当吸住玻璃体后皮质后,加大吸力,即可使玻璃体后皮质与视网膜分离,并可见到 Weiss 环,继续更换部位吸引,将整个玻璃体后皮质吸起,最后切除。如存在视网膜脱离,玻璃体切割头应置于视盘鼻侧,刀口避开脱离的视网膜一侧,吸住玻璃体后皮质,完成玻璃体后脱离;整个过程吸力应该适度,以避免误吸脱离的视网膜;如果玻璃体后皮质发生增殖,也可以膜钩或眼内镊直接勾住或抓住增殖的玻璃体后皮质完成玻璃体后脱离。

完成周边及基底部玻璃体的切除:如果视网膜未脱离,助手用顶压器自巩膜外加压,压迫周边部巩膜,使玻璃体基底部暴露,完成玻璃体基底部残余玻璃体的切除;如果视网膜脱离,先注入部分重水,使后部视网膜靠近眼壁,拉紧周边视网膜,采取上述同样方法,压迫周边部巩膜,使玻璃体基底部暴露,完成玻璃体基底部残余玻璃体的切除。当重水拉紧视网膜,同时巩膜外顶压使周边视网膜贴附眼壁时,允许高速玻璃体切割头的刀口直接面对并贴近视网膜,切除基底部残余玻璃体,如在常规切割速度下,需要尽量降低吸力来完成。两侧切口处的玻璃体应尽量切干净,如果是无晶状体眼,以巩膜塞关闭一侧切口,术者以巩膜顶压器在切口附近巩膜外加压,在显微镜下,可暴露出切口附近玻璃体,以玻璃体切割头直接切除,避免切口处玻璃体嵌顿;利用这种方法,几乎可以完全清除所有基底部玻璃体,最大限度减少术后 PVR 的发生。

(二)剥除视网膜增生膜

存在视网膜前膜者,应剥除视网膜前膜;存在视网膜下膜者,剥除视网膜下膜,对不影响视网膜复位的视网膜下膜,可不作处理(具体手术操作见第八章第七节增生性玻璃体视网膜病变)。

(三)寻找裂孔和引流视网膜下液

完全去除后极部玻璃体及视网膜前膜后,寻找裂孔,如是马蹄孔,应将马蹄孔前盖膜切除,从而将撕裂性裂孔变成非撕裂性质裂孔(圆孔)。有时血管横跨裂孔,需要注意血管对裂孔复位的影响,必要时,可电凝后切断之。较小的裂孔,可以电凝标记,避免遗漏。

引流视网膜下液:如是黄斑裂孔,行液体 - 气体交换,由黄斑裂孔处,以笛针引流视网膜下液;如果裂孔位于后极部、赤道部,先注入重水,到裂孔后缘,再行液体 - 气体交换,由视网膜裂孔处引流视网膜下液;对于有晶状体眼,近锯齿缘或锯齿缘处的裂孔,在高度数的棱镜下也难以发现,如果裂孔较大,当彻底切除玻璃体后,可将重水注入裂孔后缘,以巩膜塞塞住切口,晃动眼球,让重水在眼球内移动,可将残余的视网膜下液大部分或完全挤出。如视网膜脱离时间短、没有明显的 PVR、没有合并脉络膜脱离,残留少许视网膜下液,对最终的视网膜复位没有明显影响。如果视网膜脱离时间长、视网膜下液黏稠、存在明显的 PVR 或合并脉络膜脱离,应完全引流视网膜下液,必要时可于鼻上方赤道部做视网膜引流孔引流。

引流孔的制作:重水的使用,使引流孔的选择更靠周边,可选择鼻上赤道部,相对无血管的区域,以较重电凝烧灼视网膜,可以获得引流孔,行液体 - 气体交换,引流视网膜下液,待视网膜平复后,以激光封闭引流孔和其他视网膜裂孔。

(四)裂孔封闭

术中眼内光凝可采用氩离子激光(514nm)、YAG 半导体倍频激光(532nm)、染料激光(577~630nm)、二极管泵固态激光(532nm)。初始激光能量可从 100~150mW、0.2~0.3 秒曝光、0.2~0.3 秒间隔开始,由远到近试探激光能量,根据视网膜反应适当调整能量,直到反应达到 3 级光斑反应(灰白色,中央部较白),可以此能量完成光凝,光斑要包围裂孔,光斑之间要连续(不需要重叠),一般光凝 2~4 排。光凝时,注意避开大的血管和变性区,如变性区需要光凝(含泥沙样孔),应在变性区外的正常视网膜处进行,以光斑将整个变性区包围,光斑之间可有裂隙,在前部视网膜尤其近锯齿缘处需要适当降低激光能量。在有晶状体眼,使用弯头眼内激光,越过晶状体光凝对侧前部视网膜,可避免晶状体的损伤,减少或避免使用视网膜冷凝(视网膜血管性疾病的光凝见第九章玻璃体积血及眼底血管性疾病)。

在有晶状体眼,靠前的裂孔(锯齿缘附近)光凝比较困难,或者周边部存在浅的视网膜脱离,光凝无反应,可考虑眼外冷凝。最好在液体 - 气体交换后,视网膜基本复位,将冷冻头放在裂孔相应表面上压陷巩膜,显微镜下,可观察到眼内巩膜顶压区域的高度变化,调整冷冻头,将需要冷凝的部位放在巩膜顶压的最高处,开始眼外冷凝,同时观察冷凝反应,脉络膜开始变成红色,逐渐变黄,最后变白,在视网膜出现白色冷凝斑的一刹那,停止冷凝。需要注意的是:冷凝斑要包围整个裂孔,冷凝斑之间要连续(边缘重叠),同一处不能重复冷凝,避免在大的裂孔中央处冷凝。

(五) 眼内填充

手术完毕时,根据术眼的需要,于眼内注入空气、长效气体、普通硅油或重硅油,术后体位根据是否注入眼内填充物和裂孔的位置确定。

眼内注入空气,主要用于裂孔位于 12 点附近的视网膜脱离和黄斑裂孔,也可用于推移黄斑下液化的积血和预防黄斑前膜剥除后黄斑裂孔形成,或形成前房和恢复眼压,一般使用较少。

长效气体以六氟化硫(SF_6)、全氟丙烷(C_3F_8)、全氟乙烷(C_2F_6)最为常用。一般将长效气体按比例与空气混合后注入眼内,注入后,SF_6 将在 2 日中逐渐膨胀到 2.2 倍,C_2F_6 将在 3 日膨胀到 3.3 倍,C_3F_8 将膨胀到 4 倍,与此同时,眼内混合气体逐渐被吸收,它们在眼内完全被吸收的时间分别为 14 日、30 日和 60 日。浓度为 20% SF_6、16% C_2F_6 和 12% C_3F_8 混合气体,由于膨胀和吸收达到一个平衡,在眼内被视为不膨胀气体。在玻璃体视网膜手术中,根据术中不同的需要,选择不同的气体。

注入方法:完成鼻上巩膜切口的缝合,颞上巩膜切口缝合后缝线暂不拉紧;以 50ml 注射器连接过滤器,抽取适量长效气体,再抽取空气,配置成上述比例的混合气体,去掉过滤器后,将其和连接灌注的三通管一端连接,关闭空气端口,打开混合气体端口,由助手缓慢向眼内推入混合气体,直到注射器内剩余气体约 15ml 时停止,结扎颞侧巩膜切口缝线,关闭切口,同时,由助手向眼内再推入少量气体,当眼压在 20~25mmHg 时,拔出灌注头,关闭切口。

近年来,由于经过消毒的小包装 C_3F_8 方便易用,故在已注入空气的眼内,根据眼底疾病的需要,在角膜缘后 3.5~4mm 处直接注入纯的 C_3F_8 0.1~0.4ml,术后气泡将在 2~4 周完全吸收,该方法简单,也减少了术后俯卧位的时间,可达到相同的治疗作用。

全麻的患者,如果术中使用氧化亚氮,会导致长效气体过度膨胀,眼压急剧增高。故应在停用氧化亚氮 15 分钟后,再注入长效气体。出院后,应告诫患者避免乘坐飞机和前往高海拔地区。

术后早期如发现眼内气体量不够,需要补充气体,可采用单针气体 - 液体交换法,患者取坐位或侧卧位,眼内残留气体将位于上方,下方为眼内液,以 10ml 注射器抽入长效混合气体,由下方角膜缘后 3.5~4mm 垂直刺入巩膜,于瞳孔区看见针尖位于眼内后,注入少量气体,然后将针尖置于下方眼内液体中,缓慢抽出等量液体,如此反复操作,确保眼压基本稳定,以混合气体将大部分液体置换出来。

气体具有表面张力和向上浮力,其浮力是硅油的 10 倍,术后患眼采取适当体位(裂孔高位),眼内气体可阻止眼内液体通过裂孔进一步进入视网膜下,残余的视网膜下液将通过视网膜色素上皮泵的作用而迅速吸收,有利于视网膜复位。此外,通过气体的表面张力和向上浮力机械性顶压,使视网膜神经上皮层与视网膜色素上皮层紧紧相贴,有利于光凝和冷凝反应的发生及裂孔的封闭,从而达到永久的解剖复位。另外,气体还有展平视网膜、恢复眼压,有利于术中止血、眼内放液、眼内光凝和眼外冷凝的作用。

当出现以下情况时,可考虑注入硅油:视网膜存在多处裂孔,气体难以维持需要的顶压面积;术前存在严重的 PVR,或术后 PVR 将持续存在(如脉络膜脱离型视网膜脱离);严重的 PDR,视网膜水肿、出血,全视网膜光凝难以完成,需要术后尽快补充激光;高度近视黄斑裂孔性视网膜脱离,具有近视性黄斑病变(分类 2 或者以上的改变或者出现"Plus"损害)和严重的巩膜后葡萄肿,需要长久的眼内填充。

根据临床应用普通硅油的黏度,将普通硅油分为两类,低黏度为 1 000~2 000mcSt,高黏度为 5 000~12 500mcSt,高黏度的硅油具有不易乳化和较少的硅油异位发生的优点,临床应用较为广泛。普通硅油比水轻,重硅油比水重。因此普通硅油注入后位于眼部上方,故对上方裂孔顶压较好,俯卧位对后极部裂孔顶压较好,而重硅油对位于眼部下方的裂孔顶压较好,仰卧位对后极部裂孔顶压较好。由于大部分重硅油价格昂贵,常于术后早期(术后 1~2 个月)乳化,故临床应用较少。

硅油注入方法:将静脉导管针软管,修剪成大约 0.6~1.0cm 长,尖端为斜面的形状,与硅油前端连接,后端与匹配的注油器管道相连于玻璃体切割主机,踩脚踏注油。如果没有匹配的注油器管道,硅油需要先倒入 10ml 注射器内,再与注油器相连。也可放入手动的硅油注入器中推入,这种方法比较费劲,以机器注入更轻松,且操控性更好。将静脉导管针软管由巩膜切口植入,清晰看见针头位于瞳孔中央、晶状体后时,注入硅油。在注入过程中,需要逐渐降低气体压力,35mmHg → 30mmHg → 25mmHg → 20mmHg。在注入过程中,左手示指应放在眼球表面,感知眼压变化,如眼压突然增高,且观察到灌注头有硅油反流时,应立即停止注油;在无晶状体眼,可从瞳孔区直接观察硅油界面,当没过针头时,应减慢注入速度,随时停止注油;在有晶状体眼,当硅油和晶状体后囊膜相贴,可立即停止注油。

重水 - 硅油交换:在全视网膜切开眼,为避免视网膜滑脱,可行重水 - 硅油交换。将重水完全注入眼内,以巩膜塞关闭两侧巩膜切口。准备好硅油,确定硅油流出通畅,撤掉灌注头,立即由该巩膜切口植入静脉导管针软管(由助手扶持)。于眼内清晰看见针头位于瞳孔中央、晶状体后,注入硅油,当眼压略高时,打开左侧巩膜切口,植入光导纤维,再打开右侧巩膜切口,植入无硅胶头的笛针,将笛针头始终放置在重水液面下(重水内),在注入硅油同时,将重水引流出来。在无晶状体眼,重水 - 硅油交换后,硅油量较多,需要取出少许,最后于眼内注入 0.5ml 过滤空气,硅油量以眼压适当为准。

在无晶状体眼,硅油注入前需要在 6 点位虹膜根部做一切口,左手以眼内镊抓住下方虹膜瞳孔缘固定虹膜,右手以玻璃体切割头伸入虹膜根部后面,轻吸虹膜以确定位置,位置合适后切割虹膜完成虹膜根部切口。对于年轻患者,虹膜根部切口应该偏大一些。

硅油注入后需保持裂孔高位,白日根据裂孔的位置选择体位,晚上睡觉时俯卧位,或俯卧位与侧卧位交替。术后2周,裂孔周围激光或冷凝反应良好(明显的色素斑出现),睡觉时可选择俯卧位或侧卧位。

(六) 硅油取出

硅油取出前,应对有硅油眼进行评估,评估内容包括原发疾病的术前情况、玻璃体视网膜手术的处理情况、随访中疾病的康复情况、是否进行了进一步治疗(如补充激光)和疾病目前的状态。仔细行眼底检查,以确定原裂孔封闭的状况和是否有新的裂孔出现,有无玻璃体视网膜增生,有无局部视网膜脱离(常常位于下方)。如原有裂孔周围色素不明确或出现新的裂孔,需要补充激光治疗,将硅油取出推迟1~2周;如存在玻璃体视网膜增生,需要评估其在硅油取出后对视网膜复位和视功能的影响,从而确定在硅油取出术中是否同时处理。下方局部视网膜脱离,可根据情况进一步处理(详见第八章第七节增生性玻璃体视网膜病变)。

硅油取出可采取三切口或两切口,后者虽然简洁一些,但前者更有利于对周边眼底的检查,及对周边新形成的裂孔或没有完全封闭的裂孔进行处理。对于乳化程度高的硅油眼,三切口手术可完成充分的气体-液体交换,有利于取出黏附在视网膜表面的乳化硅油滴。

巩膜切口制作和植入灌注方法同玻璃体切除术,确定灌注头位于玻璃体腔内后,打开灌注,取硅油管道的连接与硅油注入相同,由右侧巩膜切口植入静脉导管针软管,于眼内清晰看见针头位于瞳孔中央,晶状体后时,开始取出硅油。取出开始时,助手应观察灌注是否通畅(输液管道是否滴水),取油过程中,术者左手示指应放在眼球表面感知眼压,针尖应始终在可视范围内,针头位置随着眼内硅油量而适当调整,应始终放在硅油泡里。如果硅油乳化严重,灌注头无法看见,或不能很好地观察取油过程,可先做前房穿刺,如为无晶状体眼,于穿刺口先将乳化硅油滴放出,如为有晶状体眼,可以黏弹剂将乳化硅油置换出,待玻璃体腔内硅油取出后,再将黏弹剂吸出。如果硅油乳化,在硅油取出后,可做气体-液体交换,利用气体比硅油轻的特点,可将黏附在虹膜后及睫状体表面的乳化硅油滴尽量取出。

重硅油的取出:需要三切口经平坦部将硅油取出,将笛针和玻璃体切割机相连,将笛针置于硅油泡内,以主动吸出方式取出硅油。当硅油残留少许时,以被动吸出方式将其完全取出。

(七) 切口关闭

采用6-0~8-0可吸收缝线,垂直巩膜切口缝合两针,完成一个"8"字缝合,两针分别接近切口两端,跨度适中(约1.5mm);也可于切口两侧平行切口缝合两针,完成一个褥式缝合,两针分别接近切口两侧,潜行距离同切口长度或略长。两种缝合方法的缝针深度需要达到2/3巩膜厚度,在完成第一次结扎时,应检查切口是否渗漏,如眼内注气,需在切开处滴水检查,如眼内油或水,需擦干切口检查,确定切口密闭,松紧适度,完成最后两次结扎。结膜可以8-0可吸收缝线缝合一针,也可采用埋藏缝线,其方法是在切口左侧由内向外进针,切口右侧由外向内进针,结扎缝线,将线头尽量留短,可完成埋藏缝线;结膜切开小时也可以不缝合。

参 考 文 献

［1］Machemer R,Norton E W. Vitrectomy,a pars plana approach. II. Clinical experience. Mod Probl Ophthalmol,1972,10:178-185.

［2］Machemer R,Parel J M,Buettner H. A new concept for vitreous surgery. I. Instrumentation. Am J Ophthalmol,1972,73:1-7.

［3］Folk J C,Sneed S R,Folberg R,et al. Early retinal adhesion from laser photocoagulation. Ophthalmology, 1989,96:1523-1525.

［4］Lincoff H,Coleman J,Kreissig I,et al. The perfluorocarbon gases in the treatment of retinal detachment. Ophthalmology,1983,90:546-551.

［5］Lincoff H,Maisel J M,Lincoff A. Intravitreal disappearance rates of four perfluorocarbon gases. Arch. Ophthalmol,1984,102:928-929.

［6］Scott I U,Flynn H W,Jr.,Murray T G,et al. Outcomes of complex retinal detachment repair using 1000-vs 5000-centistoke silicone oil. Arch. Ophthalmol,2005,123:473-478.

［7］Chang S. Perfluorocarbon liquids in vitreoretinal surgery. Int. Ophthalmol. Clin,1992,32:153-163.

第五章

无缝线跨结膜玻璃体切除术

20G、23G、25G 和 27G 玻璃体切除术,其巩膜切口长度分别为 0.920mm、0.653mm、0.518mm 和 0.424mm。灌注压一般采用 25~35mmHg,切速 2 500~10 000 次/min,负压达到 100~650mmHg。由于采用了特殊的管道和器械,使 23G 和 25G 能以较小的巩膜切口完成玻璃体视网膜手术;再结合特殊的巩膜切口构建方法(如斜切口或隧道切口),使巩膜切口能自行闭合,不需要缝合,因此也不需要做结膜切口和缝合结膜,使跨结膜无缝线玻璃体切除术得以实现。

与 20G 玻璃体切除术相比,23G/25G/27G 手术时间更短,手术创伤更小,术后散光更少;术后伤口愈合更快,视力恢复更快,眼部舒适度更好。虽然这类手术在早期也存在一些问题,如术后切口漏和低眼压、脉络膜脱离、白内障进一步发展和感染性眼内炎等,但随着器械和手术技术的进步,23G/25G/27G 跨结膜无缝线玻璃体切除术已经成为玻璃体视网膜手术的主流技术。

第一节 不同切口手术概述

一、23G/25G⁺经平坦部三切口玻璃体切除术

25G 经平坦部三切口玻璃体切除术是最早开展的微创手术,2002 年由 Fujii 等首先将其应用于临床。由于管径的缩小,切割效率下降,同时由于器械纤细,刚性不够,不利于周边玻璃体和视网膜病变的处理,故多用于处理黄斑疾病,包括黄斑裂孔和黄斑前膜等简单玻璃体视网膜疾病,因这些手术可能仅需切除中轴部玻璃体。新一代 25G(25⁺G)大大提高了玻璃体切割头、眼内剪、眼内镊和光导纤维的刚性,克服了 25G 器械弯曲的问题;配合更加灵活的激光头,能够很好处理周边玻璃体视网膜病变,拓宽了手术适应证。

二、27⁺G 经平坦部三切口玻璃体切除术

27⁺G 经平坦部三切口玻璃体切除术与 23G 和 25⁺G 相比。由于管径的进一步缩小至仅 0.424mm，可采用垂直切口而达到切口自闭，避免了 23G 和 25⁺G 对巩膜切口构建的特殊要求，术后切口漏和低眼压发生率明显降低。此外，在倾斜 60° 时，27⁺G 切割头顶端与开口的距离为 0.406 4mm 短于 25⁺G（0.457 2mm），在增生性糖尿病视网膜病变的玻璃体视网膜手术中，对贴近视网膜的纤维血管膜，仅仅以切割头，就可以完成膜的分层、分割和切除。同 25G 一样，由于管径的缩小，切割效率下降，同时，由于器械纤细、刚性不够，不利于周边玻璃体和视网膜病变的处理，仅限于处理黄斑疾病，包括黄斑裂孔和黄斑前膜等简单玻璃体视网膜疾病和眼内肿瘤活检。

第二节　无缝线跨结膜经平坦部三切口玻璃体切除术

一、手术基本步骤

1. 清洁结膜囊　在结膜囊内滴入聚维酮碘，用沾有聚维酮碘的棉签对内外眦部、睑缘及睫毛根部消毒，再以生理盐水冲洗结膜囊；或使用 0.25%~0.5% 聚维酮碘稀释液（1：10）直接冲洗结膜囊。

2. 消毒　眼部手术野皮肤以聚维酮碘（或碘附）消毒 3 次，消毒范围上至眉弓上缘 3cm，下至鼻唇沟，内侧过鼻中线，外侧过耳前线。

3. 球周麻醉　2% 的利多卡因和 0.75% 的布比卡因（或 1% 的罗哌卡因）等量混合 7ml，颞下注射点为眶下缘中、外 1/3 交界处，沿眶壁进针到眼球下缘，不要试图到球后空间，注射 4ml。眶上注射点为眶上切迹内侧，沿眶壁进针到眼球上缘，注射 2~3ml，注射量根据眶压变化，如眶压有增高迹象，应停止注射，总量约 6~7ml。注射完毕，闭合眼睑，间隙加压 5 分钟，让药物弥散，同时降低眶压。

4. 铺巾，置开睑器。

5. 切口构建 23G/25⁺G 需要的特殊器械，包括自闭阀和无阀两种规格。自闭阀穿刺系统包括：自闭阀套管、穿刺刀和自闭阀套管泄压阀；无阀穿刺系统包括：套管、穿刺刀和巩膜塞。手术切口的位置与 20G 基本相同，在有晶状体眼为距透明角膜边缘 3.8mm 处，在无晶状体眼或人工晶状体眼为距透明角膜边缘 3.5mm 处；与 20G 相比，由于切口存在套管，能够更好地避免切口处的玻璃体视网膜嵌顿，故在有晶状体眼，切口选择可以距透明角膜边缘稍远一些，以减少手术器械和晶状体接触（lens touching）。

切口位于鼻上、颞上及颞下三个位置，与 20G 相比，位置更靠中线一些，以免眼球旋转时，眼睑和开睑器对灌注和切口的影响。

在做巩膜切口时,以齿镊抓住内外直肌止点以固定眼球。早期的23G/25⁺G采用两步法完成切口,采用一个弯的23G/25⁺G穿刺刀,与巩膜呈较小的角度,完成一斜切口,再以尖端圆钝的植入器,将套管沿巩膜切口植入。后期的23G/25⁺G采用新的套管和管道设计,可以一步完成切口,使手术操作更为简单:确定巩膜切口位置后,以齿镊抓住内外直肌止点或切口附近筋膜以固定眼球,将带套管的穿刺刀(Tab朝上)倾斜(15°左右)刺入巩膜,潜行进入一小段距离(第一个接口进入巩膜),再调整方向,垂直扎入眼内,形成一个可闭合的切口(隧道切口)。也可以直接以30°倾斜进入巩膜并进入眼内(斜切口)。

在高度近视的视网膜脱离眼,由于近视眼巩膜壁薄,加上手术中完全切除了切口处的玻璃体,故无论如何倾斜的切口,都无法保证完全无切口漏(23G手术)。此外,在视网膜脱离合并脉络膜脱离眼,过于倾斜的切口,还容易导致灌注头进入脉络膜下或视网膜下,导致手术的困难。故建议在这类手术的灌注头切口构建中,采用直进直出的方式(垂直切口),术毕缝合切口一针,更为安全。

套管靠近巩膜表面并卡在巩膜壁上时,将穿刺刀拔出(一些穿刺刀可直接拔出,一些穿刺刀需要有齿镊固定套管再拔出)。排空灌注管内的气泡、确定灌注液流速正常后关闭灌注,放置并锁定灌注头,再将灌注管固定在眼睑上。在视网膜脱离眼,尤其视网膜脱离合并脉络膜脱离眼,必须经瞳孔检查灌注头位置,在玻璃体腔内明确看到灌注头的金属光泽后,再打开灌注(注意:Stellaris PC早期的穿刺刀为棕色塑料材质,不容易判断头端是否覆盖睫状上皮)。完成上方两个巩膜切口。如采用接触式全视网膜镜,可以直接或加黏弹剂后,放置全视网膜镜。如采用非接触式全视网膜镜,可在角膜表面以甲基纤维素点眼,或在角膜表面中央,点1:1稀释的黏弹剂点眼,使其均匀地覆盖在角膜表面,以减少术中角膜点水。无论接触式或非接触式全视网膜镜,均在128D倒像镜下切除中央及赤道部玻璃体,完成玻璃体后脱离,巩膜外顶压法切除基底部玻璃体;在60D倒像镜下处理黄斑区病变,也可以在棱镜系统的平镜下完成,手术技术与20G相同。如果感觉照明亮度不够,或需要双手操作,可做第4或第5切口,置入1~2个吊顶灯。手术完毕时,顺着切口方向拔出套管,拔出后,立即以巩膜镊的尖端压住切口上唇,可确保切口闭合;首先拔出上方巩膜切口套管,再拔出灌注口套管。如果发现切口漏,可以巩膜镊或棉签按摩切口,或向切口两侧巩膜注水,水化封闭切口,以确保切口无渗漏,必要时可以8-0可吸收缝线跨结膜缝合巩膜一针。

6. 玻璃体视网膜手术　左手持光导纤维,右手持玻璃体切割头手柄,沿套管垂直插入眼内,确定两器械头在玻璃体腔内,开始玻璃体切除(详见玻璃体处理)。

7. 完成玻璃体视网膜手术。

8. 妥布霉素地塞米松眼膏点术眼。

9. 单眼包扎。

二、晶状体的处理

晶状体混浊者首先行白内障摘除，摘除方法有晶状体切除、超声乳化摘除和超声粉碎摘除，手术的理念和处理方式和 20G 大致相同。在采用 23G 和 25G⁺ 及全视网膜下手术时代，玻璃体视网膜手术的成功率大大提高，更多选择超声乳化摘除联合人工晶状体植入，以减少手术次数。

超声乳化摘除

方法同单纯白内障超声乳化摘除，在球周麻醉或球后麻醉下，眶压增高会导致后房压力高，对囊膜的环形撕除、超声乳化均有影响，故麻醉药物中，可加入玻璃酸酶，或减少球周或球后注入的量(4~6ml)，以避免眶压增高。如眶压略高，环形撕除囊膜时，应注入黏弹剂加深前房，控制环形撕囊直径，不宜过大，以免向周边撕裂。手术切口(包括辅助切口)应该略为后移，避免切口偏前，因为一旦出现切口处角膜水肿，或术毕水化封闭切口，都将影响后节的手术；此外，这样的切口，切口愈合快，理论上可减少眼内感染的发生。但靠后的切口，缺点也是明显的，结膜和筋膜囊切开少许，容易出血，影响术中眼底观察，需要反复冲洗结膜囊，以保障术野的干净；此外，在眶压或后房压力高时，容易导致虹膜脱出。

可以先完成白内障手术，再做玻璃体视网膜手术(巩膜)切口，也可以先完成巩膜切口，以巩膜塞封闭切口，再行白内障手术，使用反复高压消毒的套管和穿刺刀，建议采取后一种方法，以免巩膜穿刺加压时，虹膜由白内障主切口脱出。笔者习惯在巩膜切口完成以后，再做白内障手术，此时如果发现眶压高，可以切除晶状体后面少许玻璃体，如果眼压过低，也可以插入后灌注来控制(水眼，灌注压可以维持在 10mmHg 左右)。如果是硅油眼，在完成了所有巩膜切口后，再以巩膜塞封闭切口，此时经巩膜切口自动流出的硅油，恰好可以减轻后房的压力，眼压也不会太低；如果采用自闭阀套管，可以抽取少许硅油，再完成白内障手术。

硅油眼晶状体囊膜有时很韧，需要以穿刺刀刺破前囊膜，再行环形撕囊。前囊膜有时机化或钙化，难以一次撕除，可辅助以囊膜剪完成。人工晶状体可在白内障手术完成后植入，或玻璃体视网膜手术完成后根据眼底情况再行植入，在硅油乳化严重的眼，建议植入人工晶体后，暂时不要置换前节黏弹剂，待硅油完全取出后，再完成最后的步骤，可避免乳化硅油进入前房，影响眼底观察。

三、玻璃体视网膜处理

(一) 玻璃体切除(图 5-1 和图 5-2)

常规切割速度为 5 000~10 000 次/min、吸力 100~600mmHg，也可以采用 3D 模式：3 000~5 000 次/min 或 3 000~10 000 次/min、吸力 100~500mmHg，灌注液为 BSS，灌注压 25~28mmHg。在显微镜下首先切除晶状体后的前部玻璃体，然后在全视网膜镜下，由前向后切除中轴部玻璃体,再由中轴部逐渐扩大到周边部。如果是视网膜脱离眼,可首先切除视网膜裂孔处的玻璃体,解除玻璃体对视网膜牵拉,在视网膜高度脱离的眼,可以在裂孔处先吸出部分视网膜下液,有利于眼内操作。

　　在玻璃体切割的同时,观察是否存在玻璃体后脱离,如果看到"Weiss 环",说明玻璃体后脱离发生了,可将脱离的玻璃体后皮质切除一个孔洞,如果后脱离发生但不完全,可以玻璃体切割头沿孔洞边缘轻吸轻拉,趁灌注液由孔洞进入的同时,扩大后脱离范围。如果后脱离范围足够,到达或接近玻璃体基底部后缘,可以玻璃体切割头呈同心圆样,逐步切除玻璃体。如果玻璃体后脱离没有发生,可以 25G 注射针头,于眼内注入曲安奈德(triamcinolone acetonide,TA)少许,以染色玻璃体。注入后,可将多余的 TA 以玻璃体切割头吸出,吸出时,切割头可在玻璃体腔由后向前移动,使 TA 颗粒弥散从而染色更多的玻璃体。TA 染色玻璃体后,可清晰看到玻璃体后皮质,以玻璃体切割头,直接吸住视盘鼻侧或上下边缘玻璃体后皮质,加大吸力,即可使玻璃体后界膜与视网膜分离,并可见到 Weiss 环(该步骤在黄斑镜下容易完成),继续更换部位吸引,将全部玻璃体后皮质吸起,最后切除。

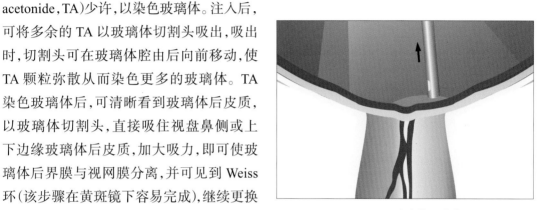

图 5-1　玻璃体后脱离

　　在视网膜脱离眼,玻璃体切割头置于视盘鼻侧边缘诱导玻璃体后脱离时,刀口应避开脱离的视网膜一侧,吸力应该适度,避免损伤视网膜。如果玻璃体后皮质开始增生,或已经增生,增生的后皮质在黄斑镜下清晰可见,可以不需要 TA 染色,而使用玻璃体切割头直接吸住玻璃体后皮质后拉起;或直接以眼内镊抓住增生的玻璃体后皮质,与后极部视网膜分开。当玻璃体后皮质与后极部视网膜部分分开后,也可注入少量重水辅助,以重水压住后极部视网膜,再以玻璃体切割头吸住玻璃体后皮质,逐渐加大吸力完成玻璃体后脱离。

　　后极部操作完成,如果需要注入重水,可以玻璃体切割头,将灌注头周围的玻璃体切割干净,再注入重水。如果感觉注入重水存在一定的阻力,视盘颜色变淡,视网膜中央静脉搏动,应立即停止注入,以玻璃体切割头,再次切除灌注头周围的玻璃体,直到重水能够轻松注入。

　　尽量减少器械由切口出入,在更换器械前,尽量完成一侧的操作。如果是人工晶状体眼或无晶状体眼,可以右手切除 6 点—3 点—12 点(3 点为对侧)的基底部玻璃体;再换以左手切除 6 点—9 点—12 点(9 点为对侧)的基底部玻璃体。如果保留晶状体,在切除基底部玻璃体时,操作需要小心,以免触碰或损伤晶状体。可以右手切除 2 点—12 点、6 点—10 点(同侧)的基底部玻璃体;再换以左手切除 12 点—10 点、6 点—2 点(同侧)的基底部玻璃体。

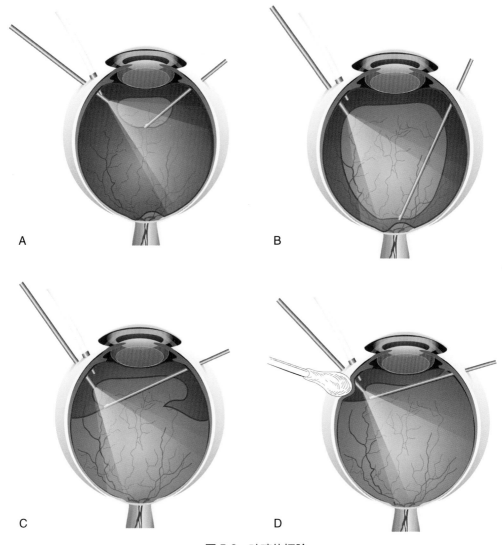

图 5-2　玻璃体切除

A:切除晶状体后玻璃体;B:切除中轴部玻璃体,开始完成玻璃体后脱离;C:切除脱离的玻璃体后皮质;D:巩膜外顶压切除基底部玻璃体

需要注意的是:在切除同侧基底部玻璃体时,全视网膜镜下,玻璃体皮质在导光下不容易分辨,需要盲切。

玻璃体切除中还需要注意的要点:

(1) 切口处的玻璃体尽量切除干净,一是减少在器械反复出入切口过程中,玻璃体对视网膜的牵拉,减少医源性视网膜裂孔的形成;二是减少术后切口处的玻璃体嵌顿,和残留玻璃体增生,减少术后视网膜裂孔的形成。

(2) 在注入重水前,应该将灌注口处的玻璃体切除干净,有利于重水的注入。

（3）在远离视网膜表面时，可使用最大吸力（400~500mmHg），切速 3 000~5 000 次 /min；切割头的刀口直接对准需要切除的玻璃体进行切除。切割头的移动应适度，在保证最大切割效率的同时，减少过度吸引和牵拉对视网膜的影响，从而避免出血或医源性裂孔的形成。在接近视网膜表面时，可用最大切割速度（5 000/7 500/10 000 次 /min）、最小吸力（100~200mmHg），切割头的刀口是否直接对准需要切除的玻璃体，取决于你所使用的手术设备（玻璃体切割仪的品牌和切割头刀口的锐利程度），以及你的手术技巧。

（4）在玻璃体积血的患眼中，如果血性玻璃体黏附在晶状体后，需要首先处理晶状体后的玻璃体积血。可在显微镜下，加大吸力将血性玻璃体从黏附的晶状体吸开后予以切除。这种情况也可以先行白内障超声乳化摘除，同时植入人工晶状体，再处理晶状体后的玻璃体积血，不用担心损伤后囊膜。只是在缺乏眼底红光反射下完成白内障摘除，手术难度增加了一些。

对于玻璃体积血较浓厚、玻璃体较黏稠、眼底不可见、B 超提示玻璃体后脱离的患眼，可先从鼻上方将脱离的玻璃体后界膜切开一孔洞，如后界膜后方有积血覆盖视网膜，可先吸出，待清晰看见视网膜及血管时，再自孔洞处向周边呈同心圆样，逐步切除血性玻璃体。当大部分玻璃体切除后，可以 TA 少许染色玻璃体（方法同前）。对于已发生玻璃体后脱离者，TA 有时可以证实在视网膜表面，尤其是在黄斑区或大血管弓周围，有玻璃体的残留，可以笛针或玻璃体切割头小心去除；黄斑区尤其是中心凹残留的玻璃体，可以内界膜镊小心去除。

未发生玻璃体后脱离者，可以玻璃体切割头在视盘鼻侧边缘诱导玻璃体后脱离。无需 TA 玻璃体染色，在黄斑镜下可清晰看到血性玻璃体后皮质，以玻璃体切割头吸住视盘鼻侧或上下边缘玻璃体后界膜后，加大吸力，即可使玻璃体后界膜与视网膜分离，并可见到 Weiss 环，继续更换部位吸引，将全部玻璃体后皮质吸起，最后切除。（在糖尿病视网膜病变的玻璃体视网膜手术中，该方法需要慎用，具体方法见第九章玻璃体积血及眼底血管性疾病。）

（5）完成周边及基底部玻璃体的切除：如果视网膜未脱离，助手用顶压器自巩膜外加压，压迫周边部巩膜，使玻璃体基底部暴露，完成玻璃体基底部血性玻璃体的切除；如果视网膜脱离，先注入部分重水，使后部视网膜靠近眼壁，拉紧周边视网膜，采取上述同样方法，压迫周边部巩膜，使玻璃体基底部暴露，完成玻璃体基底部残余玻璃体的切除。当重水拉紧视网膜，同时巩膜外顶压，使周边视网膜能很好地贴附眼壁，玻璃体切割头的刀口可直接面对并贴近视网膜，切除基底部残余玻璃体（图 5-3）。两侧切口处的玻璃体应尽量切干净，如果是无晶状体眼，可以巩膜塞关闭一侧切口，术者以巩膜顶压器在

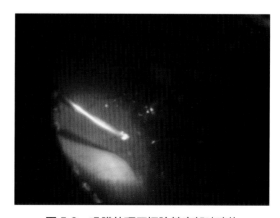

图 5-3　巩膜外顶压切除基底部玻璃体

切口附近巩膜外加压,在显微镜下,可暴露出切口附近玻璃体,以玻璃体切割头直接切除,避免切口处玻璃体嵌顿;利用这种方法,几乎可以完全清除所有基底部玻璃体,最大限度减少术后 PVR 的发生。

(二) 剥除视网膜增生膜

存在视网膜前膜者,应剥除视网膜前膜;存在视网膜下膜者,剥除视网下膜,对不影响视网膜复位的视网膜下膜,可不作处理(具体手术操作见第八章第七节增生性玻璃体视网膜病变)。

(三) 寻找裂孔和引流视网膜下液

完全去除后极部玻璃体及视网膜前膜后,寻找裂孔,如是马蹄孔,应将马蹄孔前盖膜上牵拉的玻璃体切除干净,或将马蹄孔前盖膜切除,从而将撕裂性裂孔变成非撕裂性质裂孔(圆孔)。有时血管横跨裂孔,需要注意血管对裂孔复位的影响,必要时,可电凝后切断之。较小的裂孔,可以电凝标记,避免遗漏。

引流视网膜下液,可以笛针完成,笛针可以和移液管相连,也可以和玻璃体切割头的吸出端管道相连,这样笛针既可以被动引流,也可以主动引流视网膜下液。如是黄斑裂孔,行液体 - 气体交换,以带硅胶头的笛针,由黄斑裂孔处直接引流视网膜下液;如果裂孔位于后极部、赤道部,先注入重水,到裂孔后缘,再行液体 - 气体交换,以带或不带硅胶头的笛针,由视网膜裂孔处引流视网膜下液(图 5-4);对于有晶状体眼,近锯齿缘或锯齿缘处的裂孔,在充分散瞳和全视网膜镜下,容易看到裂孔,可以笛针由裂孔直接引流视网膜下液,但应该注意笛针可能会接触晶状体,如果笛针触及晶状体,可于鼻上(或颞上)方赤道部做视网膜引流孔引流视网膜下液。

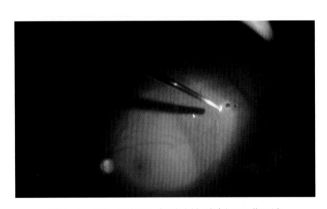

图 5-4　注入重水后,由裂孔处引流视网膜下液

引流孔的制作:重水的使用,使引流孔的选择更靠周边,可选择鼻上(或颞上)方赤道部,相对无血管的区域,以高能量电凝在拟作引流孔的视网膜部位烧灼,可直接形成引流孔,再注入重水到引流孔附近,行液体 - 气体交换,以笛针引流视网膜下液,直到视网膜平复,再以笛针吸除重水,以激光封闭引流孔及视网膜裂孔(图 5-5)。

(四) 裂孔封闭

术中眼内光凝:可采用氩离子激光(514nm)、YAG 半导体倍频激光(532nm)、染料激光(577~630nm)、二极管泵固态激光(532nm)。笔者喜欢初始激光能量参数:100~150mW、

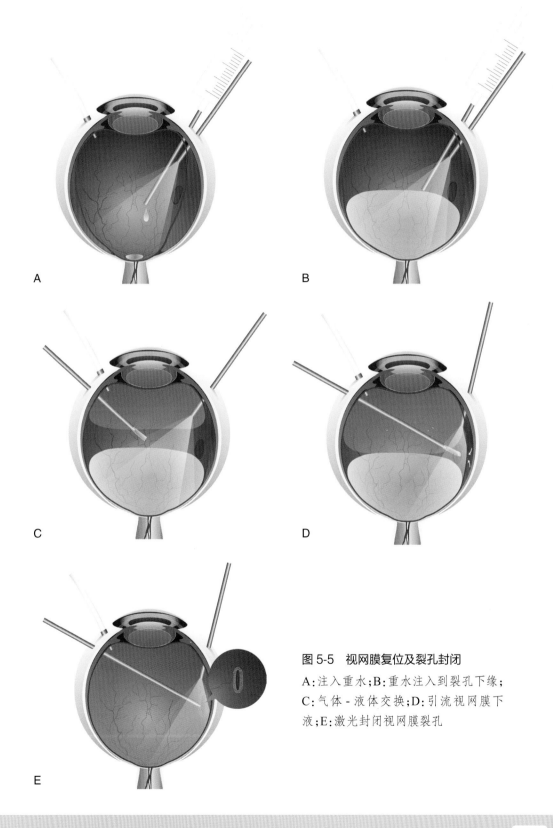

图 5-5　视网膜复位及裂孔封闭
A：注入重水；B：重水注入到裂孔下缘；
C：气体 - 液体交换；D：引流视网膜下
液；E：激光封闭视网膜裂孔

0.2~0.3秒烧灼、0.2~0.3秒间隔,由远到近试探激光能量,根据视网膜光斑反应调整能量,直到反应达到3级光斑反应(灰白色,中央部较白),可以此能量完成全视网膜光凝或扇形光凝,此时,2个光斑之间应间隔1个光斑的距离,首先完成后极部光凝,再逐渐延伸到周边部,根据光斑反应调整激光能量。一般来说,越到周边部,需要的激光能量越小。

封闭视网膜裂孔的激光能量要略微超3级(3^+)光斑反应,光斑包围裂孔,光斑连续(光斑之间不要有缝隙),一般光凝2~4排(图5-6A)。光凝时,注意避开大的血管和变性区,如变性区需要光凝(含泥沙样孔),应在变性区外的正常视网膜处进行,激光能量以3级光斑反应为好,光斑之间要有缝隙,间隔略小于1个光斑距离,包围变性区2~3排(图5-6B)。在前部视网膜尤其近锯齿缘处需要适当降低激光能量。在有晶状体眼,使用弯度较大的眼内激光,越过晶状体光凝对侧前部视网膜,可避免晶状体的损伤,减少或避免使用视网膜冷凝。总之,在全视网膜镜下,尤其在气体填充状态下光凝,激光可以完成到锯齿缘,减少或避免冷凝的使用。

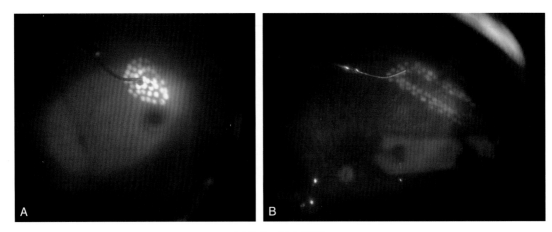

图 5-6 眼内光凝

A:激光封闭视网膜裂孔;B:激光封闭变性区

(五)眼内填充

眼内气体的使用同20G玻璃体视网膜手术。在$23G/25^+G$的手术术毕,将眼压调整至10~15mmHg,根据眼底疾病的需要,直接抽取纯的C_3F_8 0.1~0.5ml或$C_2F_6$0.2~0.8ml,在角膜缘后3.5~4mm处注入,注入时,针尖应该指向眼球中心,在瞳孔区看见针尖时注入气体,根据眼压的高低,选择直接注入(0.1~0.2ml),或反复置换(0.3~0.8ml),术毕将眼压控制在20~25mmHg即可(略高于注射前)。

$23G/25G^+$眼内硅油填充方法和20G有些不同,需要一个硅油注油头。将硅油注油头,与预装硅油的注射器,以及与之匹配的注油器管道相连于玻璃体切割主机,踩脚踏注入硅油。如果没有匹配的注油器管道，硅油需要先倒入 10ml 注射器内，再与硅油注油头和注油器管道相连。目前硅油注入不再采用人工方式推入，均以机器注入，这种方法更轻松，操控性更好（图 5-7）。

如果采用 Stellaris PC，可以以巩膜塞塞住一个切口，由另一个切口注入硅油。注入开始，需要将眼内气体压力，由 35mmHg 降低到 20mmHg，可以左手示指时常感知眼压变化，如眼压突然增高，且观察到灌注头有硅油反流时，应立即停止注油；在无晶状体

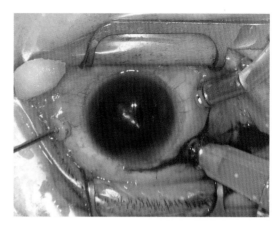

图 5-7　硅油注入

眼，可从瞳孔区直接观察硅油界面，当没过针头时，应减慢注入速度，随时停止注油；在有晶状体眼，当硅油和晶状体后囊膜相贴，可立即停止注油。

如果采用 CONSTELLATION 23G 自闭阀穿刺系统，不要降低眼内气压（保持35mmHg），在注入开始时，在全视网膜镜下，先以较低的压力注入硅油，确定硅油注入眼内后，左手以套管泄压阀放气，右手以较高的压力（80mmHg）注入硅油，同时左手指可感知眼压的变化，并用手指控制泄压阀放气口的大小以调整眼内气体溢出的速度，以确保硅油注入期间，眼压力的稳定；如眼压突然增高，且观察到灌注头有硅油反流时，应立即停止注油。

如果采用 CONSTELLATION 25G 系统，在注入过程中，应在全视网膜镜下，观察硅油的注入情况，在注入过程中，需要降低眼内气压，根据视盘颜色和视网膜中央动静脉的变化，将眼内气体压力，由 35mmHg 降低到 15mmHg 或者 10mmHg。在注入的过程中，可以通过眼压来判断，也可以全程在全视网膜镜下观察硅油界面的变化，当硅油界面接近注油头时，要小心眼压的变化，一旦发现视盘颜色变淡或视网膜中央静脉搏动，立即停止注入硅油，将注油头拔出，有时候眼压会随着气体的溢出立即下降，此时可根据眼内硅油量作适当补充。如果导光和注油头拔出后，眼压仍高，可将灌注头也拔出，如果眼压还高，需要看眼内残留的气体量，适当放出残留气体后，再观察眼压。如果眼内没有残留气体，眼压还高，则需要取出部分硅油。总之，手术结束，将眼压控制在 10~15mmHg 即可。

重水 - 硅油交换：在全视网膜切开眼，为避免视网膜滑脱，可行重水 - 硅油交换。将重水完全注入眼内，以巩膜塞关闭两侧巩膜切口。准备好硅油，确定硅油流出通畅，撤掉灌注头，立即由该巩膜切口植入注油头（助手扶持），注入硅油，当眼压略高时，打开左侧巩膜切口，植入光导纤维，再打开右侧巩膜切口，植入无硅胶头的笛针，将笛针头始终放置在重水液面下（重水内），在注入硅油同时，将重水引流出来。在无晶状体眼，重水 - 硅油交换后，硅油量较多，需要取出少许，最后于眼内注入 0.5ml 过滤空气，硅油量以眼压适当为准。

在无晶状体眼，硅油注入前需要在 6 点位虹膜根部做一切口，以巩膜塞塞住一个切口，

在颞上方角膜做一个 1mm 的侧切口（也可以使用白内障手术的辅助切口），左手以眼内镊抓住下方虹膜瞳孔缘固定虹膜，右手以玻璃体切割头伸入虹膜根部后面，轻吸虹膜以确定位置，位置合适后切割虹膜完成虹膜根部切口。儿童和年轻患者，虹膜根部切口应该偏大一些。

硅油注入后需保持裂孔高位，白天根据裂孔的位置选择体位，晚上睡觉时俯卧位，或俯卧位与侧卧位交替。在 2 周后，裂孔周围激光或冷凝反应良好（明显的色素斑出现），睡觉时可选择俯卧位或侧卧位。

（六）硅油取出

硅油取出前，应对硅油眼进行评估，评估内容包括：原发疾病的术前情况、玻璃体视网膜手术的处理情况、随访中疾病的康复情况、是否进行了进一步治疗（如补充激光）和疾病目前的状态。仔细行眼底检查，以确定原裂孔封闭的状况和是否有新的裂孔出现，有无玻璃体视网膜增生，有无局部视网膜脱离（常常位于下方）。如原有裂孔周围色素不明确或出现新的裂孔，需要补充激光治疗，将硅油取出推迟 1~2 周；如存在玻璃体视网膜增生，需要评估其在硅油取出后对视网膜复位和视功能的影响，从而确定在硅油取出术中是否同时处理。下方局部视网膜脱离，可根据情况进一步处理（详见 PVR 处理的相关章节）。

硅油取出可采取三切口或两切口，后者虽然简洁一些，但前者更有利于对周边眼底的检查，及对周边新形成的裂孔或没有完全封闭的裂孔进行处理。对于乳化程度高的硅油眼，三切口手术可完成充分的气体 - 液体交换，有利于取出黏附在视网膜表面的乳化硅油滴。

硅油取出一般采用 23G 完成，硅油眼的巩膜切口容易漏水。故在巩膜切口的构建中，建议采用直进直出的方式（垂直切口），术毕缝合切口一针，更为安全。

术前明确视网膜复位好，可打开灌注后插入巩膜切口，避免硅油流入灌注管道，取硅油管道的连接与硅油注入相同，只是头端不接硅油注入针头，而是剪一小段输液管道（5mm 左右），接在取硅油管道的头端，将其套在一侧巩膜切口的微型套管上，开始硅油取出。取出开始时，应观察灌注是否通畅（输液管道是否滴水），示指放在眼球表面感知眼压，硅油是否进入取硅油管道。取出过程中，如果眼压突然变低，取硅油管道液体流入速度突然加快，应该是灌注液出来了。应该停止取硅油，稍等一会儿。这种情况的出现，常常是上层的灌注液和下层的硅油还没有交换，稍等一会儿，比硅油重的灌注液自然会下沉，比水轻的硅油则会浮上来。再继续硅油取出（图 5-8）。

显微镜下观察硅油的变化，最后可见硅油泡出现，且硅油泡会逐渐缩小，最后完全

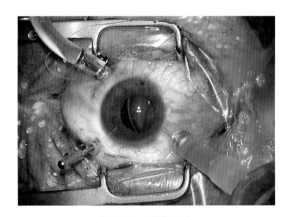

图 5-8　硅油取出

消失和流出,停止硅油取出。如果硅油乳化严重,不能很好地观察取油过程,可先做前房穿刺,如为无晶状体眼,于穿刺口先将乳化硅油滴放出,如为有晶状体眼,可以黏弹剂将乳化硅油置换出,待玻璃体腔内硅油取出后,再将黏弹剂吸出。

采用 23G 硅油取出,由于微型套管插入眼内,眼内套管旁可能会残留少许硅油,可以以显微镊抓住微型套管,向不同的方向倾斜,最大限度让眼内的硅油流出。

如果硅油乳化严重,在硅油取出后,可做气体 - 液体交换,可将一个尖端磨平的 23G 针头(或笛针),接在一个切割头的吸出管道上,利用气体比硅油轻的特点,将黏附在虹膜后、睫状体表面和视网膜表面的乳化硅油滴,彻底取出。

第三节　玻璃体视网膜手术的其他进展

一、双手操作技术

传统的三切口玻璃体切除术中,一只手握持光纤照明,另一只手握持器械,单手完成玻璃体视网膜手术。改进后的玻璃体切除术,利用显微镜光源、带有导光的器械;或建立第 4 或第 5 巩膜切口,置入 1~2 个吊顶灯、或由助手扶持光源,使双手操作得以实现,简化了一些复杂玻璃体视网膜手术的操作,缩短了手术的时间。

二、吊顶灯

早期的 23G 或 25G 吊顶灯为卤素光源,光线较弱,不能充分照明术野。新的 23G、25G 或 27G 吊顶灯采用氙光源和汞蒸气光源,可以使玻璃体腔达到足够亮度,同时也增加了视网膜潜在光毒性的概率。此外,光纤的局部照明比吊顶灯弥散照明能更好地辨别透明的玻璃体、视网膜表面膜和内界膜。故临床上,吊顶灯的应用并不广泛。

三、全视网膜镜

全视网膜镜分为接触的或非接触的全视网膜镜,一般来说,接触式比非接触式全视网膜镜提供了更大的周边观察角度,非接触式全视网膜镜需要通过旋转眼球才能达到相同的角度,故对器械的刚性要求更高,而接触式全视网膜镜需要助手扶镜,对助手的要求较高。在完成黄斑手术时,接触式黄斑镜理论上比 60D 倒像镜更为清晰;初学者可以首先选择接触式黄斑镜,当逐渐适应 60D 倒像镜后,也能很好地完成黄斑手术;此外,在熟悉 128D 非接触式倒像镜后,结合巩膜外顶压,也能很好地完成整个玻璃体(包括基底部玻璃体)的切除。

问题和展望

总的来说,23G、25G、27G 与 20G 经平坦部三切口玻璃体切除术比较,实质上都属于微创手术。目前的 23G 和 25⁺G 玻璃体切割系统，与传统的 20G 玻璃体切割系统一样，能够完成所有的玻璃体视网膜手术；23G 即使采用巩膜切口构建技术，仍然存在切口漏和术后低眼压问题，部分切口需要缝合一针；25⁺G 玻璃体切割系统结合巩膜切口构建技术，几乎不存在切口漏和术后低眼压问题，切口不需要缝合，真正实现了无缝线跨结膜玻璃体切除术。23G 时代将成为 20G 向 25⁺G 发展阶段的过渡时期，最终将全面迎来 25⁺G 无缝线跨结膜玻璃体切除术时代的到来。由于 27⁺G 不存在巩膜切口内"玻璃体芯"，理论上减少了术后眼内感染和切口处 PVR 发生的概率，未来的 27⁺G 将用于仅需要部分玻璃体切除的黄斑疾病，包括黄斑裂孔和黄斑前膜等简单玻璃体视网膜疾病和眼内肿瘤活检以及"飞蚊症"的手术治疗。由于接触式全视网膜镜对助手要求较高，将最终被更为广角和清晰度更高的非接触全视网膜镜替代。未来最终会出现可替代玻璃体的眼内填充物，像目前的人工晶状体一样，可终身不用取出，甚至可以选择不同的屈光参数，以提高术眼的视觉质量。

参 考 文 献

［1］Horiguchi M，Kojima Y，Shimada Y. New system for fiberoptic-free bimanual vitreous surgery. Arch. Ophthalmol，2002，120：491-494.

［2］Fujii G Y，De Juan E，Humayun M S，et al. Initial experience using the transconjunctival sutureless vitrectomy system for vitreoretinal surgery. Ophthalmology，2002，109：1814-1820.

［3］Fujii G Y，De Juan E，Humayun M S，et al. A new 25-gauge instrument system for transconjunctival sutureless vitrectomy surgery. Ophthalmology，2002，109：1807-1812.

［4］Ibarra M S，Hermel M，Prenner J L，et al. Longer-term outcomes of transconjunctival sutureless 25-gauge vitrectomy. Am. J. Ophthalmol，2005，139：831-836.

［5］Recchia F M，Scott I U，Brown G C，et al. Small-Gauge Pars Plana Vitrectomy：a report by the American Academy of Ophthalmology. Ophthalmology，2010，117：1851-1857.

［6］Savastano A，Savastano M C，Barca F，et al. Combining cataract surgery with 25-gauge high-speed pars plana vitrectomy：results from a retrospective study. Ophthalmology，201，121（1）：299-304.

［7］Oshima Y，Wakabayashi T，Sato T，et al. A 27-gauge instrument system for transconjunctival sutureless microincision vitrectomy surgery. Ophthalmology，2010，117：93-102.

［8］Khan M A，Shahlaee A，Toussaint B，et al. Outcomes of 27 gauge microincision vitrectomy surgery for posterior segment disease. Am J Ophthalmol，2016，161：36-43.

［9］Yoneda K，Morikawa K，Oshima Y，et al. Surgical outcomes of 27-gauge vitrectomy for a consecutive series of 163 eyes with various vitreous diseases. Retina，2017，37（11）：2130-2137.

［10］Pollack J S，Sabherwal N. Small gauge vitrectomy：operative techniques. Curr Opin Ophthalmol，2019，30（3）：159-164.

第六章

围手术期（术中术后）并发症及其处理

第一节 围手术期的处理

一、围手术期全身情况控制

围手术期处理包括术前准备、完成手术及术后随访；一般指手术前后 1~2 周，对患者全身及眼部情况进行处理，以确保手术安全和手术成功。

（一）血压控制

长期高血压患者，术前需要常规用药控制血压，术中收缩压需要控制在 160mmHg 以下，舒张压需要控制在 100mmHg 以下，可以减少心脑血管意外，也可以减少术中出血。对于合并糖尿病的患者，围手术期将收缩压控制在 140mmHg 以下，舒张压控制在 90mmHg 以下，可以减少术中术后出血。对于平常血压平稳，一旦进入手术室血压就升高的患者，进入手术室后，可由麻醉师给予镇静药物，观察血压变化，再决定是否手术。

（二）血糖控制

糖尿病患者手术期间血糖控制目标存在争议。术前血糖控制，建议空腹血糖不超过 7.8mmol/L，餐后血糖不超过 10mmol/L。术中血糖控制在 5~11mmol/L，不宜低于 4mmol/L。对血糖难以控制的患者，如果血糖不超过 13mmol/L，一般不会出现相关的并发症。如果需要短时间内将一个极高的血糖控制在手术允许范围，一般来说是可以的，但需要了解患者是否存在心脏问题（病史、心电图和心脏彩超）以及是否存在电解质问题；术后血糖控制以空腹血糖不超过 7.8mmol/L，餐后血糖不超过 10mmol/L 为宜。术后长期血糖控制稳定，可减少糖尿病视网膜病变进展，一般以 HbA1c 来评估血糖的控制状况，需要控制在 6.5%~8.0%。

（三）全身情况异常患者的处理

需要长期使用玻立维（氯吡格雷）或华法林抗凝治疗，建议术前在内科医生指导下停用，暂时以肝素替代治疗。长期服用阿司匹林的患者,如果出血时间(BT)、凝血时间(CT)以及凝血四项[凝血酶原时间(PT)、活化部分凝血活酶时间(APTT)、凝血酶时间(TT)和纤维蛋白原(FIB)]正常,如果是需要紧急或限期完成的手术,可以考虑实施手术,围手术期是否停用阿司匹林,需要由内科医生根据患者全身情况决定。

肾功能异常没有一个绝对的指标,如果全身情况还可以,单纯的肾功能异常,建议血肌酐控制在 500μmol/L 以内,对于合并其他全身情况,还要注意电解质和血液系统状况,最好在术前有内科医生的全面评估。对于肾功能衰竭进行血液透析治疗的患者,可以选择在两次透析之间进行手术,术前和术后,可采用不加肝素的血液透析。肾功能衰竭的患者是否可以局麻或全麻下手术,可由麻醉师进行术前评估。长期接受加入肝素的血液透析治疗,如果BT、CT、PT、APTT、TT 及 FIB 正常,可以考虑实施手术,是否采用不加入肝素的血液透析治疗可由内科医生决定。

对月经期女性患者,需要在月经停止后再安排手术。

二、手术麻醉选择

麻醉可采用局部麻醉或全身麻醉。

局部麻醉可选择球后阻滞麻醉或球周麻醉,笔者常选择球周麻醉,药物可选择 2% 的利多卡因和 0.75% 的布比卡因(或 1% 的罗哌卡因)等量混合液,颞下或眶上两点注射。球周麻醉的优点是相对安全,可避免球后注射的严重并发症,如眼球穿孔、局麻药注入眼动脉或局麻药注入视神经鞘。但球周麻醉需要注入更多的麻醉药物,容易导致眶压的增高,如果注射部位太浅,麻醉药容易反流至球结膜下。

局部麻醉后,麻醉师可通过静脉给予镇静镇痛药来强化局部麻醉的镇痛效果,降低患者的紧张焦虑情绪,确保术中血压平稳,保证手术的安全。

全身麻醉,术前 8 小时禁食,术前 4 小时禁饮。如果全麻过程中使用笑气,需要以长效气体眼内填充,在使用长效气体前 15 分钟,停用笑气。

三、术眼的准备和处理

(一) 散瞳

术前 30 分钟以美多丽滴眼液(复方托吡卡胺滴眼液:0.5% 托吡卡胺 +0.5% 去氧肾上腺素)或国产复方托吡卡胺滴眼液散瞳;对术前瞳孔不易散大的患眼(如糖尿病视网膜病变),术前 2 小时应给予 1% 阿托品眼用凝胶(或 1% 环戊通)联合美多丽滴眼液(或国产复方托吡卡胺滴眼液)散瞳。术后根据不同的手术及术后炎症反应,选择不散瞳,或者选择以美多丽滴眼液或国产复方托吡卡胺滴眼液散瞳,每日 1~2 次,持续 7~14 日。

(二) 抗菌

术前 1~3 日以抗生素滴眼液点眼;术前泪道和结膜囊冲洗,如果存在慢性泪囊炎,应暂停内眼手术;眼部手术野皮肤以 5% 聚维酮碘消毒,结膜囊滴入 5% 聚维酮碘,持续时间为 3 分钟,以达到充分的消毒,术后抗生素滴眼液点眼,每日 4~6 次,持续 3~7 日。

(三) 消炎

术前一般不需要糖皮质激素滴眼液点眼,如果既往有葡萄膜炎症,可考虑术前以糖皮质激素滴眼液点眼,每日 4~6 次,持续 1~3 日,或者球旁注射甲基泼尼松龙 40mg。玻璃体视网膜手术术后,常规以糖皮质激素滴眼液点眼,每日 4~6 次,持续 7~14 日,再以非甾体消炎药点眼,每日 3~4 次,持续到术后 1 个月。术后一般不需要全身给予糖皮质激素,如果术中低眼压时间持续较长、术后眼压偏低、或术前术后存在睫状体/脉络膜脱离,可考虑泼尼松(或泼尼松龙)口服(1mg/kg),或者球旁注射甲基泼尼松龙 40mg。

(四) 控制眼压

术前如果存在高眼压,需要给予局部或全身降眼压药物,将眼压控制平稳,再行玻璃体视网膜手术。术后如果眼压过高,可同时给予局部或全身降眼压药物,或行前房穿刺放液,平坦部玻璃体腔穿刺放气等。

第二节　术中术后并发症及相关情况的处理

一、术中并发症及其处理

(一) 术中出血

具有出血倾向的患眼,如玻璃体积血,术前 30 分钟可给予注射用血凝酶肌肉或静脉注射;如眼内的新生血管广泛且处于活跃期,可在术前 1~5 日眼内注射抗血管内皮生长因子(anti-vascular endothelial growth factor, anti-VEGF)药物。术前控制血压平稳(收缩压在 140mmHg 以下,舒张压在 90mmHg 以下)。术中保证血压和眼压的平稳。术中的少许出血,如能明确出血点,可以电凝止血;位于视盘或黄斑的出血,可以重水压迫止血。如出血量较多,看不清出血点,可暂时提高灌注压,或在灌注液中加入肾上腺素(正常血压患者),必要时可采取气体-液体交换止血或暂时关闭切口止血等。

(二) 术中屈光介质透明性的保持

术中保证角膜及前房等屈光介质的清晰非常重要,取决于患眼角膜本身的状态、灌注液的性质、灌注压的高低和手术时间。过高的灌注压和较长的手术时间、不合适的灌注液、角膜内皮细胞数量少或功能差,均可导致术中角膜水肿、角膜后弹力层皱褶,影响手术的完成。采用合适的灌注液[如平衡盐溶液(balance salt solution, BSS)和世可眼内灌注液],术中出现角膜水肿时,应注意灌注压是否过高,否则需降低。角膜轻度水肿,可用棉签滚动挤压角膜上皮;水肿严重时,需将光学区角膜上皮刮除(保留角膜缘上皮)。有晶状体眼或人工晶状体眼,术中前房积血或前房炎性渗出,可用 BSS 行前房冲洗,或前房注入黏弹剂置换房水,以保证前房的透明性。人工晶状体眼的后囊膜混浊,可以玻璃体切割头沿人工晶状体光学部边缘切除。

(三) 术中瞳孔异常的处理

术前瞳孔无法散大,如存在虹膜后粘连,术中要以黏弹剂分离,前房保留黏弹剂以加深前房并保持瞳孔散大状态。如存在瞳孔膜闭,以囊膜剪放射状剪开,或以切割头直接切除机化膜边缘和部分瞳孔括约肌。对散瞳药难以散大瞳孔的有晶状体眼,也可考虑使用虹膜拉钩来完成手术。

术中突然发生的瞳孔缩小,应该检查眼内灌注压是否下降或不稳定,或是因为手术器械刺激或损伤虹膜。对手术开始就发生瞳孔缩小的患眼,可在结膜囊放置含有复方托吡卡胺滴眼液的棉片或结膜囊内频滴散瞳合剂;术前瞳孔不易散大或术中瞳孔缩小,灌注液中可加入肾上腺素(BSS 500ml+0.1% 肾上腺素注射液 0.3~0.5ml)。如为高血压患者,可于前房内注入 0.1% 无防腐剂保存的去氧肾上腺素溶液 0.1ml(抽取 1% 去氧肾上腺素注射液 0.1ml+BSS 0.9ml),或结膜下注射 0.5% 去氧肾上腺素注射液 +0.4% 后马托品注射液 0.2ml。无论术中使用去氧肾上腺素还是肾上腺素,都应该考虑两者对动脉血压的影响(去氧肾上腺素对动脉血压影响相对较小),故对高血压患者应慎重选择。

(四) 术中医源性裂孔

据文献报道,医源性裂孔的发生率在黄斑裂孔手术中为 5.5%,在糖尿病牵拉性视网膜脱离手术中为 20%,在复杂性视网膜脱离手术中为 7.3%。医源性裂孔的发生与手术者的手术技巧、助手配合的熟练程度、切口位置的选择、周边玻璃体清除的程度、器械出入的次数、视网膜脱离的高度以及眼内灌注压的高低有关。术者丰富的经验和助手良好的配合可最大限度地减少医源性裂孔的发生。隆起太高的视网膜脱离,在完成切口、植入灌注头或器械时,易导致裂孔的发生;当视网膜脱离动度较大,切割头直接面对并贴近视网膜,在切除格子样变性区边缘或基底部后缘纤维增生的玻璃体时,如采用不适当的吸力,容易出现医源性裂孔。在完成玻璃体后脱离时,如果采用大吸力大弧度的牵引玻璃体后皮质,可导致赤道部或玻璃体基底部视网膜裂孔的形成。采用笛针而不是内界膜镊或钻石刷清除黄斑中心凹残留的玻璃体,容易导致黄斑裂孔的发生;如果剥除纤维血管膜或粘连较紧的视网膜前膜时采取了不适合的剥膜技术,易损伤视网膜;采用 20G 无套管的玻璃体视网膜手术,未清除切口周围的玻璃体,反复的器械出入,玻璃体对切口附近视网膜的牵拉,可导致裂孔的发生;太高的眼内灌注压,可导致玻璃体随器械溢出切口,在器械再次进入时溢出的玻璃体可牵拉视网膜,导致裂孔的发生;突然降低的眼内灌注压,可导致眼球塌陷,器械损伤视网膜;还有就是切口位置的选择过于偏后靠近锯齿缘(有晶状体眼以透明角膜缘后 3.8mm 为宜)或视网膜锯齿缘的附着点偏前(比较罕见)等。术毕应常规顶压巩膜检查周边视网膜,对发生的医源性裂孔可按照视网膜裂孔进行处理。

(五) 术中晶状体损伤

术中误切晶状体的可能性很小,常见的是器械导致的晶状体接触(lens touch),文献报道其发生率为 2%~9%。晶状体接触的发生与手术者的技术、助手配合的熟练程度、手术的复杂程度以及患者视网膜病变的位置等有关。在有晶状体眼,6 点—8 点—10 点(右下及右侧)和 12 点—2 点(左上方)的周边玻璃体应以右手持切割头切除,而 2 点—4 点—6 点(左侧及左下)和 10 点—12 点(右上方)的周边玻璃体应以左手持切割头切除。对于周边视网膜病变的处理,如增生性糖尿病视网膜病变的纤维血管膜延伸到周边,并对周边视网膜有牵拉,术中必须处理时,易损伤晶状体,需要考虑联合晶状体的摘除。如视网膜裂孔位于周边,较小的裂孔可以眼外冷凝完成,较大裂孔可以眼内激光光凝其后缘,以眼外冷凝头冷凝其前缘,或以弯头激光越过晶状体弧度光凝整个裂孔,避免损伤晶状体。如仅仅是晶状体局部接触,对术后视力影响不大,仅可能会加速白内障的进展;如接触范围较大,术后很快形成白内障,可考虑白内障摘除。

(六) 术中脉络膜上腔出血

脉络膜上腔出血在玻璃体视网膜手术中的发生率为 0.14%~0.17%,一般发生在手术临近结束时,术中灌注压不稳定可能是其诱发因素。对于程度较轻的脉络膜上腔出血,可采取提高灌注压同时静脉给予注射用血凝酶的方法继续完成手术,术毕眼内注入硅油。对于程度较重的脉络膜上腔出血,可以重水压迫止血,同时判断是否允许注入硅油,如果脉络膜上腔出血量不大,可以硅油 - 重水交换方式注入硅油;如果脉络膜上腔出血量较多,可根据脉络膜上腔出血部位选择巩膜外切开放血,眼内仍以硅油 - 重水交换方式注入硅油;如果巩膜外切开放血不畅,脉络膜上腔出血量仍然较多,眼内以重水填充而结束手术。术后仰卧位,全身和局部给予激素及止血药,根据眼压情况调整降眼压用药(眼压不能太低,以免诱发再次出血)。术后 2 周左右,待脉络膜上腔出血稳定,血凝块液化,再行二次手术(具体操作见第十六章第一节脉络膜上腔出血)。

二、术后并发症及其处理

(一) 术后高眼压

在单纯玻璃体切除术中,术后组织水肿,出血、细胞碎屑对房角的堵塞,都可能导致短时间眼压升高。术后组织水肿所致的高眼压,可加强局部激素点眼和散瞳。术后眼内组织渗血导致玻璃体积血所致的高眼压,可给予止血和促进血液吸收药物。如眼压过高,可同时给予局部或全身降眼压药物(眼压控制在 20~30mmHg 即可),一般观察几日,待组织水肿消退、出血吸收,眼压可恢复正常。如术后 2 周 ~1 个月后出现的眼压升高,要考虑激素长期点眼所致的激素性青光眼,应停止激素使用,以非甾体抗炎药替代。

在气体填充眼,除了上述因素导致眼压升高之外,术后高眼压还常见于玻璃体腔内气体导致晶状体虹膜隔前移,少见于使用不正确浓度长效气体导致气体过度膨胀。对于晶状体虹膜隔前移的患者,可加强激素点眼,严格俯卧位,促使晶状体虹膜隔恢复正常位置。晶状体虹膜隔前移采取散瞳或者缩瞳常常难以判断,如果晶状体虹膜隔前移发生瞳孔阻滞,建议缩瞳;如果晶状体虹膜隔前移发生睫状环阻滞,建议散瞳。如眼压过高,可局部或全身给予降眼压药物。如果高眼压为气体过度膨胀所致,对无晶状体眼可直接从其前房抽取气体,而对有晶状体眼可从睫状体平部释放部分气体。

在硅油填充眼,除术后组织水肿、出血、细胞碎屑对房角的堵塞导致的早期眼压升高,以及长期激素局部使用导致的中晚期激素性青光眼外,术后眼压升高的原因还包括:术后视网膜复位、裂孔封闭后,眼内液由裂孔处进入视网膜下途径流出通道的终止;在伴有脉络膜脱离(包括睫状体脱离)患者中,当睫状体复位后房水分泌功能恢复,也可能导致短时间眼压升高;一般给予降眼压药物后可恢复到正常。持续的眼压升高,散大瞳孔后眼底看不到硅油界面,如存在虹膜或虹膜晶状体隔前移位,硅油可能过度填充,应取出部分硅油。在无晶状体眼,如果虹膜周切孔堵塞,可发生瞳孔阻滞,导致眼压升高。另外术后长期炎症反应会导致瞳孔膜闭,房水聚集于后房,虹膜明显膨隆,而导致眼压升高。对于这两种情况,可行 YAG 激光虹膜周切术降低眼压。此外,硅油进入前房或硅油乳化堵塞房角,或长期乳化硅油滴导致小梁网结构变化,均可导致眼压增高,可考虑取出部分或全部硅油。硅油眼如出现不明原因的眼压升高,在视网膜情况允许条件下首先取出硅油,术后如果眼压仍高,可酌情给予降眼压药物,对于药物不能控制的眼压,可考虑抗青光眼手术治疗,手术可选择硅管植入术、跨巩膜或眼内睫状体光凝术。而对于硅油不宜取出的患眼,只能选择跨巩膜或眼内睫状体光凝术。

如果术后眼压过高导致光感消失,应立即行前房穿刺放液或放气(无晶状体眼的眼内注气患者),或从睫状体平部穿刺释放部分眼内气体(有晶状体眼),或取出部分硅油;硝酸甘油舌下含服,低流量吸氧;术后全身给予激素和神经营养药。

(二) 术后白内障形成或加重

术中手术器械和晶状体接触,可导致术后白内障的形成或发展加速。在气体填充眼,术后不适当的体位不仅不利于裂孔的封闭和视网膜的复位,如果气体和晶状体接触过久,还可导致晶状体的混浊,表现为后囊下羽毛状或空泡状混浊,虽然这些混浊只是暂时的,但是增加了未来核性白内障发生的概率。术中使用的曲安奈德残留过多或术毕眼内注射曲安奈德,术后可促进白内障发展。此外,硅油长期眼内填充,在有晶状体眼可导致核性白内障的发生及后囊下皮质性白内障或囊膜钙化,在后囊膜完整的人工晶状体眼可导致囊膜增厚。故术中器械应避免接触和损伤晶状体;眼内曲安奈德应清除干净;根据眼底疾病需要选择合适的气体和浓度;术后叮嘱气体或硅油填充眼患者保持正确的体位,以减少术后白内障的发生。对年龄偏大或已经存在轻度白内障,且需行眼内气体填充可能性大的患者,可行白内障超声乳化摘除联合人工晶状体植入术。

(三)术后视网膜未复位

术后视网膜未复位,可能的原因包括视网膜裂孔的光凝或冷凝不足,术中未处理的视网膜小裂孔或医源性裂孔,以及术后增生性玻璃体视网膜病变(proliferative vitreoretinopathy,PVR)。在气体或硅油填充眼,术后不正确的体位,视网膜裂孔处没有得到充分的顶压,在裂孔周围视网膜脉络膜还没有形成粘连时,眼内液可再次从裂孔进入视网膜下。术中视网膜下液残留过多、脉络膜上腔液没有充分引流及过度的冷凝,导致术后PVR发生。在PVR眼,术中玻璃体没有切除干净或剥膜不彻底,没有完全解除视网膜牵拉,术后PVR可进一步发展。术中应该充分引流视网膜下液,在脉络膜脱离型视网膜脱离眼需要完全地引流脉络膜上腔液,完全地切除玻璃体和剥除各种增殖膜,尽量采用光凝或适度冷凝,可以减少术后PVR的发生。如果术后视网膜裂孔光凝或冷凝反应不明确,可以考虑补充光凝或冷凝;术后漏气或气体吸收太快,需要补充气体,对于硅油填充眼需嘱其注意体位,或补充巩膜扣带术等。总之,对于术后视网膜未复位眼,需要详细检查,分析原因,根据具体原因决定如何处理或再次手术的时机和方式。

术后视网膜复位后再脱离的常见原因是术后发生PVR,其诊断和处理详见第八章第七节增生性玻璃体视网膜病变。

(四)术后黄斑前膜的形成

术后黄斑前膜常见于玻璃体视网膜手术中玻璃体残留的患眼,也可见于术后视网膜血管炎症持续存在的患眼,表现为术后视力在提高后慢慢下降或出现视物变形的症状。需首先行荧光素眼底血管造影和OCT检查,对术后继续存在的视网膜血管炎症,可给予激素治疗。如无视网膜血管炎症,应先观察1~3个月,如视力进一步下降、视物变形的症状无改善,OCT提示黄斑前膜加重,可行玻璃体视网膜手术,术中剥除黄斑前膜;对硅油填充眼可在硅油取出术中联合黄斑前膜剥除(黄斑前膜的处理详见第十章第一节黄斑前膜)。

(五)术后重水残留

导致术后重水残留的因素很多,其中屈光介质清晰度差是主要原因。屈光介质清晰度差可存在于以下情况:患者角膜透明性差或术中角膜水肿、后弹力层皱褶;患者晶状体轻度混浊或术中器械接触晶状体;术中组织渗血,玻璃体腔清晰度不够;采用悬浮式角膜接触镜(非广角镜)手术,在有晶状体的高度近视眼,当气体-液体交换时,眼底模糊;玻璃体视网膜手术联合环扎手术,嵴前存留重水小滴;在后巩膜葡萄肿的患眼,眼球最低位在黄斑而不是在视盘,重水-硅油交换时,为了避免损伤黄斑在黄斑处残留重水小滴。

术中保持屈光介质的清晰非常重要,手术中灌注压太高、手术时间太长会导致角膜水肿(处理详见术中并发症及其处理——术中屈光介质透明性的保持);巩膜切口太大或漏水会导致眼压过低,加上较长的手术时间会导致角膜后弹力层皱褶,在20G玻璃体视网膜手术应让助手以润湿棉棒堵住巩膜切口或切口缝合一针以缩小切口,在23G玻璃体视网膜手术可避免使用25G器械或改用带自闭阀的穿刺套管。注意手术操作的轻柔,减少组织出血或加强止血,防止因术中组织渗血导致玻璃体腔清晰度不够。有条件的情况下尽量采用全视网膜镜手术,如果采用悬浮式角膜接触镜(非广角镜)手术,在有晶状体的高度近视眼,尽可能先将重水吸出,如必须行气体-重水交换,可在平双凹镜上再重叠一个平凹镜,一般能看清眼底,如眼底仍模糊,需要考虑摘除晶状体。在巨大裂孔性视网膜脱离手术或视网膜裂孔大而靠前的手术,尤其是联合环扎手术时,眼内需要注入较多重水,应尽量避免使用长灌注头,以避免形成重水小滴,导致重水残留。

对于无晶状体眼的重水残留,术后俯卧位后重水可进入前房存留在下方,其可通过前房穿刺抽出。前房穿刺的时间最好选择在高眼压或术后眼部情况稳定时。如果仅仅一小滴重水,也可在硅油取出时一并取出。对于有晶状体眼的重水残留,取出比较困难,应以预防为主,如果仅仅残留一小滴重水,稳定地位于玻璃体腔内下方,也可在硅油取出时取出。比较严重的一种情况是重水残留过多,硅油和重水融合,形成重硅油,在患者俯卧位后,可导致前房消失,视网膜复位后再脱离,在无晶状体眼,硅油、重水或重硅油与角膜长时间接触,可能导致角膜混浊,需要尽快将硅油和重水一并取出。

如果重水进入视网膜下,在黄斑中心凹外不需要处理,而位于黄斑中心凹则需要处理。可用 38G 或 41G 针头从旁中心凹进针抽出。如果没有 38G 或 41G 针头,可用 27G 或 29G、30G 或 32G 针头从旁中心凹进针抽出重水,同时撕除内界膜,眼内以空气或长效气体填充。

(六) 术后硅油进入前房或视网膜下

1. 硅油进入前房　术后硅油进入前房,多见于人工晶状体眼或无晶状体眼,对于人工晶状体眼,硅油进入前房主要是后囊膜不完整,术中预防非常重要。在玻璃体视网膜手术中,如果晶状体后囊膜完整,术中需要行后囊膜切开,一定不要超过人工晶状体的光学面边缘,在注入硅油的最后时刻,小心缓慢注入,在硅油接触人工晶状体的瞬间,停止并将注油管拔出。如果后囊膜破裂处在人工晶状体的光学面之外,注入硅油时需要特别小心,在硅油即将接触人工晶状体时,就应停止注油,必要时可在后囊膜不完整处的前房,注入部分黏弹剂,以防止硅油由此处进入前房,术后密切观察眼压,若眼压偏高,给予降眼压药物控制眼压,术后严格要求患者体位。

在无晶状体眼,硅油进入前房可能与术后体位有关系。应叮嘱患者在复方托吡卡胺强化散瞳后严格俯卧位,硅油一般能自行返回玻璃体腔内。如果上述措施无效,可能是下方虹膜周边切口堵塞,以 YAG 激光行虹膜周边切开,散瞳后俯卧,如果仍无效,需要行前房部分硅油取出。

术后硅油进入前房在有晶状体眼少见,但可见于高度近视眼,可能是由于其悬韧带松弛或断裂。如仅为硅油小滴,可在硅油取出同时一并取出;如为较大硅油滴,需要密切观察角膜和眼压情况,必要时可先行前房硅油取出,或与玻璃体腔内硅油一并取出。

前房部分硅油取出术:术前不散瞳,手术可在表面麻醉下完成,术中以穿刺刀做角膜缘切口，将黏弹剂针头穿过前房硅油，伸入对侧房角附近，开始注入黏弹剂，此时硅油将被推向切口方向，随着前房加深、眼压力增加，以黏弹剂针头压角膜切口后唇，硅油可通过切口由前房慢慢流出，整个过程应该缓慢进行，避免眼压过度升高，直至硅油完全由前房置换出。如果虹膜周边切孔堵塞，可在 6 点方位虹膜下再注入一些黏弹剂，使周边虹膜略隆起，前房内伸入切割头，刀口向下，以 1 000~2 000 次/min 的切割速度，切开 6 点方位周边虹膜，或以眼内镊配合眼内剪完成周边虹膜切除。术毕以消毒空气将前房内黏弹剂部分置换出。术后密切观察眼压，若眼压偏高，给予降眼压药物控制眼压，严格俯卧位。

2. 硅油进入视网膜下　在 PVR 的手术中最重要的一点就是，必须完全解除玻璃体或视网膜前膜对视网膜的牵拉，视网膜才能很好地复位；同时，在玻璃体视网膜手术中，对于较大裂孔的视网膜脱离，应该将视网膜下液尽量引出，以减少术后 PVR 的发生；通过这些措施，可避免术中或术后硅油进入视网膜下。此外，术后 PVR 进一步发展，可导致大的视网膜裂孔难以封闭或封闭后再次形成，或牵拉出新的视网膜大裂孔，导致硅油进入视网膜下。手术一般要采取部分或全视网膜切开，取出视网膜下硅油，充分解除玻璃体视网膜牵拉（详见第八章第七节增生性玻璃体视网膜病变）。

（七）硅油取出术后硅油残留

硅油乳化严重时，仅采用两切口取出硅油，可能导致乳化硅油残留。采取 23G 穿刺套管取硅油，硅油滴容易在切口处残留，如残留较多，未来硅油乳化，可能导致继发性青光眼的发生。

对于乳化严重的硅油眼，或采用 23G 穿刺套管取硅油时，需要三切口手术，在硅油取出后行反复的气体 - 液体交换，有利于将硅油滴完全取出。

比较特殊的是硅油滴黏附在黄斑区，尤其附着在黄斑中心凹，难以去除。这种情况比较罕见，可能是硅油质量问题。可以剥除黄斑区内界膜，从而去除黏附在黄斑区的硅油滴。

（八）术后眼球疼痛

早期突然发生的眼部疼痛，首先要排除迟发性脉络膜上腔出血和眼部感染，其次是高眼压和眼部炎症。如果排除上述因素，可给予非甾体抗炎药对症处理。一般疼痛在数日内可自行消失。

（九）术后脉络膜脱离

术后发生的脉络膜脱离比较少见，常见于单纯玻璃体切除术眼、硅油取出眼或眼内气体填充眼，可给予泼尼松片 1mg/(kg·d) 口服，持续 1 周后逐渐减量，局部可给予激素类滴眼液和阿托品凝胶点眼。一般脉络膜脱离经治疗 3~7 日后可恢复，如脉络膜脱离难以恢复，可考虑引流脉络膜上腔液，眼内注射长效气体 0.3~0.5ml，利用长效气体的膨胀特性升高眼压，使脉络膜复位（注气后应注意眼压变化）。术后局部持续用药 6 周，其目的是减轻使脉络膜脱离加重的术后炎症反应，避免视网膜脱离眼术后 PVR 的发生。

(十)术后迟发型脉络膜上腔出血

术后发生的脉络膜上腔出血非常少见,常见于单纯玻璃体切除术眼、硅油取出眼或眼内气体填充眼,其诊断和处理详见第十六章第一节脉络膜上腔出血。

(十一)术后感染

术后感染性眼内炎罕见,常见于单纯玻璃体切除术眼、硅油取出眼或眼内气体填充眼,其诊断和处理详见第十三章第二节感染性眼内炎。

(十二)术后角膜带状变性

硅油长期眼内填充,还可导致角膜带状变性,在儿童发生率较高,硅油和角膜内皮接触是主要原因,眼球萎缩也可能为原因之一。如果视网膜复位好,可考虑眼内硅油取出。对于角膜带状变性,可行角膜前弹力层剥除术。

参 考 文 献

[1] Pollack J S, Sabherwal N. Small gauge vitrectomy: operative techniques. Curr Opin Ophthalmol, 2019, 30 (3): 159-164.

[2] Pielen A, Guerra N I, Böhringer D, et al. Intra-and postoperative risks and complications of small-gauge (23-G) versus conventional (20-G) vitrectomy for macular surgery. Eur J Ophthalmol, 2014, 24 (5): 778-785.

[3] Thompson J T. Advantages and limitations of small gauge vitrectomy. Surv Ophthalmol, 2011, 56 (2): 162-172.

[4] Gosse E, Newsom R, Lochhead J. The incidence and distribution of iatrogenic retinal tears in 20-gauge and 23-gauge vitrectomy. Eye (Lond), 2012, 26 (1): 140-143.

[5] Browning D J. Vitrectomy for proliferative diabetic retinopathy: does anyone know the complication rate? JAMA Ophthalmol, 2016, 134 (1): 86-87.

[6] Neffendorf J E, Gupta B, Williamson T H. Intraoperative complications of patients undergoing small-gauge and 20-gauge vitrectomy: a database study of 4,274 procedures. Eur J Ophthalmol, 2017, 27 (2): 226-230.

[7] Bhende M, Raman R, Jain M, et al. Incidence, microbiology, and outcomes of endophthalmitis after 111, 876 pars plana vitrectomies at a single, tertiary eye care hospital. PLoS One, 2018, 13 (1): e0191173.

[8] Keyal K, Liao X, Liu G, et al. Post-vitrectomy cataract acceleration in phakic eyes: a review. Discov Med, 2017, 24 (134): 305-311.

[9] Belin P J, Parke D W 3rd. Complications of vitreoretinal surgery. Curr Opin Ophthalmol, 2020, 31 (3): 167-173.

[10] Tarantola R M, Folk J C, Shah S S, et al. Intraoperative choroidal detachment during 23-gauge vitrectomy. Retina, 2011, 31 (5): 893-901.

[11] Zhang Z H, Liu H Y, Wimpissinger B, et al. Transconjunctival sutureless vitrectomy versus 20-gauge vitrectomy for vitreoretinal surgery: a meta-analysis of randomized controlled trials. Graefes Arch Clin Exp Ophthalmol, 2013, 251 (3): 681-688.

［12］Chen J K,Khurana R N,Nguyen Q D,et al. The incidence of endophthalmitis following transconjunctival sutureless 25-vs 20-gauge vitrectomy. Eye(Lond),2009,23(4):780-784.

［13］Cha D M,Woo S J,Park K H,et al. Intraoperative iatrogenic peripheral retinal break in 23-gauge transconjunctival sutureless vitrectomy versus 20-gauge conventional vitrectomy. Graefes Arch Clin Exp Ophthalmol,2013,251(6):1469-1474.

［14］Mei H,Xing Y,Yang A,et al. Suprachoroidal hemorrhage during pars plana vitrectomy in traumatized eyes. Retina,2009,29(4):473-476.

第七章 巩膜扣带术

巩膜扣带术是孔源性视网膜脱离的传统治疗方法,是通过巩膜壁的压陷,使视网膜色素上皮(RPE)与裂孔处视网膜神经上皮贴近,以封闭裂孔,缓解和消除玻璃体的牵拉。1951年由 Charles L. Schepens 最早应用于临床,经过 60 多年的发展和改进,目前比较常用的术式包括:巩膜外加压术、巩膜环扎术和巩膜环扎外加压术。

正常情况下,视网膜的完整性(没有裂孔)是视网膜和 RPE 贴附的重要因素;其次是RPE 的泵功能;此外,完好的血眼屏障、眼内正常压力和玻璃体凝胶状态共同促进了视网膜的正常生理位置。在视网膜脱离时,玻璃体液化,裂孔处玻璃体视网膜牵拉,使液化的玻璃体从裂孔处进入视网膜下;与此同时,房水开始向裂孔方向流动,在玻璃体腔内形成由前向后的液流。在视网膜脱离后,促进视网膜贴附的力量主要为 RPE 的泵功能,视网膜脱离的范围和程度,取决于液体进入裂孔的多少与 RPE 吸收能力之间的差异;当然,玻璃体液化的程度对视网膜脱离的进展也有很大的影响,残余的玻璃体凝胶对部分视网膜还有一定的支持,还可能堵塞部分或全部视网膜裂孔,减少进入视网膜下的液体量。

在巩膜扣带术中,通过巩膜壁的压陷,缓解或消除玻璃体对视网膜的牵拉。此时,由于巩膜壁的压陷,裂孔处视网膜神经上皮和 RPE 之间的距离缩小,由裂孔处流入视网膜下的液体减少,而 RPE 的吸收功能不变,使从裂孔处流入视网膜下的液体速度加快;而裂孔外视网膜流体速度正常,使裂孔周围的视网膜神经上皮产生向 RPE 贴附的力量(伯努利原理),导致裂孔封闭。一旦裂孔封闭,眼压也开始产生作用,眼压和 RPE 的泵功能共同作用,促进视网膜复位。有时候,裂孔处视网膜神经上皮和 RPE 之间的距离缩小,还可能被小块玻璃体凝胶堵塞,加快裂孔封闭和视网膜复位的速度(图 7-1)。

从上述分析中不难看出,在巩膜扣带术中裂孔和加压嵴之间的位置关系(孔嵴关系)是视网膜复位中最重要的因素。只要孔嵴关系合适,裂孔位于足够高度、足够宽度的加压嵴上,术后裂孔均能封闭,视网膜均能很好地复位;而术中是否放液以及是否行电凝、冷凝或光凝都不是裂孔封闭的决定因素。根据这个理论,笔者在巩膜扣带术中省略了传统的冷凝

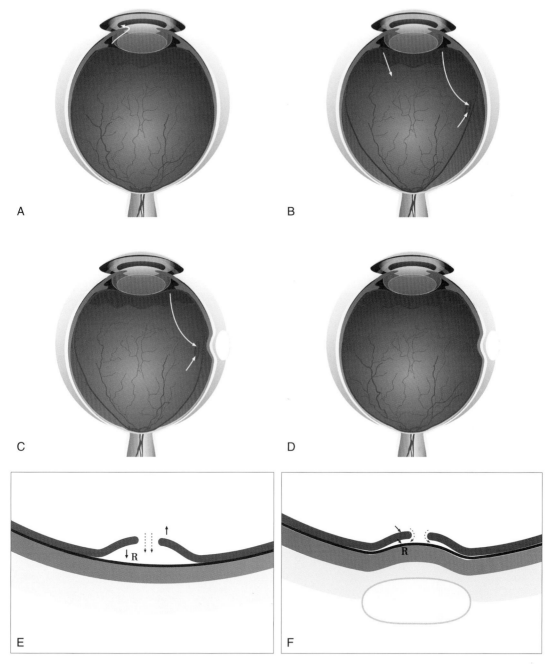

图 7-1 巩膜扣带术中视网膜复位的机理

A:视网膜的完整性(没有裂孔)是视网膜和 RPE 贴附的重要因素;B:房水和液化的玻璃体从裂孔处进入视网膜下;C~F:在巩膜扣带术中,由于巩膜壁的压陷,裂孔处视网膜神经上皮和 RPE 之间的距离缩小,由裂孔处流入视网膜下的液体减少,而 RPE 的吸收功能不变,使从裂孔处流入视网膜下的液体速度加快;而裂孔外视网膜流体速度正常,使裂孔周围的视网膜神经上皮产生向 RPE 贴附的力量,导致裂孔封闭

步骤,术后1周(巩膜外加压术)或1~3个月(巩膜环扎外加压术)补充光凝,缩短了手术时间,减轻了术后结膜水肿和疼痛,取得了与传统方法同样的治疗效果(图7-2)。

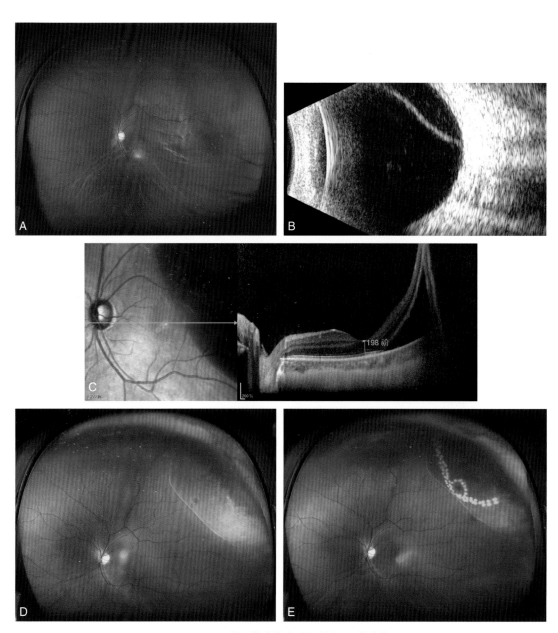

图 7-2　巩膜扣带术治疗孔源性视网膜脱离

A:颞上方视网膜脱离;B:B超提示局部视网膜脱离;C:OCT提示视网膜脱离即将累及黄斑;D:巩膜外加压术后1天;E:巩膜外加压术后1天(激光封闭裂孔及变性区)

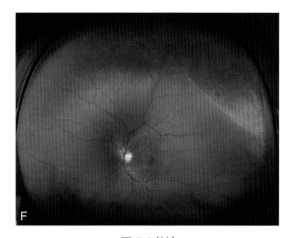

图 7-2(续)

F:巩膜外加压术后 2 周

一、巩膜扣带术的基本步骤

1. 清洁结膜囊 在结膜囊中滴入一滴聚维酮碘,用沾有聚维酮碘的棉签对睫毛根部、睑缘及内外眦部消毒,再以生理盐水反复冲洗结膜囊;或使用 0.25%~0.5% 聚维酮碘稀释液(1∶10)直接冲洗结膜囊。

2. 消毒 眼部手术野皮肤以聚维酮碘(或碘附)消毒 3 次,消毒范围上至眉弓上缘 3cm,下至鼻唇沟,内侧过鼻中线,外侧过耳前线。

3. 球周麻醉 2% 的利多卡因和 0.75% 的布比卡因(或 1% 的罗哌卡因)等量混合 7ml,颞下注射点为眶下缘中、外 1/3 交界处,沿眶壁进针到眼球下缘,不要试图到球后空间,注射 4ml。眶上注射点为眶上切迹内侧,沿眶壁进针到眼球上缘,注射 2~3ml,注射量根据眶压变化,如眶压有增高迹象,应停止注射,总量约 6~7ml。注射完毕,闭合眼睑,间隙加压 5 分钟,让药物弥散,同时降低眶压。

4. 铺巾,置开睑器。

5. 于距角膜缘外 1~2mm、平行于角膜缘处,做 360° 结膜切口,避开 3、9 点做结膜松解切口,将结膜连同 Tenon 囊一同分开。如仅暴露 1~2 个象限巩膜,可做略 >90° 或 180° 的结膜切开,两端做结膜松解切口。

6. 于两直肌间筋膜囊下,沿巩膜弧形表面,伸入小弯眼科剪到眼球赤道部,尽量分开剪刀,钝性分离四直肌;伸入斜视钩套入 1 号黑丝线牵引直肌,便于术中转动眼球(图 7-3)。

7. 用拉钩向后拉开结膜和 Tenon 囊,暴露巩膜,检查巩膜是否完整。

8. 裂孔定位。

9. 引流视网膜下液。

10. 植入环扎带或外加压物,以缝线固定于巩膜。

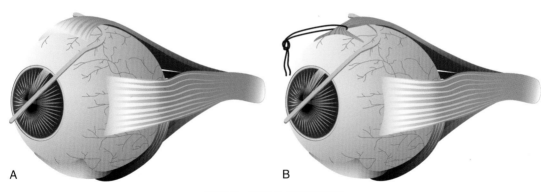

图 7-3 直肌的分离和牵引

A:分离直肌;B:套入牵引缝线

11. 检查眼底,检查眼压及光感是否存在。

12. 缝合结膜切口。

13. 妥布霉素地塞米松眼膏点眼。

14. 单眼包扎。

二、巩膜外加压术

(一)放射状外加压术(图 7-4)

适用于马蹄形裂孔,纵径大于横径的裂孔。

对于这类裂孔,放射状外加压术可把裂孔顶在加压嵴的长轴上,缓解裂孔前缘的牵拉;

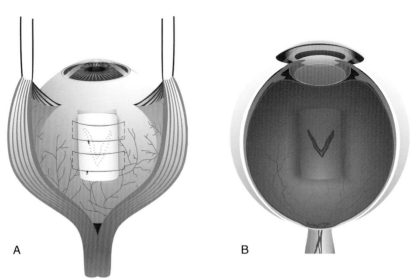

图 7-4 放射状巩膜外加压术

A:两对褥式缝线将放射状(垂直于角膜缘放置)加压物固定在巩膜面,巩膜可见明显压痕。B:眼内可见放射状加压嵴,马蹄孔贴附在其上

同时,放射状外加压术所形成的眼内嵴,前后缘达到同一高度,视网膜能够很好地贴附在RPE 上;此外,位于后部的裂孔也容易落在嵴上。

放射状外加压术,常采用硅海绵作为外加压物,硅海绵提供了一个圆形的扣带轮廓,通过调整褥式缝线的跨度,和调整缝线结扎的紧张度,来调节巩膜嵴的高度,有效地支持马蹄形裂孔。

外加压材料:常用硅海绵的规格为 506#(5mm × 3mm)、507#(7.5mm × 5mm) 和 508#(12mm × 4mm)。

根据不同裂孔大小选择不同规格的硅海绵,此外,根据手术需要,硅海绵也可剪切成不同厚度、宽度和长度的外加压物。

大多数放射状加压物需要两对褥式缝线,缝线的跨度应该超过外加压物宽度 2mm,第一对褥式缝线位于裂孔后缘的位置,第二对褥式缝线位于裂孔前缘的位置。

(二) 环形外加压术

适用于:锯齿缘截离;互相靠近的多发裂孔;裂孔宽度大于前后径的单个裂孔;对可疑有裂孔的区域做外加压术。

环形外加压术不受裂孔宽度的限制,可以把范围较宽的锯齿缘截离孔或纬线一致的多个裂孔很好地置于一个长的加压嵴上,同时长的环形加压可缩短部分加压区的巩膜,可以缓解基底部玻璃体对视网膜裂孔或变性区的牵拉。

外加压材料:219#(4.5mm)、276#(7mm)、277#(7mm) 和 279#(9mm),其中,276# 和 277# 较为常用。

在环形外加压术中,当裂孔较小或变性区较为局限,外加压物可选择硅海绵或硅橡胶。当需要长的外加压物时,硅海绵并不合适,因为一方面长的硅海绵需要褥式缝合的针数较多,如结扎力量不均匀,则形成的嵴高低不平,另一方面厚的硅海绵产生的加压嵴太高,如将硅海绵削薄,缝线两侧硅海绵的外加压效果会大大降低,故此类手术,以硅橡胶更为合适,可以选择巩膜外加压术,或选择巩膜环扎外加压术。

环形外加压术所需缝线数目取决于外加压物的范围,通常每个象限需要两对褥式缝线。为保证裂孔后缘能得到支持,加压物的后缘应放置在巩膜定位点(裂孔后缘)后2~3mm。缝线的跨度至少要超过加压物宽度 2mm(如 7mm 的加压物,缝线跨度需要 9mm)。

三、巩膜环扎外加压术

单纯的巩膜环扎术临床中不常见,常常联合巩膜外加压术,构成巩膜环扎外加压术(图 7-5)。
适用于:

- 在不同象限有多个裂孔,且裂孔位于同一纬线;
- 未发现裂孔但高度怀疑是孔源性视网膜脱离;
- 周边视网膜广泛变性;

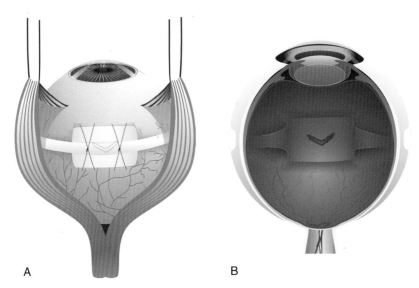

图 7-5 巩膜环扎外加压术

A:将环形(平行于角膜缘放置)加压物放置在环扎带下,以两对褥式缝线将其固定在巩膜面,巩膜可见明显压痕。B:眼内可见相应的加压嵴,裂孔贴附在其上

- 无晶状体眼;
- 人工晶状体眼;
- 高度近视。

环扎可以减少玻璃体腔容积,有效地消除或减少玻璃体牵拉,增加视网膜同 RPE 贴附的机会。环扎产生一个假的"锯齿缘",加强对玻璃体基底部的支持,理论上可防止以后的视网膜脱离,也具有封闭未查到的视网膜裂孔的优点。

环扎材料:

常用材料为 240#(2.5mm),219#(4.5mm)。其中,一般性支撑用或预防性环扎,以窄环扎带(240#)最常用;广泛的变性或需要缓解大面积的玻璃体牵拉,以宽环扎带(219#)为宜。

环扎带的放置主要决定于需要支持的玻璃体视网膜病变的部位:如视网膜裂孔、视网膜格栅样变性区和需要缓解的玻璃体视网膜牵拉处。如果没有需要支持的特定病理因素,环扎带应该支持玻璃体基底部后缘。如果不能以检眼镜证实玻璃体基底部后缘,可以估计其位置,鼻侧大约在锯齿缘后 2mm,颞侧大约在锯齿缘后 3mm,没有必要将环扎带放置在眼部的最大径线上。

外加压物的放置,应使裂孔完整位于嵴上,裂孔前后缘和嵴缘留有适当距离(1~2mm),以利于术后激光封闭裂孔。

在无玻璃体视网膜手术时代,巩膜环扎外加压术主要用于增生性玻璃体视网膜病变 B级或以上,通过环扎缩短眼球内径,最大限度地缓解玻璃体视网膜牵拉,要求环扎带应将眼球赤道周径缩小 15%~20%；按正常眼轴估算(24mm)，赤道部周长为 75mm，如果要达到这个标准，则环扎带需要比眼球赤道周径缩短 12~15mm(周长为 60~62mm)。在玻璃体视网膜手术时代，增生性玻璃体视网膜病变 B 级或以上常常采取玻璃体视网膜手术；采用巩膜扣带术的患眼，往往玻璃体视网膜增生不明显，故环扎带对巩膜有一定的压陷，环扎带将眼球赤道周径缩小 10% 左右(周长为 65~68mm)，就可以达到手术效果。

在实际操作中，每个人的眼轴长度不一样，即使长的眼轴也不一定与水平轴长成比例(存在巩膜后葡萄肿)。其次，环扎带放置的位置不一定在最大径线上，可能偏前(裂孔偏前)，可能斜跨(裂孔偏后)。最后，放置的外加压物的厚度和长度不一样。所以，环扎带缩短的长度应该以巩膜表面能产生适宜的压陷为准，根据不同的个体可做适当调整，如眼球大小、需要获得嵴的高度等，一般在 65~68mm 即可。

接头的位置宜放在眼底无重大病变的部位(一般在裂孔对侧)，环扎带的连接方法是利用硅胶管"袖套"，将环扎带两端各剪成锐角插进"袖套"内 2~3mm。"袖套"两端的环扎带应略留长一些，避免滑脱，也方便调整长度。拉紧环扎带后应注意眼压的变化，如眼压太高，需行前房穿刺放液。

环扎带的固定：在赤道部每个象限两直肌之间，做一对褥式缝线或"8"字缝合，跨度较环扎带稍宽，固定线不要结扎过紧，或在拉紧环扎带后再结扎，以允许环扎带自由地滑动。此外，固定时应注意环扎带的走行，勿使环扎带存在扭转，或突然改变方向而形成角度。

一般以带铲针的"5-0"涤纶编织线来缝合。缝合时，术者必须固定眼球，最好以齿镊固定肌止端，缝线跨度为 2~3mm，深度为 1/2~2/3 巩膜厚度，以恰能透见缝线在巩膜内的行径为宜。

缝线结扎的方法：前两个缝线接头结扎时采用同一个方向(滑结)，收紧线结时，可以调整加压嵴的高度，待获得满意的加压嵴高度时，再以不同方向完成第三和第四个线结，完成缝线固定。

四、裂孔定位

术前眼底检查非常重要，间接检眼镜结合三面镜检查，可以明确存在的裂孔或可能存在的裂孔，裂孔的性质、大小、数量、位置，视网膜脱离的范围、高低、视网膜的动度，有无玻璃体增生，是否合并脉络膜脱离等其他并发症。

术中定位时，应首先检查巩膜表面，尤其在高度近视或曾行巩膜扣带术的患者中，巩膜薄，以定位器顶压巩膜时，易穿透巩膜或致巩膜破裂，定位时应小心，如巩膜有穿破的风险，宜改变手术方式。

术中定位时，应注意眼压的变化，如顶压后眼压过高，角膜水肿；如巩膜薄，顶压后压陷不明显，又不宜过度顶压，需行前房穿刺放液(或直接引流视网膜下液)，有利于定位。当然，术中尽量不要采取这种方法，因放液后的低眼压可导致瞳孔缩小，手术反而变得困难。

　　裂孔定位时,主要以裂孔后缘为标志,从巩膜外将脉络膜顶起后,观察脉络膜顶起最高点和裂孔的关系,并调整顶压位置,将脉络膜顶起最高点置于裂孔后缘处,然后在巩膜外做标记(图7-6)。在实际定位中,裂孔后缘和巩膜外标记点可能略有偏差,需记住顶压最高点和裂孔的位置关系,在放置外加压物时做适当调整即可。

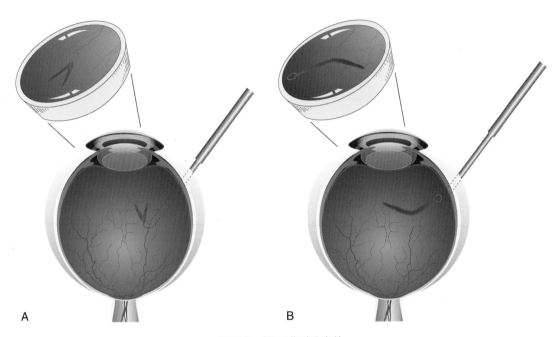

图 7-6　视网膜裂孔定位

A:小裂孔定位,定位裂孔后缘;B:大裂孔定位,分别定位裂孔后缘和两侧

　　吊顶灯定位法:如果间接检眼镜使用不熟练;或者裂孔太小;或者是人工晶状体眼,裂孔难以发现;或者是儿童。可以在吊顶灯下(或导光纤维),采用全视网膜镜寻找裂孔并定位,可提高一次手术的成功率。

　　1. 寻找裂孔的问题　　在巩膜扣带术中,术前未找到裂孔,术中也未找到裂孔,从而导致手术失败。故术前寻找裂孔非常重要。

　　(1)病史中闪光出现的位置并不重要,而黑影最早出现的位置往往是裂孔存在的位置。

　　(2)玻璃体腔内色素块存在的位置,往往是裂孔所在的位置(应注意,由于重力的原因,6点位常存在色素块)。

　　(3)根据视网膜脱离的形状和位置,来推测裂孔的位置(图7-7)。

　　(4)根据变性区及视网膜增生的位置,来寻找和推测裂孔的位置。

　　2. 靠前的裂孔可以通过特殊的检查来确定

　　(1)通过间接检眼镜结合巩膜压陷:如想看到12点方位的锯齿缘,让患者向下看,将

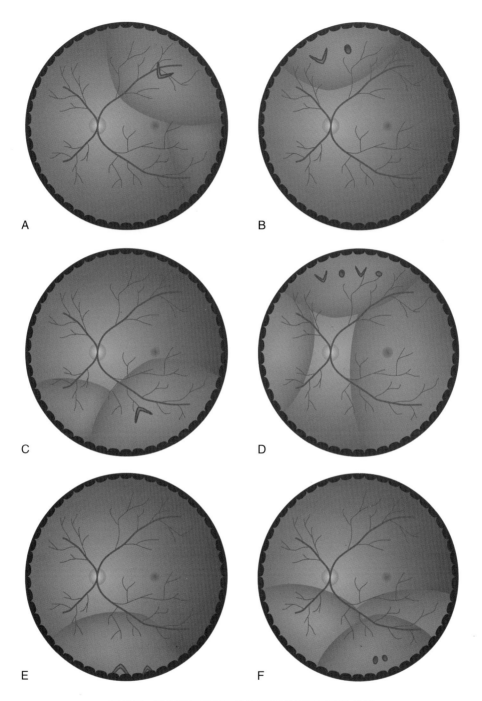

图 7-7 根据视网膜脱离的形状和位置推测裂孔位置

A:颞上象限视网膜脱离提示裂孔位于颞上方;B:鼻上象限视网膜脱离提示裂孔位于鼻上方;C:下方视网膜脱离提示裂孔位于下方,视网膜脱离程度高的一侧可能是裂孔所在的一侧;D:上方视网膜浅脱离,同时伴随一侧周边视网膜浅脱离及下方视网膜脱离,裂孔常常位于周边视网膜浅脱离一侧的上方;E:下方视网膜脱离,裂孔可能来自锯齿缘断离;F:下方视网膜脱离,伴有"水位线",提示裂孔较小,位于下方周边

压迫器放在上睑板上缘,要求患者向上看,此时压迫器向后滑入眶前,压迫器的头部应与视轴保持一致,压迫器应置于眼球弧线的切线上,轻轻下压而不是垂直下压,此时可产生眼底隆起。

(2) 通过三面镜来完成:可将三面镜倾斜到对侧,并要求患者轻轻转动眼球到同侧,可同时轻压镜缘(如想看到 12 点周边部,镜置于 6 点位,患眼向上看,三面镜向下倾斜并轻压镜缘)。

3. 对于玻璃体混浊较重(如合并脉络膜脱离)的患者,先给予激素,待脉络膜脱离好转,玻璃体混浊减轻时再寻找裂孔。

4. 合并白内障影响眼底观察,可先选择白内障手术(白内障超声乳化摘除),术后寻找裂孔。

5. 人工晶状体眼或无晶状体眼的裂孔往往位于周边且较小(有时为多个),如术前及术中未发现裂孔,常常为隐匿裂孔且位于周边,选择巩膜环扎术为好,外垫压的重点:应放在增生明显和色素较多的部位。

6. 裂孔定位时出现的问题

(1) 易出现巩膜穿孔的情况:瞳孔太小,视网膜脱离较高时,对巩膜的过度顶压;巩膜缺乏弹性,巩膜顶压后眼压较高,需要较大的力量才能产生巩膜压陷;四直肌固定较紧,定位器械太尖锐。

(2) 定位不准的情况:当视网膜脱离较高时,巩膜压陷产生的嵴,很难和视网膜裂孔相贴附,定位时易产生视觉误差,使定位不准确。

五、引流视网膜下液

引流视网膜下液,减少了眼内容量,使嵴更高更明显而不提高眼压,有效的引流使裂孔更靠近嵴,有利于裂孔的贴附和封闭。

1. 适应证

(1) 需要做环扎术,或需要高的加压嵴:放液可以足够缩小眼内腔和形成足够的加压嵴高度。

(2) 长期的慢性视网膜脱离,视网膜下液黏稠,高渗性的液体可能减慢 RPE 的吸收。

(3) 下方裂孔:由于重力的关系,视网膜下液容易积聚在下方,如果是下方裂孔,裂孔就难贴附于嵴上,视网膜难以复位。

(4) 增生性玻璃体视网膜病变:在巩膜扣带术术后,未复位的视网膜可促进增生性玻璃体视网膜病变进一步发展,故需要引流所有 PVR B 级或以上的视网膜下液。

(5) 高度近视性视网膜脱离,RPE 功能不良,视网膜下液难以吸收。

(6) 不能容忍眼压增高的患者,如青光眼等。

(7) 球形脱离:在裂孔定位顶压巩膜时,球形脱离的视网膜难以贴附于脉络膜,会影响裂孔的定位,需要放液。

2. 放液时机、位置选择和技巧

(1) 可在固定环扎带前放液:在完成环扎带放置后,及收紧环扎带和放置外加压物前放液。

虽然在视网膜下液最多的地方有足够的视网膜下空间,保证尖刀片切开巩膜和脉络膜时不伤及视网膜,但不一定是最合适的放液地方。如果可能,选择的部位常常在直肌下或直肌旁,鼻侧、颞侧或下方最好,此处巩膜最薄,几乎无血管,放液时不易出血。此外,选择在巩膜外加压范围内的巩膜处放液,更安全一些,即使发生了视网膜穿孔或视网膜嵌顿,外加压物对放液口也能提供足够的支持;同时,在外加压物和环扎带固定时,会立即关闭放液口。

笔者喜欢以尖刀片完成放液,根据视网膜脱离的高度确定刀尖进入巩膜的深度(切口长度控制在 1mm 左右),手腕用力,感觉有落空感时,拔出刀片,可见视网膜下液流出,这个方法引流视网膜下液比较完全(图 7-8);对于不需要彻底引流视网膜下液的单纯外加压术,也可以采用 23G 注射针头(或尖刀片)放液,在外加压范围内,倾斜 30° 刺入 23G 注射针头(或尖刀片)少许,感觉针尖(或刀尖)进入视网膜下,轻压巩膜切口后唇可见视网膜下液流出。放液后,检眼镜下观察残留的视网膜下液量、嵴的位置和高度、裂孔贴附的情况,如果视网膜下液较多,无法判断裂孔是否位于嵴上,可由原放液口再次放液,或以棉签或定位器顶压外加压物,观察裂孔和嵴的位置关系,只要裂孔能较好地落在嵴上,无需将视网膜下液彻底引流,可以避免过多引流视网膜下液,导致眼压过低带来的并发症。如嵴的高度和宽度适中,裂孔贴附好,视盘色泽正常,且无视网膜中央动脉搏动,可结束放液。此外,需要观察放液点有无出血、有无医源性裂孔和视网膜嵌顿。

(2) 特殊情况下,可在定位前放液(如视网膜球形脱离,影响裂孔定位,或顶压巩膜产生的高眼压引起角膜水肿)。

3. 放液时应注意的问题

(1) 注意术中检查,选择适合的放液位置,因为患者仰卧后,视网膜下液可能发生一定程度的重新分布。

(2) 一般在眼球下半部分放液,因一旦出血,术后患者坐位时可不至于波及黄斑。

(3) 避开大的视网膜裂孔,以防止部分液化的玻璃体通过裂孔脱出导致玻璃体嵌顿。

(4) 避开大的脉络膜血管,如涡静脉壶腹部。

(5) 放液孔不宜过大,否则有导致视网膜嵌顿的风险。尖刀进入巩膜的深度,不要超过放液处视网膜脱离的高度。

(6) 在行巩膜切开放液时,如果出现局部出血,应选择新的放液点。

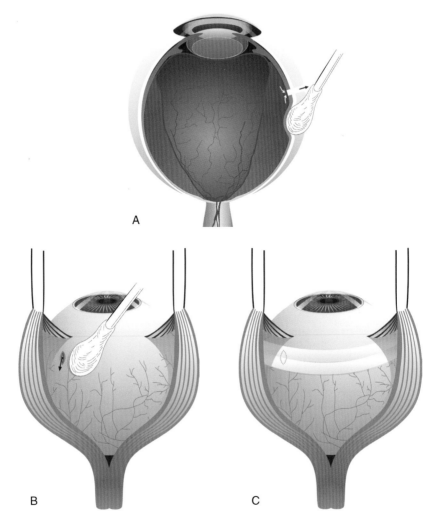

图 7-8　放液

A~C:引流视网膜下液,选择直肌下巩膜无血管区,以尖刀片完成巩膜切开放液,
轻压巩膜切口一侧,有利于视网膜下液流出,放液后将巩膜切口置于外加压物下

六、术毕眼底观察的重点

1. 巩膜嵴与裂孔的位置关系　放液完全后易于观察,如有液体残留,视网膜裂孔与嵴
有一定距离,可以棉签或定位器顶压相应的加压物,以观察裂孔的前后缘是否落在嵴上。

巩膜嵴与裂孔理想的位置关系:环形加压中,裂孔的前后缘均位于嵴上(嵴的前坡最
佳),嵴前后缘需要超过裂孔前后缘至少1mm,嵴两侧超过裂孔30°;放射状加压中,嵴两侧
及后缘需超过裂孔缘至少1mm,马蹄孔的前盖膜完全置于嵴的长轴上,基底部玻璃体对前
盖膜的牵引明显松解。

理想的外加压是在巩膜面有明显的压陷,在眼内能看到适度隆起的嵴。如裂孔和嵴的

位置有偏差应调整外加压物的位置,如嵴的高度不够应调整巩膜缝线的跨度和缝线结扎的松紧度,或置换不同大小的外加压物。

巩膜环扎外加压术倾向于缩短巩膜,对于太大的视网膜裂孔容易导致视网膜冗余,在引流视网膜下液后,形成视网膜皱褶,需要将环扎松解一些,同时将外加压物后移,加大褥式缝线跨度,使嵴加高;必要时更换更大的外加压物;如眼压过低,可考虑眼内注气。

对于撕裂性质的裂孔(如马蹄形裂孔),术中发现裂孔后缘翘起呈鱼嘴状,原为放射状加压,需要将加压物后移,同时加大褥式缝线跨度,使嵴加高,必要时更换较大的外加压物;如为环形加压,则改为放射状加压;如为环扎外加压,则在环扎外加压的基础上再加一块放射状加压物,使裂孔完全平复在嵴上;通过这些方法,可以消除鱼嘴现象。

2. 注意视网膜下液量及其分布　如果残存视网膜下液多,裂孔与嵴有很大距离,要注意裂孔和加压嵴的关系,如果裂孔和加压嵴的位置合适,加压嵴的宽带和高度足够,残留的视网膜下液可不用处理,术后可自然吸收;否则需要考虑增加嵴的高度和宽度及再次放液。此外,还需要考虑裂孔边缘和嵴缘的距离是否足够,待视网膜下液吸收,裂孔的边缘和嵴缘是否有一定距离,是否能完成一个充分的裂孔边缘光凝。

3. 检查放液点有无异常。

4. 测量眼压　眼压控制应适当,除测量眼压外,要注意视盘色泽、有无视网膜动脉搏动及视网膜中央动脉阻塞征象,同时询问患者有无光感,如果视盘色淡,出现动脉搏动,说明眼压高,应放松环扎带、行前房穿刺放液,或用高渗剂至眼底动脉搏动消失。环扎嵴上视网膜出现新的放射状皱褶,说明眼压低,此时不应过分拉紧环扎带,以免眼前节缺血,应向眼内注射平衡液或空气,以恢复眼压。

七、视网膜裂孔封闭问题

视网膜裂孔的封闭是视网膜脱离手术成功的关键。当裂孔很好地位于嵴上,并且嵴的高度和宽度适宜时,无论术中是否行电凝、冷凝或光凝,无论术中是否放液;术中(完全或大部分放液)或术后一段时间(不放液或少部分放液),裂孔均能很好地贴附于嵴上,即视网膜裂孔封闭,手术获得成功。

在巩膜扣带术于术后1周或1个月,待裂孔很好地贴附于嵴上时,以激光永久性封闭视网膜裂孔,可避免外加压物脱落导致的手术失败。术后光凝,不仅能缩短手术时间,减轻术后眼睑及结膜水肿和眼痛(冷凝反应),也可避免过度冷凝加重术后PVR;充分发挥光凝位置明确、可重复进行的优点。

八、术中特殊情况的处理

巩膜扣带术中,一些特殊情况发生,将会影响到手术的效果。

1. 角膜上皮水肿　巩膜扣带术中,保持角膜透明性至关重要,重点在于预防。首先,在手术前及手术过程中不要使用表面麻醉药,即使使用盐酸奥布卡因滴眼液(倍诺喜)和盐酸丙美卡因滴眼液(爱尔凯因),在频繁点眼后,也有导致角膜上皮剥脱的风险。其次,注意术中保持角膜的湿润,尤其在层流手术间,助手应该频繁以生理盐水点眼。最后,需注意手术的操作规范,避免手术器械损伤角膜,避免在牵拉眼球时,牵拉缝线对角膜上皮的损伤,避免开睑器对角膜上皮的损伤。

术中一旦发生角膜上皮水肿,首先要寻找有无眼压升高的因素,是否在定位时过度顶压导致眼压升高,是否环扎带收紧后眼压升高。排除眼压因素后,对出现的角膜上皮水肿,以挤干水分的润湿棉棒在角膜面滚动挤压角膜上皮,或以高渗葡萄糖点眼,必要时可将光学区的角膜上皮以钝器刮掉。

2. 术中瞳孔缩小　术前30分钟以复方托吡卡胺(美多丽)或国产复方托吡卡胺(0.5%托吡卡胺 +0.5% 去氧肾上腺素)散瞳;对术前瞳孔不易散大的患眼,术前2小时应给予1%阿托品眼用凝胶或1%环戊酮联合复方托吡卡胺散瞳。

术中突然发生的瞳孔缩小,首先应寻找原因。是否为术中放液导致眼压下降,术中前房穿刺针尖是否刺激虹膜。对术中的瞳孔缩小应以预防为主,在定位前尽量避免放液和前房穿刺。对手术开始瞳孔就有缩小趋势的患眼,可在结膜囊给予含有复方托吡卡胺滴眼液的棉片,术中持续散瞳,一般均能使瞳孔散大并保持到手术结束。

3. 巩膜穿透和巩膜破裂　巩膜扣带术中,巩膜穿透常发生在以缝线做视网膜裂孔定位标志时或缝线固定环扎带和外加压物时,进针过深穿透巩膜。在视网膜脱离程度高的部位,可导致意外放液;在视网膜脱离浅或没有视网膜脱离的部位,可导致医源性裂孔;如果恰好穿破血管,可能导致脉络膜、视网膜出血或出现玻璃体积血。针对这三种情况,均应按视网膜裂孔处理,将巩膜穿透处置于环扎带或巩膜外加压物下即可;对于出现的局部脉络膜 / 视网膜出血,术毕使其位于低位。术后给予全身激素治疗[泼尼松片 1mg/(kg·d)],持续 3~5 日,给予止血药和促进血液吸收药,一般出血均可吸收;对于弥散的玻璃体积血,除了激素、止血药和促进血液吸收药治疗外,可给予碘剂,以促进血液吸收,如果术后视网膜复位,可先观察;如果术后视网膜没有复位,或玻璃体积血不吸收,或发生增生性玻璃体视网膜病变,需要行玻璃体视网膜手术。

巩膜破裂常发生在二次手术中,尤其是以前曾行巩膜透热电凝或大范围巩膜外冷凝,在撤除以前的环扎带或巩膜外加压物时,可出现巩膜坏死、巩膜破裂,需要以异体巩膜或阔筋膜进行修补。故对早期的二次或多次手术,应慎重选择巩膜扣带术,最好以玻璃体视网膜手术来完成。

还有一种比较少见的巩膜破裂发生在巩膜定位时,当瞳孔太小,视网膜脱离较高时,对巩膜的过度顶压;巩膜缺乏弹性,巩膜顶压后眼压较高,需要较大的力量才能产生巩膜压陷;高度近视眼,定位处巩膜极薄;或四直肌固定较紧,定位器械太尖锐;均容易出现巩膜破裂穿孔。

防止巩膜破裂的发生远比处理更为重要,如果视网膜脱离程度较高,应该包扎双眼1~3日,让裂孔处于低位,观察视网膜下液吸收情况,再决定是否手术和手术方式。此外,术前术中应充分散瞳(方法见前述);视网膜裂孔定位前需检查巩膜情况;定位时,以巩膜定位器而不是其他尖锐器械来完成,先以定位器的平滑侧面顶压巩膜寻找裂孔,找到裂孔后旋转90°,用其带锐边的圆孔在巩膜上做一圆形印迹;如果定位时视网膜脱离程度仍高,在巩膜外顶压后,视网膜裂孔和脉络膜之间仍然有一定的距离,此时不可进一步顶压巩膜,可大致判断视网膜裂孔位置,放置环扎带和巩膜外加压物,待放液后,视网膜大部分平复,再观察眼底,确定裂孔和嵴的关系,做适当调整。

裂孔定位时,如果发生巩膜破裂,首先用手指堵住破口,助手准备缝线,术者迅速将巩膜裂口缝合,并在裂口处放置巩膜外加压物,如眼压偏低,需要眼内注气。术后给予全身和局部激素[泼尼松片1mg/(kg·d)],持续3日;如视网膜脉络膜出血,或玻璃体积血,处理同前。如术中定位准确,术中措施得当,大部分视网膜均能复位。在发生这种情况时,沉着应对、迅速而合理的处理最为重要。如果术后视网膜没有复位或发生增生性玻璃体视网膜病变,待情况稳定,可行玻璃体视网膜手术。如果发生脉络膜上腔出血,可按照脉络膜上腔出血处理。

4. 脉络膜脱离和脉络膜上腔出血 巩膜扣带术中和术后可发生脉络膜脱离和脉络膜上腔出血,一般以脉络膜脱离较为常见,而暴发性和迟发性脉络膜上腔出血比较罕见,术中低眼压可能是重要原因,故为防止暴发性脉络膜上腔出血的发生,要尽量避免术中低眼压的发生,或减少术中低眼压发生的次数、缩短低眼压发生的时间。在视网膜裂孔定位前避免放液,在环扎带放置好以后再放液,放液应当适量,放液后迅速收紧环扎带和固定外加压物,此时眼压正常或略高就可。

如果术中低眼压时间过长,术毕立即口服泼尼松1mg/(kg·d),连续3日,以预防术后脉络膜脱离和迟发性脉络膜上腔出血的发生。

暴发性脉络膜上腔出血常发生在放液时,患者突然感觉眼部剧烈疼痛,眼压突然由低变为正常并进一步升高,眼底可见灰褐色球形隆起逐渐扩大;如脉络膜上腔出血部位在巩膜放液孔附近,出血也可由此流出;如脉络膜上腔出血部位在视网膜裂孔附近,出血也可弥散到玻璃体腔,导致眼底无法窥见。此时应该立即停止放液,迅速完成环扎带或巩膜外加压物的固定,同时静脉给予注射用血凝酶,观察眼压和眼底变化,如果眼压维持在正常或略高状态,结束手术。如眼压过高,首先选择在脉络膜隆起处对应的巩膜部位行巩膜切开,放出脉络膜上腔血。在整个过程中,应注意眼压控制在30~40mmHg左右,同时迅速完成环扎带或巩膜外加压物的固定,结束手术(术后进一步治疗详见第十六章第一节脉络膜上腔出血)。

5. 术中高眼压 术中高眼压见于球后或球周麻醉后,眼眶内压力过高对眼球的挤压或过度牵拉,导致牵引缝线和肌肉组织对眼球的压力。此外,术中瞬间高眼压还见于视网膜裂孔定位时,巩膜外长时间和过度的顶压。术中收紧环扎带和巩膜外加压物缝线时,也会导致眼压增高。一般短时间高眼压,不会对患眼造成影响,眼压过高,可能导致角膜上皮水肿,影响眼底观察,严重时可能导致视网膜中央动脉血流的终止,出现严重的后果。术中避免高眼压尤为重要,需要规范的球后或球周麻醉技术,在注射麻醉药物时,如果有眶压增加迹象,需立即停止注射,闭合眼睑,间隙加压 5~10 分钟,以降低眶压。术中避免过度牵拉眼球,术前详细地三面镜检查,对视网膜裂孔的位置做到心中有数,以减少术中对巩膜的顶压时间。在收紧环扎带前,最好引流视网膜下液,收紧和固定环扎带后,如眼压仍高,可行前房穿刺放液,如果是单纯巩膜外加压(不引流视网膜下液),在收紧外加压物缝线前,可做前房穿刺放液,在收紧缝线后,如果眼压仍高,可再次行前房穿刺放液,必要时可给予甘露醇等降眼压药物。

6. 术眼光感消失 术毕常规检查,发现患者光感消失,需要立即检查眼底,如果视盘颜色变淡、视网膜中央动脉血流停止,需要立即降低眼压,比如将环扎带放松,前房穿刺放液或静脉给予甘露醇,同时给予硝酸甘油舌下含服,低流量吸氧。如果眼底视盘血管正常,眼压正常,可能是麻醉的原因,可结束手术,返回病房后再检查光感是否恢复。

九、术后并发症

1. 术后高眼压 术后高眼压,常见于球周组织水肿导致的高眶压对眼球的压迫,可给予全身或局部激素治疗,同时给予局部或全身降眼压药物,观察眼压变化,一般 2~3 日后,球周组织水肿消退,眼压可恢复正常。如果眼压持续不降,前房变浅,要考虑是否环扎过紧或环扎带偏前,或是否为眼内注射长效气体膨胀所导致晶状体虹膜隔前移所致。可加强局部激素点眼和阿托品散瞳,同时给予局部或全身降眼压药物。一般观察几日,前房眼压可恢复正常;否则需要松解环扎带,眼内注气患者,可从睫状体平部释放部分气体。

如果术后眼压过高,导致光感消失,应立即行前房穿刺放液或放气(无晶状体眼的眼内注气患者);硝酸甘油舌下含服,低流量吸氧;立即松解环扎带,或从睫状体平部释放部分眼内气体;术后全身给予激素和神经营养药。

2. 眼球疼痛 早期突然发生的眼部疼痛,首先要排除迟发性脉络膜上腔出血、眼部感染和前部缺血综合征,其次是高眼压。如果排除前述因素,持续的眼球疼痛应考虑环扎痛,一般在 2 周内自行恢复,可给予非甾体抗炎药对症处理。当然,也有疼痛持续数月的患者,必要时,需行环扎带撤除。

3. 眼球运动障碍 早期眼球运动障碍一般见于术后组织水肿、眼眶压力高,在组织水肿消除后可恢复。后期眼球运动障碍见于外加压物太高、太大,妨碍眼球运动,故术中外加压物的选择应根据裂孔情况来决定,不要选择太大的外加压物,加压嵴的高度也要适度。术中损伤肌鞘暴露直肌或直接剪断直肌,均可导致术后肌肉和组织粘连、眼球运动障碍,这种情况一般比较少见,术中应尽量避免。

4. 外加压物脱离或外露 长期的眼球运动,眼内组织对加压物的排斥、推动和挤压,可导致部分外加压物前移、突破结膜导致其外露,严重时出现加压物感染或外加压物脱落。如果加压物感染,需要撤除加压物;如果加压物外露,视网膜复位好,可撤除加压物;如果加压物自行脱落,或撤除后出现视网膜脱离,需要重新放置加压物。

5. 术后脉络膜脱离 诊断和处理详见第六章。

6. 迟发性脉络膜上腔出血 术后发生的脉络膜上腔出血称为迟发性脉络膜上腔出血,可能与脉络膜脱离相混淆,原因是术后视网膜尚未复位,眼压仍低,在脉络膜上腔出血后,眼压可能出现略低、正常或稍高的状态,如果没有玻璃体积血,在眼压略低或正常时,可能被误认为是脉络膜脱离。如果在激素使用后脉络膜脱离不好转,眼压略低、正常或稍高,应考虑为迟发性脉络膜上腔出血,如仔细询问病史,患者一般有术后突然疼痛的症状,可做眼部 B 超检查以和脉络膜脱离相鉴别(处理详见第十六章第一节脉络膜上腔出血)。

7. 术后感染 术后感染包括外加压物的感染和感染性眼内炎。对外加压物的感染,可首先取分泌物,做刮片和病原体培养,给予全身和局部抗生素,迅速完成裂孔周围光凝。在病原体培养结果出来后,根据药敏试验调整用药。在给予足量的敏感抗生素之后,外加压物感染仍无好转迹象,可取出外加压物,该部位以聚维酮碘冲洗,再以生理盐水冲洗,并放置引流条,术后 1~3 日,如无脓性分泌物引出,可拔出引流条。感染性眼内炎的诊断和处理详见第十三章第二节感染性眼内炎。

8. 前部缺血综合征 术后前部缺血综合征主要因为环扎过紧、过于偏前,或术中切断两条以上的直肌。表现为眼痛,角膜水肿、后弹力层皱褶,角膜后 KP 沉着,虹膜水肿纹理不清、色素脱失,虹膜荧光血管造影可显示虹膜缺血。晚期低眼压,虹膜部分或完全萎缩。前部缺血综合征重在预防,如果怀疑或确定为前部缺血综合征,应行环扎带松解术。表面麻醉下,在环扎带接头所在象限,打开原结膜切口,松解环扎带 2~3mm 即可,故在巩膜扣带术中,"袖套"两端的环扎带应预留长一些,以备必要时进行调整,否则需要从"袖套"中抽出环扎带,两端分别固定在巩膜表面。

9. 术后视网膜未复位 详见本章二次手术的问题。

10. 黄斑前膜 巩膜扣带术后黄斑前膜常见于孔源性视网膜脱离合并有玻璃体积血的患者,玻璃体积血可导致玻璃体增生,对黄斑反复牵拉可导致黄斑前膜形成,术后视力在提高后慢慢下降或出现视物变形。可行荧光素眼底血管造影和 OCT 检查,排除可能存在的视网膜血管炎症后,先观察 1~3 个月,如黄斑前膜进一步加重,可行玻璃体视网膜手术,剥除黄斑前膜(黄斑前膜的处理详见黄斑前膜一章)。

11. 黄斑视网膜下液体存留 巩膜扣带术后黄斑视网膜下液体存留常规眼底检查难以发现,需要 OCT 检查才能确定,患者多有视物变形的主诉,一般在术后 1 周 ~3 个月就可完全吸收。术后黄斑视网膜下液体长期存留比较少见,可在术后 6~9 个月或者更长时间才能完全吸收,患眼视力提高,视物变形症状消失。

十、手术选择失误

对于高度近视的脉络膜脱离型视网膜脱离,早期出现比较轻微的脉络膜脱离时,眼底检查常常看不到明确的脉络膜脱离征象,如果选择巩膜扣带术,术后PVR将进一步发展,视网膜难以复位。故对玻璃体色素较多、炎性混浊较重、眼底能见度差的视网膜脱离眼,一定要注意眼前节的反应,有无KP、房水闪辉及前房深度和眼压情况,并结合眼部B超来确定是否合并脉络膜脱离(详见脉络膜脱离型视网膜脱离)。

上方马蹄孔所致的球形视网膜脱离,脱离程度太高,黄斑区看不见,可能掩盖合并的黄斑裂孔,如果选择巩膜扣带术,视网膜难以复位。故上方马蹄孔所致的球形视网膜脱离,如果黄斑区看不见,应包双眼、平卧(裂孔低位),待视网膜下液部分吸收,视网膜脱离程度减轻,再看黄斑是否存在裂孔。如果经过上述处理,视网膜脱离程度仍然较高,黄斑区看不见,应警惕黄斑孔的可能,可选择玻璃体切除术;如果选择巩膜扣带术,术中应引流视网膜下液,待视网膜大部分平复,再确定是否存在黄斑孔,如难以确定,可联合视网膜充气固定术(详见充气性视网膜固定术)。

锯齿缘截离一般应选择巩膜扣带术,而当裂孔边缘存在玻璃体视网膜牵拉,且裂孔脱开较大、难以贴附在加压嵴上时,应慎重选择巩膜扣带术(详见锯齿缘断离性视网膜脱离)。

十一、二次手术的问题

成功的视网膜复位是指术后6个月,视网膜神经上皮层和RPE贴附良好。在术后6个月内发生的视网膜脱离,为视网膜未复位。在术后6个月之后发生的视网膜脱离,为视网膜脱离复发。

视网膜再脱离以后,再次手术应越早越好,术前一定要明确失败的原因,术式的选择是否正确,是否存在未发现的裂孔,裂孔和嵴的位置关系:没有位于嵴上、位于嵴缘,裂孔存在鱼嘴现象,嵴太低裂孔未能贴附于嵴上,环扎过松导致玻璃体视网膜牵拉未缓解;发生增生性玻璃体视网膜病变等。再确定再次手术的术式是采用调整外加压物位置的手术还是玻璃体视网膜手术。

十二、巩膜扣带术在现代玻璃体视网膜手术中的应用

早期的玻璃体视网膜手术常联合巩膜扣带术。随着玻璃体视网膜手术的进展,目前绝大部分玻璃体视网膜手术不再联合巩膜扣带术。

1. 玻璃体切除联合巩膜扣带术处理开放性眼球伤　在开放性眼外伤中,伤道内口通常是由凝血块、嵌塞的玻璃体和/或视网膜、葡萄膜组织以及纤维素性渗出共同组成的复合体;随着修复过程的进行,这个复合体就构成瘢痕性愈合过程的基础。伤道内部纤维细胞来源于伤道外口的巩膜组织,在经历巩膜缝合修复术后2周,伤道内部瘢痕修复以伤道为

中心增殖,向周围结构放射发展,导致严重的增生性玻璃体视网膜病变。

在严重并发症发生之前,应当采取后续的玻璃体视网膜手术处理。在这种手术中,完全玻璃体切除固然重要,但如有视网膜脱离,就会在视网膜表面和视网膜下生成增生膜。故视网膜复位才是手术处理的关键问题。

一种观点认为:在玻璃体视网膜手术中,除充分切除玻璃体以外,应将伤道附近的组织结构与伤道瘢痕隔离开来。具体来说,在玻璃体视网膜手术中,沿着伤道切开随玻璃体脱出嵌顿于伤道的视网膜,当周围短缩的视网膜退回原位之后,就会在切开缘与伤道间留出一道视网膜缺失的"开阔地",起到了正常视网膜与伤道之间相互隔离的作用。从而将伤道瘢痕修复与正常组织隔离开来,防止组织异常修复累及其他健康组织,起到预防 PVR 发生的作用。

另一种观点认为:在开放性眼外伤中,虽然存在视网膜损伤,但仍然有一些伤眼在手术前后没有发生视网膜脱离;即使术中发现存在伤道周围局部浅的视网膜脱离,玻璃体视网膜手术联合巩膜扣带术也可确保手术的成功。在这类手术中,伤道内口附近的玻璃体往往难以切除干净,但巩膜扣带术能将伤道置于嵴上,并完成有效的光凝;从而缓解伤道瘢痕收缩导致视网膜的短缩,随着视网膜的复位,可终止 PVR 进程,达到稳定修复的目的。

以上两种方法在逻辑上都存在合理性,在我们的研究中,通过以上处理,大部分伤眼得到治愈,玻璃体视网膜手术联合巩膜扣带术比视网膜切开术有更好的视网膜复位率。可能的理由是:其一,在外伤后 PVR 仍在进展,而玻璃体视网膜手术本身也会促进术后 PVR 发生,视网膜切开术可能比联合巩膜扣带术对开放性眼球伤患眼干扰更大,术后出血更多,炎症反应更重,更易促进术后 PVR 发生。其二,虽然我们将开放性眼外伤的玻璃体视网膜手术推迟到外伤后 10~14 日,但由于角巩膜伤口以及玻璃体出血的影响,并不能彻底切除玻璃体;在 PVR 已经发生的开放性外伤眼中,视网膜增殖膜尚未成熟,难以完全剥除。其三,虽然视网膜切开将伤道瘢痕修复与正常组织隔离开来,但是,PVR 也可以在正常组织上发生。故对于这类患眼,在初次玻璃体视网膜手术中,联合巩膜扣带术可能比视网膜切开术更为合理,巩膜扣带术不仅将伤道及其周围的玻璃体视网膜病变组织置于嵴上,也将没有完全切除的玻璃体,已经发生或术后可能发生 PVR 的周边视网膜也置于加压嵴上,达到缓解或消除 PVR 的发生和 / 或发展。对于一些联合巩膜扣带术不能控制的严重术后 PVR,即使需要行视网膜切开术,硅油填充和联合巩膜扣带术可将再次手术推迟到 6~8 周后,待巩膜伤口完全愈合,出血停止并完全吸收,视网膜增殖膜成熟,再行视网膜切开,使手术的成功率提高。避免初次玻璃体视网膜手术中行视网膜切开,一旦再次发生增殖,手术将变得非常困难,且预后极差。

2. 玻璃体视网膜手术后玻璃体视网膜增殖(术后 PVR) 在硅油填充眼,术后 PVR 常表现为下方视网膜浅脱离。具有这种 PVR 特征的视网膜脱离,其原因有多方面,包括原裂孔未能闭合或闭合后再次开放等。此外,硅油的眼内填充不可能完全,在玻璃体腔下方留有空隙,由于重力原因,各种细胞因子、生长因子及炎性细胞可聚集在这个空隙中,导致硅油泡下方出现硅油前增殖(perisilicone 增殖)。长时间的炎性刺激,可导致视网膜前膜继续增生,视网膜下增殖,前部 PVR 发生。这些因素均可导致视网膜再次脱离的发生。

如果玻璃体视网膜增殖轻或不明显,环扎外加压术所形成的加压嵴能够很好地支持玻璃体视网膜病变的部位,无论术中是否引流视网膜下液,术后视网膜下液均可吸收;而一旦视网膜复位,PVR 将停止发生和发展。在视网膜复位后,再沿加压嵴和玻璃体视网膜病变部位补充光凝,可确保硅油取出后,视网膜仍然保持良好的复位状态。

手术方法:术中以 240#(2.5mm)硅胶环扎,以 276#(7.0mm)车轮硅胶置于下方 4 点~8点及需要支持的玻璃体视网膜病变部位:周边未闭合的视网膜裂孔及前 PVR 处;外加压放置的位置:病变后缘位于嵴的中后部,向病变两侧延伸 30°,向前延伸到锯齿缘;术中可引流或不引流视网膜下液,根据眼压情况,由睫状体平坦部取出部分硅油。术后 3~7 日,待视网膜复位,以激光沿加压嵴边缘光凝 2~3 排,在存在玻璃体视网膜病变部位的周围,光凝 3~4排;手术后俯卧 2 周。

附:充气性视网膜固定术

眼内注入气体,通过气泡顶压和封闭视网膜裂孔,促进视网膜下液吸收,达到视网膜复位的目的。注气之前,采用冷凝或光凝,使裂孔处形成视网膜脉络膜粘连,在气体吸收后,获得永久的视网膜复位。这种术式,称为充气性视网膜固定术(pneumatic retinopexy,PR)。

1986 年,Hilton 和 Grizzard 首先将充气性视网膜固定术应用于临床,治疗孔源性视网膜脱离。虽然这种技术和玻璃体切除术、巩膜扣带术称为现代治疗孔源性视网膜脱离的三大技术,但充气性视网膜固定术治疗范围是有限的,仅用于早期的(PVR A~B 级)、裂孔位于上方、1 个或多个裂孔、裂孔范围在 1 个钟点的孔源性视网膜脱离。此外,治疗病例是有选择性的:患者是否有好的依从性,能否定期随访;患者身体是否有其他的疾患,能否保持要求的体位;院外是否有条件保持要求的体位;是否近期有内眼手术或有眼球破裂伤行角巩膜清创缝合术的病史;是否术后需要到高海拔地区,或需要航空旅行;是否存在严重的或晚期青光眼。

充气性视网膜固定术包括三个主要的步骤:①间接检眼镜下行巩膜外冷凝或巩膜外光凝视网膜裂孔;②玻璃体腔内注入气体;③术后保持持续的裂孔高位。

术中聚维酮碘冲洗结膜囊,碘附消毒局部皮肤,行球周麻醉。

对于靠前的视网膜裂孔,可在间接检眼镜下,跨结膜行巩膜外冷凝,对于比较靠后的视网膜裂孔,需要在裂孔所在部位,距角膜缘外 1~2mm 平行于角膜缘做 90° 结膜切口,伸入眼科剪钝性分离 Tenon 囊。由此伸入冷凝头,在间接检眼镜下行巩膜外冷凝。近年来,在间接检眼镜下,采用跨巩膜二极管激光光凝视网膜裂孔可获得和视网膜冷凝相同的效果。

气体具有良好的表面张力和浮力,能有效地封闭视网膜裂孔和促进视网膜下液的吸收,有利于视网膜复位。对于正常大小的眼球来说,0.3ml 的气体可以产生近 2 个钟点的视网膜顶压面积,1.0ml 的气体可以产生近 3 个钟点的视网膜顶压面积;而对于近视眼的大眼球来说,产生同样大小的视网膜顶压面积,可能需要的气体量更多。

眼内注射长效气体如六氟化硫(SF_6)、全氟乙烷(C_2F_6)、全氟丙烷(C_3F_8)后,SF_6 将在 2 日中逐渐膨胀到 2 倍,第 3 日 C_2F_6 将膨胀到 3 倍,C_3F_8 将膨胀到 4 倍,此后逐渐吸收。冷凝产生视网膜脉络膜粘连需要 7~10 日,光凝产生视网膜脉络膜粘连所需时间相对短一些,故在裂孔冷凝或光凝封闭后 7~10 日,需要气体维持有效的视网膜顶压面积,在气体吸收后,才能获得永久的视网膜复位。一般来说,0.8ml 的气体是手术成功需要的最少眼内气体量,故玻璃体腔内注射 SF_6 只要 0.45~0.5ml 就足够,C_2F_6 需要 0.3~0.35ml 就足够,而 C_3F_8 仅 0.25ml 就足够。从理论上讲,玻璃体腔内注射 C_3F_8 更合理和安全,但在充气性视网膜固定术中,一般保持气体量 2~3 周就足够,不必要的长时间气体填充,可能会促进玻璃体视网膜牵引。故介于 SF_6 和 C_3F_8 之间的 C_2F_6,更适合于充气性视网膜固定。

如果抽取高压气罐中的气体,需要以 2ml 注射器通过 Millipore 过滤器抽取,或直接在经过消毒的 C_3F_8 小包装袋中抽取。注射部位在有晶状体眼为距透明角膜边缘 4mm 处,在无晶状体眼或人工晶状体眼距透明角膜边缘 3.5mm 处。注射部位应处于高位,注射针头先倾斜扎入巩膜少许,再调整方向,在巩膜层内平行前进少许,再垂直扎入眼内,通过瞳孔清晰看见针尖,快速注射气体,以形成一个气泡,注气中不要停顿,以免形成"鱼卵状"气泡。注射完成后,以湿棉棒压住注射点,将针头抽出。以生理盐水冲洗穿刺处,同时检查是否漏气。完成注气后,常规检查患者眼压和光感,如眼压高,需行前房穿刺放液,术后常规给予醋甲唑胺口服 2~3 日,保持裂孔高位的体位 7~14 日。

充气性视网膜固定术的优点在于手术简单、快捷,更少的组织创伤,更少的术后并发症,更少的治疗费用,在门诊即可完成手术。缺点是对患者是有选择性的,虽然也有术者将其应用于下方裂孔,但总体视网膜复位率还是较低。还有术者将其应用于上方范围达 3 个钟点的多个裂孔、上方巨大视网膜裂孔或锯齿缘截离,这需要更广泛的巩膜外视网膜冷凝和眼内注射超大量的气体,以及更加严格的术后体位,增加了视网膜中央动脉闭塞、术后持续性高眼压和 PVR 的风险。

问题和展望

60 多年过去了,巩膜扣带术挽救了大量最初认为无法治愈的孔源性视网膜脱离眼。但巩膜扣带术仍然存在对眼表结构的破坏和对眼球解剖结构(屈光状态)改变的缺点。随着玻璃体视网膜手术的出现和发展,尤其是无缝线跨结膜玻璃体切除术的出现和完善,有完全替代巩膜扣带术的趋势,在部分地方,巩膜扣带术仅仅作为复杂玻璃体视网膜手术中的补充。但是,现代玻璃体视网膜手术仍然有不完善的地方,部分儿童和青少年的视网膜脱离,下方裂孔性视网膜脱离(尤其是锯齿缘截离孔)和部分复杂性视网膜脱离(尤其是 PVR

C 级），以巩膜扣带术均可以得到比较简单的解决，而采用玻璃体视网膜手术，将面临复杂的手术方式和 / 或二次手术（硅油取出）。巩膜扣带术的最终退出，将取决于现代玻璃体视网膜手术的进步和完善，以及新的眼内填充物的出现。

由于我国人口众多，医疗资源有限，而巩膜扣带术对仪器和设备的要求不高，视网膜复位率高。故未来 5~10 年，巩膜扣带术仍是最适合在我国经济不发达地区基层医院广泛开展的手术方式，需要培养更多的基层医生去掌握和开展这项技术。

参 考 文 献

［1］ Schepens C L，Okamura I D，Brockhurst R J. The scleral buckling procedures. I. Surgical techniques and management. AMA Arch Ophthalmol，1957，58：797-811.

［2］ Landers A. Localizer for retinal detachment surgery，Am J Ophthalmol，1978，86：428-429.

［3］ Hilton G F. Subretinal pigment migration：effects of cryosurgical retinal reattachment. Arch Ophthalmol，1974，91：445-450.

［4］ Bonnet M，Fleury J，Guenoun S，et al. Cryopexy in primary rhegmatogenous retinal detachment：a risk factor for Proliferative Vitreoretinopathy，Graefes Arch Clin Exp Ophthalmol，1996，234：739-743.

［5］ Folk J C，Sneed S R，Folberg R，et al. Early retinal adhesion from laser photocoagulation. Ophthalmology，1989，96：1523-1525.

［6］ Chignell A H. Retinal detachment surgery without drainage of Subretinal fluid. Am J Ophthalmol，1974，77：1-5.

［7］ Chignell A H，Talbot J. Absorption of Subretinal fluid after nondrainage retinal detachment surgery. Arch Ophthalmol，1978，96：635-637.

［8］ Burton R L，Cairns J D，Campbell W G，et al. Needle drainage of Subretinal fluid：a randomized clinical trial. Retina，1993，13：13-16.

［9］ Leaver P K，Chester G H，Saunders S H. Factors influencing absorption of Subretinal fluid. Br J Ophthalmol，1976，60：557-560.

［10］ Aaberg T M. Wiznia R A. The use of solid soft Silicone rubber exoplants in retinal detachment surgery. Ophthalmic Surg，1976，7：98-105.

［11］ Birchall C H. The fishmouth phenomenon in retinal detachment：old concepts revisited. Br J Ophthalmol，1979，63：507-510.

［12］ Lincoff H. Radial buckling in the repair of retinal detachment. Int Ophthalmol Clin，1976，16：127-134.

［13］ Girard P，Mimoun G，Karpouzas I，et al. Clinical risk factors for Proliferative Vitreoretinopathy after retinal detachment surgery. Retina，1994，14：417-424.

［14］ Grizzard W S，Hilton G F，Hammer M E，et al. A multivariate analysis of anatomic success of retinal detachments treated with scleral buckling. Graefes Arch Clin Exp Ophthalmol，1994，232：1-7.

［15］ Netland P A，Mukai S，Covington H I. Elevated intraocular pressure secondary to rhegmatogenous retinal detachment. Surv. Ophthalmol，1994，39：234-240.

［16］ Tabandeh H，Flaxel C，Sullivan P M，et al. Scleral rupture during retinal detachment surgery：risk factors， management options, and outcomes. Ophthalmology, 2000, 107：848-852.

[17] La Heij E C, Derhaag P F, Hendrikse F. Results of scleral buckling operations in primary rhegmatogenous retinal detachment. Doc. Ophthalmol, 2000, 100：17-25.

[18] Minihan M, Tanner V, Williamson T H. Primary rhegmatogenous retinal detachment：20 years of change. Br. J. Ophthalmol, 2001, 85：546-548.

[19] Salicone A, Smiddy W E, Venkatraman A, et al. Management of retinal detachment when no break is found. Ophthalmology, 2006, 113：398-403.

[20] Kadyan A, Sharma A. Recent trends in the management of rhegmatogenous retinal detachment. Surv Ophthalmol, 2008, 53：50-67.

[21] Wei Y, Wu G, Xu K, et al. The outcomes of scleral buckling versus re-vitrectomy for the treatment of recurrent inferior retinal detachment in silicone oil tamponade eyes. Acta Ophthalmol, 2016, 94(7)：624-628.

[22] Wei Y, Zhou R, Xu K, et al. Retinectomy vs vitrectomy combined with scleral buckling in repair of posterior segment open-globe injuries with retinal incarceration. Eye(Lond), 2016, 30(5)：726-730.

[23] Hilton G F, Grizzard W S. Pneumatic retinopexy. A two-step outpatient operation without conjunctival incision. Ophthalmology, 1986, 93：626-641.

[24] Poliner L S, Grand M G, Schoch L H, et al. New retinal detachment after pneumatic retinopexy. Ophthalmology, 1987, 94：315-318.

[25] Tornambe P E, Hilton G F. Pneumatic retinopexy. A multicenter randomized controlled clinical trial comparing pneumatic retinopexy with scleral buckling. The Retinal Detachment Study Group. Ophthalmology, 1989, 96：772-783.

[26] Tornambe P E, Hilton G F, Brinton D A, et al. Pneumatic retinopexy. A two-year follow-up study of the multicenter clinical trial comparing pneumatic retinopexy with scleral buckling. Ophthalmology, 1991, 98：1115-1123.

[27] Haller J A, Blair N, De Juan E Jr., et al. Multicenter trial of transscleral diode laser retinopexy in retinal detachment surgery. Trans. Am. Ophthalmol. Soc, 1997, 95：221-230.

第八章　孔源性视网膜脱离

视网膜脱离是视网膜神经上皮层与视网膜色素上皮层（RPE）之间的分离，分为牵引所致和非牵引所致的视网膜脱离。牵引所致的视网膜脱离包括孔源性视网膜脱离、牵拉性视网膜脱离、牵拉合并孔源性视网膜脱离和高度近视的后极部视网膜脱离。非牵引所致的视网膜脱离包括渗出性视网膜脱离和出血性视网膜脱离。孔源性视网膜脱离（rhegmatogenous retinal detachment）是视网膜裂孔形成导致的视网膜脱离，将在本章详细阐述，其他类型的视网膜脱离在后面的章节中再逐一阐述。

第一节　概　　述

一、玻璃体变性与玻璃体后脱离

玻璃体对晶状体、视网膜等周围组织有支持、减震和营养作用。早期的玻璃体为凝胶状态，中年以后，规则排列的胶原纤维开始变性，黏弹性下降，玻璃体的胶原支架结构逐渐塌陷或凝缩，水分析出，玻璃体凝胶成为液体，称玻璃体液化。尸体解剖发现，液化的玻璃体在 4 岁时就已经存在，在 16~18 岁时占全部玻璃体的 20%；40 岁以后，玻璃体液化加快，在 80~90 岁时几乎一半的玻璃体发生液化。

正常情况下，玻璃体后皮质和内界膜紧密相贴，在视盘、黄斑区、视网膜血管及玻璃体基底部有紧密联系。凝胶状态的玻璃体逐渐液化，形成液化腔，导致玻璃体后皮质缺乏支撑，同时，液化的玻璃体动度增加，凝缩的玻璃体纤维对玻璃体后皮质的牵拉加强，导致玻璃体后脱离（PVD）发生。尸体解剖发现，80 岁以上人群 PVD 发生率达到 63%，在高度近视眼中 PVD 可以提前发生；此外，开放性眼外伤、玻璃体积血、眼内炎症和内眼手术均可加速 PVD 的发生。

PVD 可局部、部分和完全发生，完全发生的 PVD 可导致几种情况：其一，在视盘前或其下方的玻璃体内可见一环形的半透明漂浮物,称为 Weiss 环;其二,玻璃体对周边视网膜反复牵拉,导致周边视网膜缺血、薄变,格栅样变性形成,可在变性区内形成萎缩孔,在变性区边缘形成撕裂孔;其三,急剧发生的玻璃体后脱离,可形成一个至数个大小不一的撕裂孔(马蹄孔),如将裂孔区的血管撕破,可同时发生玻璃体积血;其四,没有视网膜裂孔,仅将视网膜血管撕破,发生玻璃体积血。

PVD 发生时,患者可感觉到眼前突然出现黑影飘动。玻璃体少量积血时,患者可有眼前烟雾感;当玻璃体积血较多时,可出现视物模糊或视力下降。持续的玻璃体视网膜牵拉,在该区域可能出现闪光感。出现上述症状,需要散瞳后进行详细的眼底检查;如果玻璃体积血较多,眼底无法窥见,需要定期随诊和行眼部 B 超检查,以确定有无视网膜脱离;如出血有所吸收,及时而详细的眼底检查有利于尽早发现视网膜裂孔。

二、视网膜周边变性

视网膜格子样变性(lattice degeneration)常常位于视网膜周边部,呈椭圆形,或呈长条形与角巩膜缘平行,变性区内血管硬化、闭塞,视网膜变薄,可形成萎缩孔;变性区边缘玻璃体视网膜粘连异常紧密,玻璃体反复牵拉,导致边缘增生,边缘逐渐变厚,拉破视网膜可形成马蹄形裂孔。

三、视网膜裂孔

视网膜裂孔包括:圆孔(萎缩孔)、有盖圆形裂孔、马蹄孔、黄斑孔、锯齿缘截离孔、巨大裂孔和睫状上皮裂孔。圆孔多出现在视网膜格子样变性区内,多是变性区内视网膜变薄、萎缩所致。有盖圆形裂孔属于撕裂性质裂孔,拉开的裂孔呈小圆形,拉开的盖子与裂孔大小一致,与玻璃体粘连点较小,如盖子完全脱离裂孔,性质上与圆孔相同,可将其归入圆孔类。马蹄孔属于典型撕裂性质裂孔,一般出现在格子样变性区边缘,形态可呈新月形、三角形、钉子形、张口形、条形和马蹄形,有盖膜和底部两部分,玻璃体视网膜粘连区域的大小和走行,玻璃体对视网膜牵拉的力量,决定了马蹄孔底部的宽度、裂孔大小和形状,盖膜总是向前拉向玻璃体基底部,裂孔后缘可卷边。锯齿缘截离孔应该和巨大裂孔相鉴别,虽然有些锯齿缘截离孔已超过 1 个象限,但仍然属于两类性质不同的裂孔(在后面的章节将详细地阐述)。黄斑裂孔包括特发性黄斑裂孔、外伤性黄斑裂孔和高度近视黄斑裂孔。特发性黄斑裂孔和外伤性黄斑裂孔有自行闭合的可能,裂孔可持续多年,很少引起视网膜脱离。而高度近视黄斑裂孔发生视网膜脱离较为常见。

视网膜裂孔发生后,视网膜脱离的发生取决于很多因素。首先,玻璃体是否液化,没有玻璃体液化的锯齿缘截离孔,可存在多年而没有视网膜脱离。其次,裂孔的大小和视网膜色素上皮层的泵水功能是否完整,裂孔小、视网膜色素上皮泵水功能正常,视网膜裂孔可能存在多年,而没有视网膜脱离或仅形成局部浅的脱离。再次,裂孔有没有牵拉,撕裂性质的裂孔包括马蹄孔、有盖圆形裂孔,在眼球活动时可促进眼内液体由裂孔进入视网膜下,导致视网膜脱离加重。最后,裂孔的位置,大且位于上方的裂孔,形成视网膜脱离较快,小或位于下方的视网膜脱离,形成全视网膜脱离需要更长时间。

四、孔源性视网膜脱离的转归

孔源性视网膜脱离需要通过巩膜扣带术或玻璃体视网膜手术治疗,缓解或解除牵拉,封闭裂孔,促进视网膜复位,以保存和恢复视力,避免眼球萎缩。如果不治疗,视网膜神经上皮层和 RPE 层长期分离,可促进增生性玻璃体视网膜病变发生和发展,最终将导致视力丧失,同时长期的低眼压可导致眼球萎缩。当然,孔源性视网膜脱离也可自行复位,这种情况比较少见,主要见于裂孔小,视网膜脱离和复位反复交替发生,最终眼底呈现出类似视网膜色素上皮变性的改变,可合并视网膜下膜的存在;此时视网膜完全复位,患眼眼压正常,眼球可不萎缩,但视功能极差。故对这类孔源性视网膜脱离,早期手术干预依然重要。

五、孔源性视网膜脱离的治疗

孔源性视网膜脱离的手术方式包括:巩膜扣带术和玻璃体视网膜手术。

(一) 巩膜扣带术

对于成人,裂孔位于周边的无玻璃体视网膜增殖(PVR)的孔源性视网膜脱离,或裂孔位于周边的 PVR A 级、B 级和部分 C 级(如未累及黄斑的视网膜下增殖),可考虑巩膜扣带术。对于儿童,裂孔位于周边的孔源性视网膜脱离,即使存在 PVR A 级、PVR B 级和 PVR C 级(如局部的视网膜星状皱褶或视网膜下增殖)病变,尽量考虑行巩膜扣带术(详见巩膜扣带术)。

(二) 玻璃体视网膜手术

对于成人,几乎所有的孔源性视网膜脱离,可以行玻璃体视网膜手术;对于儿童,不适合行巩膜扣带术的孔源性视网膜脱离,比如存在后极部视网膜裂孔、存在 PVR C 级病变(如环形收缩、前移位或累及黄斑的视网膜下增殖),可考虑行玻璃体视网膜手术(详见玻璃体视网膜手术)。

第二节　脉络膜脱离型视网膜脱离

脉络膜脱离伴随着视网膜脱离的发生而发生,其发病率占视网膜脱离患者的 2%~4.5%。脉络膜脱离型视网膜脱离可发生在各种情况下,如高度近视的黄斑裂孔、马蹄孔及外伤性锯齿缘断离。发生的原因目前尚不清楚,孔源性视网膜脱离发生后的低眼压,可能是重要的诱因。

在孔源性视网膜脱离的基础上,眼底出现棕色的脉络膜脱离,可以确定诊断;有时候屈光介质混浊,或者脉络膜脱离隐匿,眼底未能看到典型的脉络膜球型脱离,应根据眼部情况

（角膜后色素 KP，房水闪辉（+），前房加深，虹膜震颤，玻璃体混浊及眼压偏低）来判断，有利于术前和术中的处理。当然，有经验的超声医生可以提示比较隐匿的脉络膜脱离，帮助我们诊断（图 8-1）。

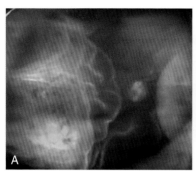 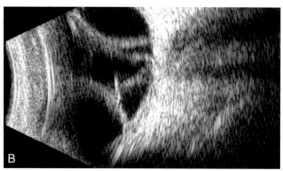

图 8-1 脉络膜脱离型视网膜脱离

A：眼底像；B：B 超

脉络膜脱离伴随着视网膜脱离出现低眼压、眼内炎症及血 - 视网膜屏障破坏，血浆中的纤维连接蛋白及血小板源性生长因子渗出。这些成分可能导致视网膜色素上皮细胞迁移，促进了增生性玻璃体视网膜病变（PVR）的发生，增加了手术失败的风险。

早期采用巩膜扣带术治疗，手术成功率仅有 35.4%~52.4%，失败的主要原因是术后 PVR 的发生。后来采用术前给予糖皮质激素治疗、玻璃体视网膜手术及术后激素逐渐减量的方法，使视网膜复位率逐渐提高（80%~90%）。

玻璃体视网膜手术，通过平坦部巩膜切口完全引流脉络膜上腔液，有利于脉络膜的复位。玻璃体视网膜手术，有利于发现隐藏的视网膜裂孔和彻底引流视网膜下液，更重要的是，通过彻底去除含有促进有丝分裂因子及趋化因子的炎性玻璃体，提高了视网膜的一次复位率。

糖皮质激素能影响脉络膜血管的渗透性，可以减少富含蛋白的液体由炎性脉络膜血管渗出；糖皮质激素还能减轻眼内炎症反应，稳定血 - 眼屏障，减少生长因子合成，从而抑制细胞增生。通过以上作用，达到预防 PVR 的发生的目的。

对于脉络膜脱离型视网膜脱离的玻璃体视网膜手术，手术本身并不复杂，主要是术前的判断和激素的合理使用。术前糖皮质激素的使用时间目前尚无定论，而对近期发生黄斑脱离的患眼，需尽快手术治疗。

笔者早期的经验是术前口服泼尼松［1mg/（kg·d）］，观察 3~7 日，一旦脉络膜脱离恢复，立即行玻璃体视网膜手术；如果糖皮质激素使用 7 日，脉络膜脱离仍不好转，应立即行玻璃体视网膜手术。对于不宜全身使用糖皮质激素的患者，可考虑术前球旁注射甲泼尼龙（40mg），在手术结束时再给予曲安奈德（2~4mg）眼内注射。在笔者的研究中，比较了全身激素和局部激素治疗对术后视网膜复位的影响,发现两者差异无显著性。

由于玻璃体视网膜手术设备和手术技术的进步,术中可以彻底引流脉络膜上腔液、视网膜下液,行完的玻璃体切除。对于早期的脉络膜脱离型视网膜脱离(PVR A 级和 PVR B 级),术后发生 PVR 的概率大大降低,对激素的依赖也逐渐降低。

我们目前的经验,是采用术前球旁注射甲泼尼龙(40mg)1 次,观察 1~3 日,一旦脉络膜脱离恢复,立即行玻璃体视网膜手术;如果脉络膜脱离不好转,立即行玻璃体视网膜手术,术中引流脉络膜上腔液;术后除了常规激素和抗生素点眼,不再使用别的激素。这种方法和术前口服泼尼松[1mg/(kg·d)]的患者比较,其视网膜复位率没有差别。

在 20G 玻璃体视网膜手术时代,我们针对脉络膜脱离型视网膜脱离的玻璃体视网膜手术,术中植入长的灌注头(6mm),确定灌注头进入玻璃体腔后打开灌注,眼压可恢复,在完成另一巩膜穿刺口时,已经恢复的眼压可将脉络膜上腔液大部分放出;部分残余的脉络膜上腔液,在术中注入重水后可被挤出。

在 23/25G 玻璃体视网膜手术时代,我们针对脉络膜脱离型视网膜脱离,采用了一种简易的脉络膜上腔液引流方法,首先以 30G 的针头,向眼内注射 BSS 以提高眼压;在颞侧或鼻侧角膜缘后 3mm 做一个 3mm 长的结膜切口,暴露其下巩膜;在此处(角膜缘后 4mm),以 15° 的角度,将 23G 注射针头的针尖插入巩膜少许,此时可见清亮的 / 或黄绿色的脉络膜上腔液流出,待针尖尾部快进入巩膜时停止,同时将针尖向一侧略旋转,可见液体流出加快。当眼压太低时,向眼内再次注入 BSS 以提高眼压,重复上述操作。当不再有脉络膜上腔液流出时,以穿刺刀垂直插入眼内,植入套管,当清晰看到灌注头的金属反光时,可打开灌注。此时脉络膜已经复位,可完成一个常规的玻璃体视网膜手术。在严重的脉络膜脱离眼,也可以将 30G 针头和灌注直接相连,插入眼内,或者置入前房灌注,完成上述操作,避免反复眼内注射 BSS(图 8-2)。

术中尽可能完全地切除玻璃体,对于无晶状体眼和人工晶状体眼容易做到,对于有晶状体眼,需要在助手顶压下,从同侧切除玻璃体。在脉络膜脱离型视网膜脱离眼,大部分患眼玻璃体视网膜增生已开始,但视网膜前膜尚未成熟,此时采用曲安奈德染色玻璃体和前膜极为重要,有利于对残留的玻璃体和不成熟视网膜前膜的辨识,有利于完全地去除。有时候剥除这些玻璃体和视网膜前膜比较困难,需要术中耐心一点儿,尽可能完全地剥除,以减少术后 PVR 的发生。

对于 PVR C 级的脉络膜脱离型视网膜脱离,多数情况下,术中难以完全去除残留玻璃体和视网膜增殖膜,视网膜下液和脉络膜上腔液可能没有完全引流,术后脉络膜脱离的病理过程没有完全阻断,眼部炎症反应仍将持续,PVR 也会持续进展。故对于这类患眼,术中的重点是尽量去除玻璃体和视网膜增殖膜,尽量彻底地引流视网膜下液和脉络膜上腔液,尽量不要做大的视网膜切开。在玻璃体视网膜手术后,随着患眼裂孔封闭、视网膜复位,大部分患者脉络膜脱离的病理过程停止,眼压逐渐恢复,手术获得成功;少数患眼 PVR 持续发

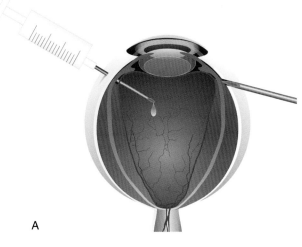

A

图 8-2　脉络膜上腔液引流

A：示意图，以 30G 针头向眼内注射 BSS 提高眼内压，再引流脉络膜上腔液；B：在角膜缘后 3mm 做 3mm 长的结膜切口，暴露其下巩膜；C：在角膜缘后 4mm，以 15° 的角度，将 23G 注射针头的针尖插入巩膜少许，此时可见脉络膜上腔液流出；D：待针尖尾部快进入巩膜时停止，同时将针尖向一侧略旋转，可见液体流出加快；E：当不再有脉络膜上腔液流出时，以穿刺刀垂直插入眼内，植入套管，当清晰看到灌注头的金属反光时，可打开灌注

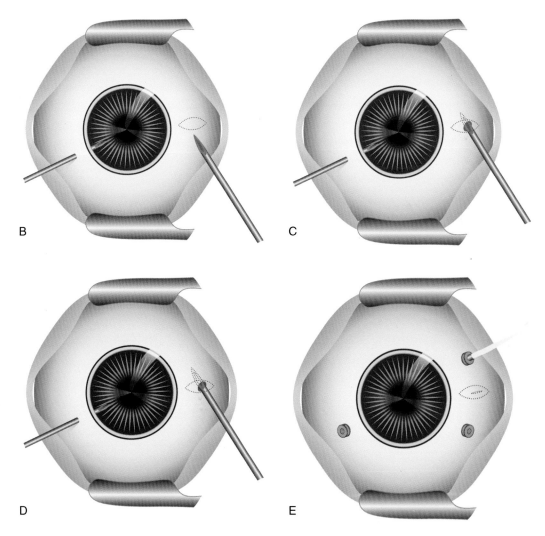

B

C

D

E

展,视网膜难以复位,或者复位后再次脱离;此时不要急于手术,可给予全身或局部糖皮质激素,待脉络膜脱离的病理过程停止,视网膜增殖膜成熟,再做彻底的视网膜增殖膜剥除,或做松解性视网膜切开,有利于视网膜复位。

对于这些患眼,一般需要硅油眼内填充,糖皮质激素点眼及散瞳应持续到术后 6 周。

小 结

1. 术前球旁注射甲泼尼龙 40mg,观察 1~3 日,一旦脉络膜脱离恢复,立即行玻璃体视网膜手术。如果脉络膜脱离不好转,术中以 23G 注射针头彻底引流脉络膜上腔液,再行玻璃体视网膜手术。

2. 术中尽可能切除玻璃体,剥除视网膜增殖膜,彻底引流视网膜下液,在第一次手术中,尽量不要做大的视网膜切开。一般需要硅油眼内填充,糖皮质激素点眼和散瞳需要持续到术后 6 周。

问题和展望

脉络膜脱离型视网膜脱离的病理机制仍然不明确,其视网膜复位率仍然低于其他孔源性视网膜脱离。在有效地引流脉络膜上腔液、尽可能地切除玻璃体和剥除视网膜前膜、彻底地引流视网膜下液后,对激素的依赖将逐渐下降,术前是否可以不使用激素,需要我们进一步研究证实。

第三节　锯齿缘断离性视网膜脱离

锯齿缘(ora serrata)是视网膜神经上皮与睫状上皮之间的交界线,在此处发生的视网膜神经上皮与睫状上皮之间的断离称为锯齿缘断离(retinal dialysis)。

锯齿缘断离多见于年轻人,多为单眼,位于颞下和鼻上,眼钝挫伤是最常见的原因。据统计,56% 的颞下和 87% 的鼻上锯齿缘断离与眼钝挫伤有关。家族遗传因素也是锯齿缘断离的原因之一,有双侧性倾向。此外,萎缩性皮炎和唐氏综合征也可能与之相关。

锯齿缘断离的位置一般与锯齿缘一致,部分锯齿缘断离处距锯齿缘有一定距离,可能与基底部玻璃体跨越锯齿缘的位置有关。眼钝挫伤所致锯齿缘断离,在断离前方的玻璃体有时可见血块、簇状色素颗粒、视网膜水肿及局限性视网膜脱离和睫状上皮脱离。

锯齿缘断离缺乏明显的玻璃体视网膜变性改变,无玻璃体液化或浓缩、玻璃体后脱离及视网膜变性等表现。锯齿缘断离两端极少发生向后的撕裂,呈锐角形式,具有绷紧和稳固后瓣的作用。因此,极少发生后瓣翻转和滑脱现象,其 PVR 发生率低。这种类型的孔源性视网膜脱离发展非常缓慢,当累及黄斑时,已有相当长的时间。部分患眼可见一至多条"水位线"("high-water mark",视网膜下液长期保持一定的水平,在视网膜脱离与未脱离的交界处,呈现一条白色或带有色素的界线)和视网膜囊肿,少数患眼可见视网膜下增殖膜形成。比较特殊的一类,存在玻璃体视网膜牵拉,基底部玻璃体将裂孔后缘视网膜明显拉向眼球中央,该处裂孔断离较宽(图 8-3)。

针对锯齿缘断离性视网膜脱离的治疗,可选择巩膜扣带术,绝大多数能获得成功。虽然术中定位锯齿缘断离两端即可,但锯齿缘 360° 检查是必要的,尤其是在裂孔两端可能存在小的锯齿缘断离,这种小的锯齿缘断离在顶压巩膜检查时由于裂孔的闭合容易

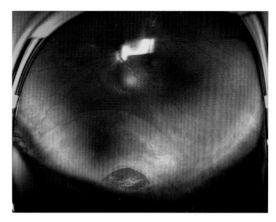

图 8-3 锯齿缘离断性视网膜脱离

忽略。此外,在定位时还应该确定锯齿缘断离最宽处后缘与锯齿缘的距离,以选择合适的外加压物。外加压物的放置,应该使裂孔后缘位于嵴的中后部,前缘位于锯齿缘,向裂孔两侧延伸 30° 为宜。如锯齿缘断离范围较小,视网膜局限性脱离,选择引流 / 或非引流巩膜外加压术可获得成功,术中通过 1~3 次前房穿刺放液降低眼压(非引流)。如锯齿缘断离范围较大,视网膜脱离程度重,应选择巩膜环扎外加压术,术中行巩膜外放液,放液点选择尽量避开裂孔。对儿童患者,如锯齿缘断离范围较小,术中可选择巩膜外冷凝或跨巩膜激光封闭视网膜裂孔;如锯齿缘断离范围较大,大范围的冷凝会加重术后 PVR,可选择放液后,间接镜下激光封闭裂孔或跨巩膜激光封闭视网膜裂孔。对青少年和成人患者,可选择在视网膜完全复位后,以激光封闭裂孔。

如果局部断离较宽,应选择高而宽的加压嵴,才能将裂孔最宽处完全置于嵴上,同时联合环扎术,以缓解基底部玻璃体对视网膜的牵拉。如果锯齿缘断离范围较大,基底部玻璃体将裂孔后缘明显拉向眼球中央,选择环扎外垫压术,部分患眼仅能获得短期视网膜复位,术后玻璃体视网膜牵拉进一步发展,可导致视网膜再次脱离。对于这类患眼,可选择玻璃体视网膜手术联合 / 或不联合巩膜扣带术。

视网膜再次脱离时,需要分析原因。如视网膜再次脱离是因为加压嵴的高度和宽度不够,可选择巩膜外加压物调整术;如加压嵴的高度和宽度合理,存在明显的玻璃体对裂孔的牵拉,应选择玻璃体视网膜手术,一般预后较好。

小 结

1. 锯齿缘断离性视网膜脱离的治疗,一般选择巩膜扣带术。如锯齿缘断离范围较小,视网膜局限性脱离,选择引流 / 非引流巩膜外加压术。如锯齿缘断离范围较大,视网膜脱离程度重,应选择巩膜环扎外加压术。

2. 术中定位锯齿缘断离两端即可,应注意裂孔两端可能存在小的锯齿缘断离。

3. 巩膜外加压物的选择,应该使裂孔后缘位于嵴的中后部,前缘位于锯齿缘,向裂孔两侧延伸 30° 为宜。

4. 如果局部断离较宽,应选择高、宽的加压嵴,同时联合环扎术。如果锯齿缘断离范围较大,基底部玻璃体将裂孔后缘明显拉向眼球中央,可直接选择玻璃体视网膜手术联合或 / 不联合巩膜扣带术。

问题和展望

术前锯齿缘断离性视网膜脱离和巨大裂孔性视网膜脱离的鉴别诊断,对于术式的选择非常重要,如果选择玻璃体视网膜手术,治疗一个没有玻璃体牵拉的锯齿缘断离性视网膜脱离,尤其是在儿童或青少年中,将面临一个非常复杂的手术。而选择巩膜扣带术,手术就变得非常简单。

未来 5~10 年,巩膜扣带术仍将是锯齿缘断离性视网膜脱离的首选术式,尤其在儿童和青少年患者。当然,如果促进玻璃体快速后脱离的药物和新的眼内填充物的出现,玻璃体视网膜手术可能最终替代巩膜扣带术。

第四节　巨大裂孔性视网膜脱离

一般认为,裂孔范围达到或超过 90° 的视网膜脱离称为巨大裂孔(giant retinal tear)性视网膜脱离。大的锯齿缘断离性视网膜脱离裂孔范围可到达上述标准,但不属于此范畴,故对巨大裂孔性视网膜脱离的定义,还待商榷。

巨大裂孔性视网膜脱离多存在近视性屈光不正,也可能存在遗传性玻璃体视网膜病变:如马方综合征、Stickler 综合征、Ehler-Danlos 综合征、先天性晶状体缺损和先天性无虹膜。

原发性巨大裂孔属于撕裂孔,发病突然,其发生与迅速发展的广泛玻璃体变性、收缩的病理改变密切相关。首先,后部玻璃体液化、塌陷,形成大的液化腔。与此同时,基底部玻璃体发生明显浓缩的变化,且逐渐加重。当基底部玻璃体急剧收缩时,基底部后缘的玻璃体被牵拉,形成一弧形皱褶,眼底呈灰白带,称作非压迫变白。当基底部玻璃体牵拉力足够强时,导致急性玻璃体后脱离发生,同时将基底部后缘视网膜撕裂,并像拉链一样拉开,形成一巨大裂孔,直到这种牵引力完全松解而停止下来。有时候形成多个大小不等的马蹄形裂孔,这些裂孔融合形成一巨大裂孔。巨大裂孔的两端常合并放射状撕裂口,致使后瓣极具活动性,范围达到或超过 180° 的上方巨大裂孔,容易发生后瓣翻转,导致大面积视网膜色素上皮暴露,具有较高的 PVR 发生率,需要尽快手术治疗(图 8-4)。

针对巨大裂孔性视网膜脱离,目前多采用玻璃体视网膜手术。由于玻璃体后脱离比较完全,容易切除脱离到前部的玻璃体后皮质。裂孔前缘常常形成一个大的盖膜,可被基底部

玻璃体牵拉向前,可以完全切除之。再切除
裂孔两端的玻璃体,裂孔两端的玻璃体与视
网膜粘连牢固,应采用高速低负压贴近视网
膜表面切除之。如巨大裂孔性视网膜脱离
无明显的玻璃体视网膜增生,在玻璃体切除
过程中,翻转的后瓣逐渐活动并展开,视网
膜逐渐恢复正常的解剖位置。此时可注入
曲安奈德确定后极部有无残留的玻璃体并
去除之。如视网膜脱离时间较久,裂孔后缘
卷边,应注意卷边边缘或两侧是否有玻璃体
残留或膜增殖,可以切割头或眼内镊去除,

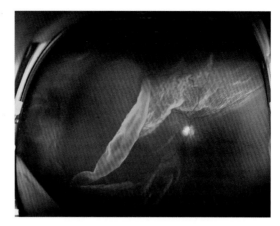

图 8-4 巨大裂孔性视网膜脱离

以展开卷边的后缘;如裂孔后缘卷边僵硬,需要电凝后切除之。如果视网膜表面有色素块,
或有不成熟的视网膜前膜形成,可以膜刮刀小心去除。明显的玻璃体视网膜增生,如视网
膜前膜及视网膜下膜,可以眼内镊剥除(参考 PVR 手术处理)。在完成上述步骤后,先注入
部分重水,使后部视网膜靠近眼壁,拉紧周边视网膜,助手辅助顶压周边部巩膜,使玻璃体
基底部暴露,彻底地切除基底部浓缩的玻璃体。在去除所有玻璃体视网膜牵拉因素后,再
注入重水可完全展平视网膜,进一步注入重水越过裂孔后缘。

如裂孔缘不太靠前,可在重水下光凝裂孔边缘,对无晶状体眼或人工晶状体眼,能很好
地完成光凝。而对透明晶状体眼,如裂孔起始点(裂孔两端)太靠前,完成充分的光凝比较
困难,需要光凝联合裂孔两端冷凝;也可使用弯度较大的激光光纤,在完成气体 - 液体交换
后,越过晶状体光凝裂孔两端,可避免晶状体的损伤,也避免了冷凝的使用。

如裂孔位于上方,裂孔 <180° 可考虑气体 - 重水交换,眼内注入 12%~14% 的 C_3F_8。如
术前存在 PVR 或裂孔超过 180°,气体 - 重水交换后可能出现视网膜滑脱,应采用重水 - 硅
油交换。如巨大裂孔一侧边缘向下超过 4 点或 8 点,需联合巩膜扣带术(在确保玻璃体彻
底切除,术后患者能保持确切体位下,可以不联合巩膜扣带术)。如果巨大裂孔一侧边缘向
下达到或接近 6 点,同时前部玻璃体视网膜增殖明显,可以考虑做下方视网膜切开(即扩大
下方裂孔,将裂孔边缘从 6 点移到 8 点或 4 点),或将巨大裂孔转化成 360° 视网膜切开。

在联合巩膜扣带术的巨大裂孔性视网膜脱离眼,行重水 - 硅油交换后,容易出现的问题
就是重水小滴残留在玻璃体基底部。应避免使用长的灌注头,注入重水复位视网膜时,重水
平面应和灌注头保持一定距离,防止液流对重水的冲击产生重水小滴,如果采用自闭阀套
管,则可避免重水小滴的形成。如果术后出现重水残留,无晶状体眼可通过前房穿刺取出,
有晶状体眼待硅油取出时一并取出。

硅油的取出一般在术后 3 个月,术前应详细检查裂孔边缘激光或冷凝反应是否确切。
取出硅油后,应检查巨大裂孔起始点激光或冷凝反应,必要时需要补充治疗。

巨大裂孔性视网膜脱离对侧眼发生巨大裂孔的可能性为25%~40%,故对侧眼应常规行三面镜检查,如基底部玻璃体浓缩,视网膜非压迫变白,以及沿变性区的小撕裂孔,应视为巨大裂孔的早期改变并予以重视。但一般情况下,早期眼底改变不明显,容易忽略,应叮嘱患者定期随诊。一些专家建议对巨大裂孔视网膜脱离的对侧眼行预防性360°周边视网膜光凝,但效果并不肯定;也有建议行360°巩膜外周边视网膜冷凝,据报道可减少6%的巨大裂孔性视网膜脱离的发生率。

小　结

1. 巨大裂孔性视网膜脱离的治疗,一般选择玻璃体视网膜手术;如果存在前PVR,应考虑透明晶状体摘除。

2. 采用高速低负压贴近视网膜表面切除技术,确保完全切除裂孔两端的玻璃体。通过顶压周边部巩膜,使玻璃体基底部暴露,确保完全彻底地切除基底部玻璃体。

3. 重水在巨大裂孔性视网膜脱离手术中非常重要,注入重水可完全展平视网膜,在重水下以眼内激光光凝裂孔边缘。在有晶状体眼,太靠前的裂孔起始点可结合冷凝或弯头激光来完成。

4. 如裂孔位于上方,裂孔<180°,以12%~14%的C_3F_8行眼内填充;如术前存在PVR或裂孔超过180°,可采用重水-硅油交换;巨大裂孔一侧边缘向下超过4点或8点,可联合巩膜扣带术。

问题和展望

玻璃体视网膜手术和重水的应用,使巨大裂孔性视网膜脱离的治疗变得容易。但是如何有效地预防对侧眼发生巨大裂孔性视网膜脱离,尤其在对侧眼出现视网膜非压迫变白时,如何有效地预防性处理。目前尚无有效的方法。

希望未来通过眼内注射能有效解除基底部玻璃体浓缩的药物,从而避免巨大裂孔性视网膜脱离的发生。

第五节　人工晶状体眼或无晶状体眼视网膜脱离

人工晶状体包括后房型人工晶状体、前房型人工晶状体、有晶状体眼人工晶状体(眼内镜)。不同的人工晶状体根据其在眼内的不同位置又可细分,后房型人工晶状体可植入在囊袋内、睫状沟或睫状沟缝合固定,前房型人工晶状体有房角支撑型及虹膜支撑型,眼内镜也分为前房型和后房型,前房型又分为房角支撑型及虹膜支撑型("虹膜钳"型和"虹膜爪"型)。按照人工晶状体的材质,有聚甲基丙烯酸甲酯(PMMA)、硅胶、水凝胶和丙烯酸酯,丙烯酸酯又分为亲水性和疏水性两类。理论上讲,这些眼发生的孔源性视网膜脱离,其发病机制和一般的孔源性视网膜脱离一致,治疗原则和前述的治疗基本上没有区别。

白内障摘除术后的人工晶状体眼或无晶状体眼,如果先前的手术后囊膜保存完好,在选择手术方式时,后囊膜是否混浊不是决定是否行巩膜扣带术或玻璃体视网膜手术的首要因素,可先行 YAG 激光后囊膜切开,或者在显微镜下先切除混浊的后囊膜,在吊顶灯下查看眼底,遵循先前的原则决定手术方式。

如果在早期的白内障手术中,曾发生后囊膜破裂,或无晶状体眼后囊膜混浊曾行 YAG 后囊膜切开,前部玻璃体可能移位,基底部玻璃体可能受到牵拉,导致周边或黄斑视网膜裂孔形成,还可以以后囊膜破裂处为增生中心,形成前部增生性玻璃体视网膜病变。对于裂孔位于周边的早期视网膜脱离,如果选择巩膜扣带术,最好选择环扎外加压术而不是单纯的外加压术,因为视网膜周边可能存在增生或存在未能发现的裂孔,环扎外加压术可以缓解和消除周边玻璃体视网膜牵拉,封闭未查到的视网膜裂孔。如果选择玻璃体视网膜手术,术中可根据周边眼底情况,如是否存在玻璃体视网膜增生,是否存在下方视网膜裂孔,决定是否联合巩膜扣带术。

在玻璃体视网膜手术中,人工晶状体眼的后囊膜混浊,切割头可以沿人工晶状体光学部边缘行切除。人工晶状体光学部直径大小可能会影响周边玻璃体视网膜病变的处理;如果人工晶状体的总长度较短,此前又置于睫状沟,术中、术后可能出现人工晶状体的移位等。此外,眼内以硅油填充时,硅油可能吸附到人工晶状体后表面(硅胶材质),如果后囊膜完整、不混浊或混浊轻,在硅胶材质的人工晶状体中,术中必须以硅油填充时,需要尽量保留完整的后囊膜,否则需要取出人工晶状体。如果后囊膜不完整且位于人工晶状体光学部边缘之外、术中行后囊膜切开术后人工晶状体移位或人工晶状体为睫状沟缝合固定,在眼内以硅油填充后,术后硅油可能异位到前房,应注意术后体位。

除非术前人工晶状体已出现严重偏位或脱离,或者术中出现这样的情况,一般情况下均可在人工晶状体下完成手术,而不必将人工晶状体取出。影响瞳孔散大的虹膜后粘连可在术中注入黏弹剂分开粘连,前囊膜混浊且前囊口缩小可先以 MVR 刀切开边缘,再以切割头扩大前囊口或直接以眼内剪扩大前囊口,将人工晶状体光学部分全部或大部分暴露出来;人工晶状体表面的沉积物可在黏弹剂下,以虹膜恢复器轻轻刮除;混浊的后囊膜可行后囊膜切开。这些处理也可以在玻璃体视网膜手术前,以 YAG 激光辅助完成。通过这些处理,可以获得清晰的屈光介质,有利于完成玻璃体视网膜手术。

小 结

1. 白内障摘除术后,如果后囊膜保存完好,后囊膜是否混浊不是决定是否行巩膜扣带术或玻璃体视网膜手术的首要因素,可先行 YAG 激光后囊膜切开,或者在显微镜下先切除混浊的后囊膜,在吊顶灯下查看眼底,再决定手术方式的选择。

2. 如果曾发生后囊膜破裂或曾行 YAG 后囊膜切开,选择巩膜扣带术最好选择环扎外加压术而不是单纯的外加压术。如果选择玻璃体视网膜手术,术中可根据周边眼底情况,决定是否联合巩膜扣带术。

3. 眼内以硅油填充时,硅油可能吸附到人工晶状体后表面(硅胶材质),术中必须以硅油填充时,如果是硅胶材质的人工晶状体,需要尽量保留完整的后囊膜,否则需要取出人工晶状体。

4. 除非术前或术中出现人工晶状体严重偏位或脱离,一般情况下,均可在人工晶状体下完成手术,而不必将人工晶状体取出。

问题和展望

白内障术后发生的孔源性视网膜脱离,术式的选择历来存在争议。人工晶状体眼由于虹膜后粘连,晶状体囊袋机化,皮质残留,人工晶状体引起的光学异常,都不利于巩膜扣带术术中对裂孔的发现和定位,故多选择玻璃体视网膜手术。玻璃体视网膜手术中是否联合巩膜扣带术也存在争议。国外多中心研究发现,单纯玻璃体切除术与玻璃体切除联合巩膜扣带术比较,差异无统计学意义。如果术前晶状体后囊膜不完整,周边广泛增生,而基底部玻璃体难以处理干净,最好在玻璃体视网膜手术中联合巩膜扣带术。

第六节　高度近视黄斑裂孔性视网膜脱离

详见第十二章第四节。

第七节　增生性玻璃体视网膜病变

增生性玻璃体视网膜病变(proliferative vitreoretinopathy,PVR)是指长时间的孔源性视网膜脱离后,玻璃体腔、视网膜表面及视网膜下纤维增生,导致视网膜固定及折叠,进一步发展形成漏斗状脱离。

一、发病机制

视网膜色素上皮细胞可能是组织增生的主要原因,这些色素上皮细胞通过视网膜裂孔进入玻璃体腔。在视网膜脱离的病理状态下,组织释放生长激素刺激 RPE 化生成具有收缩能力的肌纤维母细胞,其过程类似于创伤愈合过程。创伤平面的细胞收缩使伤口缩小而有利于创伤愈合,而在眼球内发生的细胞收缩,会使组织向球体中心收缩,从而加重视网膜脱离的程度。

二、危险因素

1. 长期的孔源性视网膜脱离；

2. 大的视网膜裂孔、巨大裂孔性视网膜脱离、伴有玻璃体积血的视网膜脱离；

3. 严重眼外伤并发的视网膜脱离；

4. 视网膜脱离伴有后极部炎症、后极部病毒感染、后极部视网膜脉络膜炎等；

5. 视网膜脱离伴有脉络膜脱离；

6. 视网膜脱离伴有 Wagner 病、Stickler 综合征、马方综合征、家族性渗出性玻璃体视网膜病变等；

7. 巩膜扣带术所致：术中玻璃体、视网膜和视网膜下积血、脉络膜脱离或脉络膜出血、裂孔封闭失败或裂孔封闭欠佳导致视网膜下液长时间不吸收、巩膜引流孔视网膜嵌顿、大范围及过强冷凝等；

8. 玻璃体视网膜手术所致：先前存在 PVR 的视网膜脱离在复杂的玻璃体视网膜手术（如大范围的视网膜切开）术后、术后持续的葡萄膜炎症、术后持续的睫状体脱离或脉络膜脱离、术后视网膜出血、术中没有解除的玻璃体视网膜牵拉（如视网膜前膜或视网膜下膜剥除不完全、巩膜扣带术形成的外加压嵴不足以缓解周边玻璃体视网膜牵拉）。

三、PVR 分级

1983 年的 PVR 分级（表 8-1），是以玻璃体视网膜增殖在眼部的体征来分型，增殖仅仅出现在玻璃体为 PVR A 级；增殖开始出现在视网膜为 PVR B 级；当明确的增殖膜形成以后，根据增殖膜的范围（不同的象限）以及视网膜呈现的地貌特征（漏斗状）又分为 PVR C 级和

表 8-1　1983 年美国视网膜协会 PVR 分级

分级	特点
A	玻璃体混浊、色素簇，玻璃体色素块
B	视网膜内皱褶，裂孔边缘卷边，视网膜僵硬，视网膜血管扭曲
C	累及全层的视网膜固定皱褶
C1	1 个象限内
C2	2 个象限
C3	3 个象限
D	视网膜固定皱褶达 4 个象限，全视网膜脱离
D1	宽漏斗状
D2	窄漏斗状（用 20D 间接检眼镜可以看到漏斗前缘）
D3	漏斗呈闭合状，看不见视盘

PVR D 级。这样的分级简单容易记忆,却没有区分前后 PVR,不能对疾病的预后作一个预判,比如早期的外伤性视网膜脱离,很快形成 PVR D3,但这种手术可能并不复杂,术后的视力可能恢复得不错。

在 1991 年的 PVR 分级中(表 8-2),保留了 PVR A 级和 PVR B 级,取消了 PVR D 级;在 PVR C 级里,将 PVR 分为前 PVR 和后 PVR,以不同的钟点记录其范围;同时,对 PVR C 级的增殖类型作了描述(表 8-3)。这样的分级,大致体现了疾病的严重性和增殖的类型,有利于术式的选择和对预后的判断。但这样的分级,没有包含视网膜内增殖,对硅油眼的增殖没有进行描述,略显不足。

表 8-2　1991 年美国 Machemer 等 PVR 分期

分级	特点
A	玻璃体混浊、色素簇,玻璃体色素块
B	视网膜内皱褶,裂孔边缘卷边,视网膜僵硬,视网膜血管扭曲
CP1~12	全层的视网膜固定皱褶或视网膜下条带位于赤道后(P:后 PVR;1~12:用钟点表达受累范围)
CA1~12	全层的视网膜固定皱褶或视网膜下条带位于赤道前,前移位,浓缩的玻璃体条索(A:前 PVR;1~12:用钟点表达受累范围)

表 8-3　PVR C 级收缩类型

类型	常见位置	特点
局部	赤道后	视网膜星状皱褶,可位于后极部到基底部
弥散	赤道后	融合的视网膜皱褶,可位于后极部到基底部,视盘可能看不见
视网膜下	赤道后/前	视网膜下增生:围绕视盘的环形条带,线状条带,虫蚀样膜
环形	赤道前	玻璃体基底部后缘视网膜向中央部收缩,周边部视网膜被牵张,后极部视网膜呈放射状皱褶
前移位	赤道前	玻璃体基底部视网膜被增生组织牵引向前,周边视网膜呈波谷状,脱离的睫状突可能被牵张或被膜覆盖,虹膜可能收缩

四、手术治疗

PVR 手术方式包括:

巩膜扣带术:大部分 PVR A 级、PVR B 级;小部分 PVR C 级如裂孔位于周边的视网膜下增生可考虑巩膜扣带术。

玻璃体视网膜手术:不适合巩膜扣带术的 PVR A 级、PVR B 级,大部分 PVR C 级,需行玻璃体视网膜手术。

对于成人的陈旧性视网膜脱离合并并发性白内障,眼底看不见,也可先行白内障手术,术后再确定下一步手术方式。

(一) 巩膜扣带术

手术时机:一旦确定诊断,可安排手术治疗。

视网膜下增殖(视网膜下条索)常常提示视网膜脱离时间较长,如裂孔位于周边,视网膜下条索未累及黄斑区,不影响黄斑复位,可选择环扎外加压术,环扎后玻璃体腔缩小,可以抵消 PVR 形成导致的视网膜短缩,将裂孔置于宽大的加压嵴上,可有效封闭裂孔。如裂孔位于周边,视网膜下条索累及黄斑区,对黄斑复位影响较大,需根据具体情况来选择:如估计黄斑尚存在一定功能,可选择玻璃体视网膜手术;如黄斑脱离时间太长(超过 1 年),即使术后黄斑复位,也不能提高视力,也可选择环扎外加压术(图 8-5)。

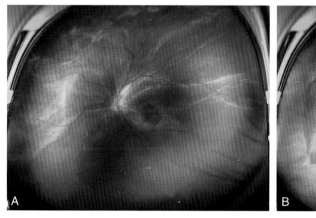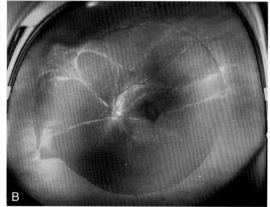

图 8-5　PVR C 级视网膜下增生术

A:术前;B:术后

在视网膜下增殖眼,裂孔常常位于周边,裂孔一般较小,可单个或多个;长时间的视网膜脱离,局部视网膜脱离和复位反复发生,导致局部 RPE 脱失或增生,视网膜表面增殖和色素沉积,裂孔难以发现和确定。术中外加压物的放置需要结合病史(黑影最早出现的部位)及周边增生情况来确定。

对于这类患者的手术,选择环扎外加压术而不是单纯的外加压术,术中需要缩小眼内腔,且需要一个高的加压嵴,需要引流视网膜下液以减少眼内容积;此外,长期的视网膜脱离,视网膜下液变得黏稠,RPE 泵水功能下降,视网膜下液难以吸收,故完全引流视网膜下液非常重要。

对于眼球开始萎缩的长期视网膜脱离眼,巩膜血管化,放液时巩膜切口易出血,应选择巩膜血管较少处放液。对于大量视网膜下增殖的患眼,视网膜脱离往往较浅,由于视网膜下条索的形成,视网膜下液反而变得清澈,在术中平卧时,视网膜下液容易沉到后极部,增加了术中放液的困难,应选择视网膜脱离相对高的位置,放液时避免刀尖进入切口太深。对于这种患眼,放液时即使小心翼翼,也容易导致玻璃体溢出,故放液的位置,一定要在外加压物放置的区域,如果裂孔(包括医源性裂孔)和加压嵴的位置合理,术后视网膜一般能够复位,手术获得成功。

对于儿童患者,如有可能,应尽量选择巩膜扣带术,以避免玻璃体视网膜手术术中玻璃体难以完全切除、术后体位难以保证及长期眼内硅油填充带来的一系列问题。

(二) 玻璃体视网膜手术

手术时机及手术方式选择:

(1) 是否存在黄斑区视网膜脱离,如存在,需要尽快手术;

(2) 视网膜增殖膜是否成熟。

早期 PVR(PVR B 级)的特征,是在视网膜表面出现透明膜导致视网膜表面皱褶,这种膜难以证实,即使使用活体染色剂染色也很难证实,且由于这种膜具有脆性(未成熟),难以完全去除,在术后可能继续生长牵引视网膜,导致手术失败。具有这种 PVR 特征的视网膜脱离,如具有行巩膜扣带术的可能,可以先行巩膜扣带术,即使手术不能使视网膜成功复位,只要保证术后黄斑暂时复位,即可将玻璃体视网膜手术推迟到视网膜增殖膜成熟后再进行。如果采用巩膜扣带术黄斑复位的可能性小,或者在巩膜扣带术后,黄斑未能复位,宜尽早采取玻璃体视网膜手术。

对于形成不成熟增殖膜的视网膜脱离,如果选择玻璃体视网膜手术,一定要将不成熟的视网膜前膜剥除干净,如果不能完全剥除,尽量不要做全视网膜切开,由于术后各种细胞因子及生长因子存在,炎性细胞仍然处于激活状态,PVR 可能还要继续,全视网膜切开将导致再次手术的困难。术中可以以眼内镊或膜刮刀,尽可能完全地去除视网膜前膜,术毕以硅油做眼内填充,至少可确保术后上方及后极部视网膜复位,即使需要再次手术,也可将再次手术的时间推迟到视网膜增殖膜成熟。

从增殖膜的形成到成熟往往需要 6~8 周,成熟的增殖膜呈白色纤维样外观,有时会含有色素;有些增殖膜是可见的,容易判断;有些增殖膜仅能以视网膜呈现的形态来判断,如视网膜星状皱褶,其增殖膜在星状皱褶的中心;这种膜可以膜钩在星状皱褶的中心钩起,或直接以膜镊在中心抓起(图 8-6A)。在一些 PVR 患眼,增殖膜是连续的(如融合的视网膜皱褶),增殖膜可以作为一个整体剥除;但在多数情况下,增殖膜有多个增生中心需要分别剥除。一般来说,后 PVR 附着疏松,容易剥除,前 PVR 附着紧密,在试图剥离时,容易撕裂视网膜;如果存在前后 PVR,应先将疏松的后部增殖膜以膜镊剥除到赤道部或玻璃体基底部后缘,以玻璃体切割头切除。在赤道部或玻璃体基底部附着紧密的增殖膜,可以高速低吸力从视网膜表面切除,在不影响视网膜复位的前提下,允许少许紧密附着处的增殖膜残留,以避免视网膜损伤(尤其在下方周边部)。如果增殖膜和视网膜之间有多个紧密粘连并牵拉视网膜,可以眼内剪分离并在粘连之间剪断增殖膜,再以玻璃体切割头高速低吸力从视网膜表面切除增殖膜,解除牵拉,类似于糖尿病视网膜病变手术中的剥膜方式。

　　前 PVR 因为增殖膜和玻璃体基底部相连,一般粘连较紧,避免以眼内镊强行剥离;对于环形收缩的前部 PVR,首先切除中央浓缩的玻璃体条索;对于前移位的前部 PVR,首先切断使视网膜前移的增生膜;当打开漏斗状视网膜脱离的开口,就可以完成后极部增殖膜的剥除;再注入少许重水使后部视网膜复位,可以拉紧周边视网膜;通过顶压周边部巩膜,使玻璃体基底部暴露,以高速玻璃体切割头贴近视网膜表面切除基底部残余的增殖膜,就可以解除环形收缩和视网膜前移(图 8-6B,C)。

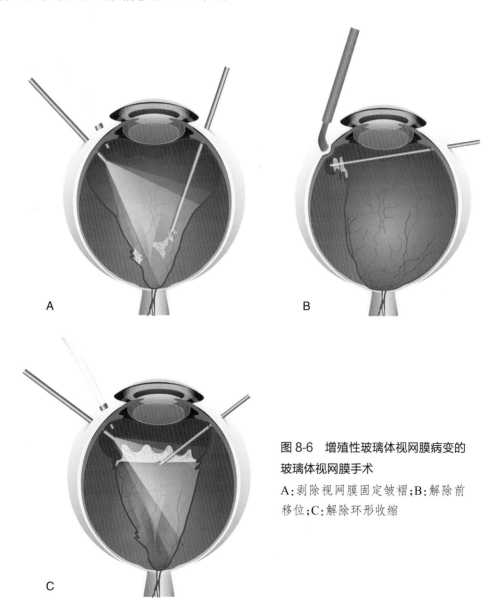

图 8-6　增殖性玻璃体视网膜病变的玻璃体视网膜手术

A:剥除视网膜固定皱褶;B:解除前移位;C:解除环形收缩

当所有增殖膜剥除后,僵硬的视网膜或短缩的视网膜恢复正常的视网膜动度和形态,可进一步注入重水,同时行气体-液体交换,引流视网膜下液,前部视网膜可以复位。如果增殖膜完全剥除后,视网膜复位不好,应考虑是否存在视网膜下增殖膜。有的视网膜下增殖膜比较明显,通过视网膜就清楚可见,有些增殖膜无法确定。对于视网膜下增殖,可根据膜的具体情况进行处理,如视网膜下增殖膜以条索为主,可通过存在的裂孔去除,如无法利用存在的视网膜裂孔,可在视网膜条索中段走行上方电凝视网膜,以膜钩尖端在电凝处伸入视网膜下,将视网膜下条索钩出视网膜,再以膜镊抓住视网膜下条索将其抽出;或直接以膜镊抓住视网膜下条索将其抽出(图 8-7A);如抽出困难,可将其剪断或切断,视网膜牵拉将得到缓解;如视网膜下条索累及黄斑区,或视网膜难以复位是因为大片视网膜下膜存在,应该行部分或全视网膜切开,取出视网膜下膜(图 8-7B);"餐巾环"样膜常常围绕着漏斗状脱离的视网膜,由前部一直到视盘,处理时,首先剪断环状膜,再以膜镊将其取出。一般来说,视网膜下增殖很少和视网膜粘连,容易去除;和视网膜粘连较紧的视网膜下增殖一般比较少见,在去除这些视网膜下增殖膜时应小心一些。

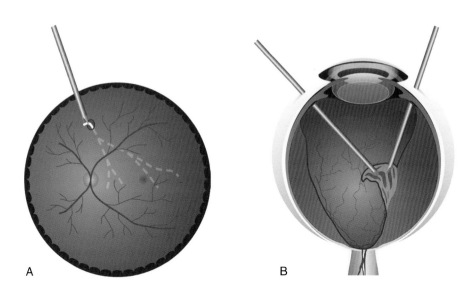

图 8-7 去除视网膜下增生膜

A:取出视网膜下增生膜;B:视网膜切开 剥除视网膜下增生膜

如果前 PVR 难以解除或仅部分解除,或下方周边视网膜广泛增生,可考虑行全视网膜切开或部分视网膜切开;如果在完全剥除视网膜前膜和视网膜下膜后,视网膜仍然僵硬,缺乏弹性,应考虑存在视网膜内增生,此时可发现局部视网膜增厚(无视网膜折叠),需要行松解性视网膜切开,如已做全视网膜切开,需要在鼻侧做 1~2 处放射状视网膜切开。

对于闭合漏斗状视网膜脱离,在术中应考虑是"餐巾环"样视网膜下增殖膜,还是"环行收缩"的 PVR 导致的视网膜闭合。一般来说,"环行收缩"在切除前部中央浓缩的玻璃体后,闭合漏斗可部分打开,在完全去除视网膜前增殖膜后,漏斗可完全打开。而视网膜下增殖膜导致的视网膜闭合位置偏后一些,视网膜表面增生较轻或不明显,在完全去除视网膜前增殖膜后,漏斗仍不能打开。当然也有上述两种情况同时存在的情况,但不管怎样,处理策略是先处理视网膜前增殖膜,再处理视网膜下增殖膜,不能贸然行视网膜切开,导致手术困难或失败。

比较特殊的一种情况是外伤后出现的闭合漏斗状视网膜脱离,如"餐巾环"。一般情况下,视网膜部分附着在锯齿缘,或视网膜嵌顿在巩膜伤口处,其余部分撕裂成巨大视网膜裂孔,视网膜呈闭合漏斗状脱离,外面被束状的视网膜下增殖膜缠绕,视网膜折叠可能部分粘连。应先处理视网膜下膜,以膜钩钩开视网膜周围的束状纤维条束并剪断,再以膜镊取出;或直接以眼内剪剪断后取出。完成视网膜下增殖膜的处理后,寻找视网膜前端开口,如开口处视网膜粘连,可以膜钩或膜镊分开,再从开口处向漏斗内注入黏弹剂分开视网膜,随着视网膜的展开,去除后极部视网膜前增殖膜,再去除周边部视网膜前增殖膜。当视网膜恢复弹性,变得柔软,再切断巩膜伤口处嵌顿的视网膜与正常视网膜之间的联系,注入重水展开视网膜。

如果做视网膜切开,下方切开的两侧边缘至少应该达到 4 点和 8 点,如在视网膜瘢痕处切开,切开缘应超过视网膜瘢痕 1 个钟点,故下方视网膜切开至少需要达到 150°~180°。在视网膜切开前,需要电凝拟切开处视网膜,切开处的视网膜血管需要充分电凝止血,再沿电凝边缘切开视网膜。切开处的前部视网膜需要完全去除,以避免过多残余视网膜诱发虹膜新生血管,或者进一步增殖,导致睫状体脱离和低眼压的发生。

当重水展平视网膜后,应该对视网膜切开后缘或所有松解性视网膜切开边缘进行光凝。对无晶状体眼或人工晶状体眼,视网膜部分切开或 360° 视网膜切开眼,激光均能很好地完成。而对透明晶状体眼,行视网膜部分切开的两端边缘有时难以充分光凝,需要弯头激光越过晶状体或者结合冷凝来完成,但一定要注意冷凝的量,以免加重术后 PVR(图 8-8)。

视网膜 360° 切开可能出现视网膜旋转,可将重水大部分取出,在少量重水下,以带硅胶头的笛针轻轻挪动视网膜,将视网膜反向旋转,恢复视网膜正常位置。

视网膜 360° 切开或超过 180° 的视网膜部分切开,可能出现视网膜滑脱,可以硅油 - 重水交换替代气体 - 重水交换来避免。

基底部玻璃体在正常情况下附着紧密,随着

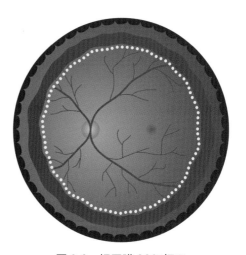

图 8-8　视网膜 360° 切开

PVR 的发展,基底部玻璃体也发生变化,纤维增生、变粗变韧,难以切除干净。如果不考虑行视网膜切开,可联合环扎术;如裂孔位于下方周边,可在该处植入巩膜外加压物。

对于透明晶状体眼,是否保留晶状体需要根据情况来定。如果前 PVR 较重,最好还是将晶状体摘除(不保留囊膜),晶状体的切除有利于基底部玻璃体的处理,以减少术后残余玻璃体增生、视网膜环形收缩和前移位的可能。当然,如果考虑行 360° 视网膜切开,也可保留透明晶状体。

PVR 眼的玻璃体视网膜手术后,一般需要注入硅油,其目的是避免术后 PVR 持续发展。硅油的取出一般在术后 3~6 个月,此时 PVR 已完全停止。取出硅油前详细作眼底检查,视网膜是否完全复位,所有裂孔及视网膜切开边缘激光或冷凝反应是否确切,有无低眼压等。严重的 PVR 行 360° 视网膜切开眼,如果术后持续低眼压,硅油最好长期存留于玻璃体腔内。

五、硅油填充眼下方视网膜脱离

在硅油填充眼,术后 PVR 常表现为下方视网膜浅脱离。具有这种 PVR 特征的视网膜脱离,其原因有多方面。硅油的眼内填充不可能完全,在玻璃体腔下方留有空隙,由于重力原因,各种细胞因子、生长因子及炎性细胞可聚集在这个空隙中,刺激视网膜周边增殖膜(前PVR)继续增生,或视网膜内增殖出现视网膜短缩,导致原裂孔不能闭合,或闭合后再次开放,或者牵拉出新的裂孔,导致下方视网膜浅脱离,进一步出现视网膜下增殖。

如下方视网膜浅脱离发生较早(术后 1~2 个月内),视网膜增殖不明显,或增殖仅仅发生在极周边,可行巩膜环扎外垫压术,待视网膜复位后再沿加压嵴补充光凝。如果下方视网膜浅脱离发生时间较长,下方玻璃体视网膜增生严重,黄斑脱离或后极部视网膜脱离即将波及黄斑,需要将硅油取出,剥除所有存在的视网膜前膜或视网膜下膜,必要时行下方周边视网膜切开,激光封闭所有的视网膜裂孔和视网膜切开缘,再次注入硅油。如果视网膜脱离未波及黄斑区,黄斑在较长时间处于复位状态,也可将二次手术推迟,直到增殖膜成熟,再行二次手术。

六、药物辅助治疗

柔红霉素、5- 氟尿嘧啶用来减少术后 PVR 的发生,但是并不能降低已经发生 PVR 患眼术后的复发率;联合肝素和 5- 氟尿嘧啶可降低 PVR 高危眼术后 PVR 的发生率,但并不能降低再手术率;同时,抗代谢药物在抑制炎症细胞增殖的同时,对正常视网膜组织的毒性不容忽视。球旁注射激素(甲基泼尼松龙 40mg 或曲安奈德 40mg),眼内注入曲安奈德(2~4mg)或激素缓释剂(ozurdex)可减少术后炎症,抑制术后 PVR 发展,但仍然缺少可以减少术后PVR 发生的证据。

小　　结

1. PVR 是长时间的孔源性视网膜脱离后，眼内发生的创伤愈合过程，可加重视网膜脱离的程度。Machemer 的 PVR 分期及对 PVR C 级收缩类型的描述，有利于对 PVR 预后的判断和手术术式的选择。

2. 周边视网膜裂孔和早期的极周边轻度增殖，可考虑巩膜扣带术，环扎后玻璃体腔缩小，可以抵消 PVR 形成导致的视网膜短缩。术中需要放出所有视网膜下液，如未发现明确裂孔，外加压物的放置需要结合病史及周边增殖情况来确定。

3. 玻璃体视网膜手术的时机主要决定于视网膜脱离是否累及黄斑，以及视网膜前膜是否成熟。视网膜前膜尚未成熟的 PVR 类型，如具有行巩膜扣带术的可能，可以先行巩膜扣带术，如选择玻璃体视网膜手术，在初次玻璃体视网膜手术中尽量不做全视网膜切开。

4. PVR 处理策略是先处理视网膜表面增殖膜，再处理视网膜下增殖膜，如果前 PVR 难以解除或仅部分解除，或下方周边视网膜广泛增殖，可考虑行全视网膜切开或部分视网膜切开；如果存在视网膜内增殖，需要行松解性视网膜切开。

5. 硅油填充眼术后出现的下方视网膜浅脱离。术后早期（术后 1~2 个月内）可行环扎外垫压术或玻璃体视网膜手术。如果下方视网膜脱离发生时间较长，玻璃体视网膜增殖严重，需要再次玻璃体视网膜手术。

问题和展望

PVR 是孔源性视网膜脱离术后复发最重要的原因。加强公众对孔源性视网膜脱离的认识，早诊断早治疗，加强医务人员的业务水平，以提高孔源性视网膜脱离的一次治愈率，是减少 PVR 最重要的措施。随着未来玻璃体视网膜手术的完善和有效抑制术后 PVR 增生的药物出现，PVR 的发生率和严重程度将会逐渐下降。

参 考 文 献

[1] Gupta D, Ching J, Tornambe P E. Clinically undetected retinal breaks causing retinal detachment: A review of options for management. Surv Ophthalmol, 2018, 63(4): 579-588.

[2] Minihan M, Tanner V, Williamson T H. Primary rhegmatogenous retinal detachment: 20 years of change. Br. J. Ophthalmol, 2001, 85: 546-548.

[3] Kadyan A, Sharma A. Recent trends in the management of rhegmatogenous retinal detachment. Surv Ophthalmol, 2008, 53: 50-67.

[4] Wei Y, Wu G, Xu K, Wang J, Zu Z, Wang R. The outcomes of scleral buckling versus re-vitrectomy for the treatment of recurrent inferior retinal detachment in silicone oil tamponade eyes. Acta Ophthalmol, 2016, 94(7): 624-628.

［5］ Wei Y,Zhou R,Xu K,et al. Retinectomy vs vitrectomy combined with scleral buckling in repair of posterior segment open-globe injuries with retinal incarceration. Eye(Lond),2016,30(5):726-730.

［6］ Wei Y,Wang N,Chen F,et al. Vitrectomy combined with periocular/intravitreal injection of steroids for rhegmatogenous retinal detachment associated with choroidal detachment. Retina,2014,34(1):136-141.

［7］ Sharma T,Gopal L,Reddy R K,et al. Primary vitrectomy for combined rhegmatogenous retinal detachment and choroidal detachment with or without oral corticosteroids:a pilot study. Retina,2005,25:152-157.

［8］ Wei Y,Zhou R,Wang X,et al. The effect of single periocular injection of methylprednisolone and drainage of suprachoroidal fluid in the treatment of rhegmatogenous retinal detachment combined with choroidal detachment. Eye(Lond),2019,33(9):1387-1392.

［9］ Chang J S,Marra K,Flynn H W Jr.,et al. Scleral buckling in the treatment of retinal detachment due to retinal dialysis. Ophthalmic Surg Lasers Imaging Retina,2016,47(4):336-340.

［10］ Jan S,Hussain Z,Khan U,et al. Retinal detachment due to retinal dialysis:surgical outcome after scleral buckling. Asia Pac J Ophthalmol(Phila),2015,4(5):259-262.

［11］ Shunmugam M,Ang G S,Lois N. Giant retinal tears. Surv Ophthalmol,2014,59(2):192-216.

［12］ Hocaoglu M,Karacorlu M,Ersoz M G,et al. Vitrectomy with silicone oil tamponade for retinal detachment associated with giant retinal tears:Favourable outcomes without adjuvant scleral buckling. Acta Ophthalmol,2019,97(2):e271-e276.

［13］ Moradian S,Ahmadieh H,Faghihi H,et al. Comparison of four surgical techniques for management of pseudophakic and aphakic retinal detachment:a multicenter clinical trial. Graefes Arch Clin Exp Ophthalmol,2016,254(9):1743-1751.

［14］ Kon C H,Asaria R H,Occleston N L,et al. Risk factors for proliferative vitreoretinopathy after primary vitrectomy:a prospective study. Br. J. Ophthalmol,2000,84:506-511.

［15］ Machemer R,Aaberg T M,Freeman H M,et al. An updated classification of retinal detachment with proliferative vitreoretinopathy. Am. J. Ophthalmol,1991,112:159-165.

［16］ Hocaoglu M,Karacorlu M,Muslubas I S,et al. Peripheral 360 degree retinotomy,anterior flap retinectomy,and radial retinotomy in the management of complex retinal detachment. Am J Ophthalmol,2016,163:115-121.

［17］ Banaee T,Hosseini S M,Eslampoor A,et al. Peripheral 360 degrees retinectomy in complex retinal detachment. Retina,2009,29(6):811-818.

［18］ Kwon O W,Song J H,Roh M I. Retinal detachment and proliferative vitreoretinopathy. Dev Ophthalmol,2016,55:154-162.

［19］ Schachat A P. Ryan's retina. 6th ed. New York:Elsevier,2018:544-549.

第九章 玻璃体积血及眼底血管性疾病

第一节 玻璃体积血概述

玻璃体积血是常见的视力下降的原因,出血可以位于玻璃体凝胶内,也可位于脱离的玻璃体后皮质之后。玻璃体积血可继发于视网膜缺血所致的视网膜新生血管破裂(如增生性糖尿病视网膜病变、视网膜静脉阻塞和视网膜静脉周围炎等),也可继发于正常视网膜血管的破裂(伴或不伴有视网膜裂孔的形成和视网膜脱离),多出现在急性玻璃体后脱离发生时。此外,别处的出血也可弥散到玻璃体腔,如:继发于脉络膜新生血管的视网膜下出血(年龄相关性黄斑变性和息肉样脉络膜血管病变)、脉络膜上腔出血、Terson 综合征的内界膜下出血等。其他的玻璃体积血包括视网膜大动脉瘤的破裂。儿童时期的玻璃体积血主要见于外伤,其他可见于早产儿视网膜病变等。其他少见的病因包括:家族性渗出性视网膜病变,青少年视网膜劈裂,中间部葡萄膜炎,其他葡萄膜炎及肿瘤等。

玻璃体积血在玻璃体凝胶中最初形成凝血块,继而发生纤维蛋白溶解,血红蛋白进一步降解释放出含铁血黄素,将玻璃体凝胶染成赭黄色或橙黄色,随着时间推移,颜色逐渐变淡,玻璃体凝胶可成白色外观;如果玻璃体反复积血,玻璃体凝胶中具有不同时期的积血,可呈现出不同的颜色外观。位于脱离的玻璃体后皮质之后的积血,可以凝血形态或以液化的形态(血池),位于玻璃体后皮质与视网膜之间的空间。

玻璃体积血的常见原因如下:

- 增生性糖尿病视网膜病变;
- 视网膜静脉阻塞;
- 眼外伤;
- 玻璃体后脱离;
- 视网膜裂孔及孔源性视网膜脱离;
- 湿性年龄相关性黄斑变性和息肉样脉络膜血管病变;

- Terson 综合征；
- 视网膜静脉周围炎（Eales 病）；
- 眼内肿瘤；
- 视网膜大动脉瘤破裂；
- Coats 病；
- 早产儿视网膜病变；
- 视网膜毛细血管瘤（包括 Von Hippel-lindau 综合征）；
- 视网膜中央静脉阻塞；
- 视网膜劈裂；
- 中间部葡萄膜炎。

第二节　糖尿病视网膜病变及其相关并发症

糖尿病视网膜病变的基本病变是视网膜微血管病变,高血糖导致视网膜毛细血管周细胞丢失、基底膜增厚,周细胞的死亡和血管细胞间连接的丢失,导致内皮细胞增生形成微血管瘤;进一步,完全丢失周细胞和内皮细胞导致无细胞毛细血管形成;随着功能毛细血管的丧失,供应这些毛细血管的终末小动脉闭塞,可出现视网膜内微血管异常(intraretinal microvascular abnormality,IRMA),进一步导致视网膜新生血管的发生。伴随着视网膜缺血缺氧,血管内皮生长因子 A(vascular endothelial growth factor A,VEGF-A)与其他血管生成因子增加,成为糖尿病视网膜病变进展的主要原因。

糖尿病包括两种类型:1 型糖尿病(胰岛素依赖性)和 2 型糖尿病(胰岛素非依赖性)。糖尿病患者 20 年后发生糖尿病视网膜病变的概率大约为 98%,其中,1 型糖尿病更容易发生增生性糖尿病视网膜病变,2 型更容易发生糖尿病黄斑水肿。眼底激光治疗为糖尿病视网膜病变的主要治疗手段,减少了 50% 患者视力丧失的机会;即使这样,在糖尿病视网膜病变中,每年仍然有 5% 的患眼因为玻璃体积血和牵拉性视网膜脱离需要行玻璃体视网膜手术。

一、糖尿病视网膜病变的分期及其临床意义

糖尿病视网膜病变严重性分期:
- 无明显视网膜病变；
- 轻度非增殖性糖尿病视网膜病变:仅有微血管瘤；
- 中度非增殖性糖尿病视网膜病变:介于轻微和严重的非增生性糖尿病视网膜病变之间,可能有棉绒斑和视网膜静脉串珠样改变；
- 重度非增殖性糖尿病视网膜病变:眼底 4 个象限均有弥散性视网膜内出血(多于 20

处),或 2 个象限有静脉串珠样改变,或至少在 1 个象限出现 IRMA(视网膜内微血管异常);

- 增殖性糖尿病视网膜病变:虹膜、房角、视盘或视网膜出现新生血管,玻璃体积血／视网膜前出血。

轻度和中度非增殖性糖尿病视网膜病变,以随诊观察为主。非增殖性糖尿病视网膜病变进一步发展,眼底可见 4 个象限均有视网膜内出血(>20 出血点),或 2 个象限有视网膜静脉串珠样改变,或至少在 1 个象限出现 IRMA,提示进入重度非增殖性糖尿病视网膜病变阶段,发展为增殖性糖尿病视网膜病变的风险为 45%。达到任何一个这样的标准,可以考虑行早期的全视网膜光凝或密切随诊;如果达到 2 个甚至 3 个这样的标准(极重度非增殖性糖尿病视网膜病变),强烈推荐行全视网膜光凝。既往国内有学者建议无灌注区面积 >6 个视盘面积(FFA 检查)为全视网膜光凝的指征。国外学者对全视网膜光凝的指针更加严格,对高危 PDR 患眼才采取全视网膜光凝治疗;高危 PDR 包括:距视盘 1 个视盘直径范围内有新生血管,面积超过 1/4~1/3 个视盘面积,伴或不伴有玻璃体积血或视网膜前出血;或者范围不广泛的视盘新生血管且伴有玻璃体积血或视网膜前出血;或者视网膜其他部位新生血管,面积≥1/4 个视盘面积,且伴有玻璃体积血或视网膜前出血。

对于增殖性糖尿病视网膜病变,除全视网膜光凝以外,可以考虑抗 VEGF 替代治疗(以持续的抗 VEGF 治疗替代全视网膜光凝)。DRCR.Net 的一项为期 5 年的研究,比较了全视网膜光凝和抗 VEGF 治疗(雷珠单抗)糖尿病视网膜病变的疗效。2 年的结果显示:单纯接受雷珠单抗治疗并随访 2 年后平均视力提高 2.8 个字母,而单纯全视网膜光凝仅提高了 0.2 个字母;雷珠单抗组视野损害、黄斑水肿的发生、接受玻璃体视网膜手术的概率均低于全视网膜光凝组。随后 5 年的结果显示:抗 VEGF 治疗组和全视网膜光凝组的绝大多数患者均能保持较好的视力,但抗 VEGF 治疗组视野损害和黄斑水肿的发生率显著低于全视网膜光凝组。这个结果提示:抗 VEGF 治疗可以达到全视网膜光凝相似的治疗作用,成为糖尿病视网膜病变治疗的新方法。由于抗 VEGF 药物较短的半衰期,糖尿病视网膜病变患者需要接受多次抗 VEGF 治疗,在完成 5 年随访的病例中,雷珠单抗组 1~5 年平均注射次数为 7.1 (±2.2)、3.3(±2.9)、3.0(±2.8)、2.9(±2.7)和 2.9(±2.8)。此外,根据近年来的 Meta 分析显示,抗 VEGF 治疗并不会增加系统性不良事件的风险,确定了抗 VEGF 治疗的全身安全性。因此,尽管全视网膜光凝是糖尿病视网膜病变治疗的"金标准",未来抗 VEGF 治疗在糖尿病视网膜病变治疗中的地位将越来越重要,未来抗 VEGF 治疗可能替代全视网膜光凝,成为糖尿病视网膜病变治疗的新方法。

二、增殖性糖尿病视网膜病变的玻璃体视网膜手术指征

在没有行全视网膜光凝,或者全视网膜光凝不完全的增殖性糖尿病视网膜病变眼中,新生血管可沿着没有发生玻璃体后脱离或异常玻璃体后脱离的玻璃体后皮质生长,形成纤维血管膜。在玻璃体后脱离时,脱离的玻璃体后皮质对未脱离粘连紧密的纤维血管膜牵拉,

可导致新生血管破裂,形成玻璃体积血和视网膜前出血。纤维血管膜进行性收缩和牵拉,进一步牵拉视网膜,导致牵拉性视网膜脱离;或牵拉出视网膜裂孔,形成牵拉合并裂孔性视网膜脱离(混合性视网膜脱离)。失去了完成全视网膜光凝的机会,则需要行玻璃体视网膜手术。

具体的手术指征如下。

(一) 玻璃体视网膜手术指征(1992 年)

1. 持续的玻璃体积血;

2. 黄斑区的牵引性视网膜脱离;

3. 合并牵引性和裂孔性视网膜脱离;

4. 全视网膜光凝后,进行性纤维血管增生。

(二) 玻璃体视网膜手术指征的变化

近年来,随着玻璃体视网膜手术设备的不断更新,手术技术的不断完善,手术成功率越来越高,对增殖性糖尿病视网膜病变的玻璃体视网膜手术理念也发生了一些变化。针对增殖性糖尿病视网膜病变的手术指征,也有了一些变化。

具体如下:

1. 持续的玻璃体积血(图 9-1)　玻璃体积血可进入玻璃体凝胶,也可位于玻璃体后皮质之后。由于 50% 左右的玻璃体积血在 3 个月以上可自行吸收,故传统玻璃体积血的手术指征为:1 型糖尿病玻璃体积血在 3 个月之内不吸收,2 型糖尿病玻璃体积血在 6 个月之内不吸收,可考虑玻璃体视网膜手术。在等待玻璃体积血吸收过程中,没有处理的新生血管随着时间推移可进一步发展,导致反复出血、牵引性视网膜脱离及新生血管性青光眼,1 型糖尿病患者在长时间的等待中更容易出现并发症。故目前针对早期玻璃体积血的手术指征为:

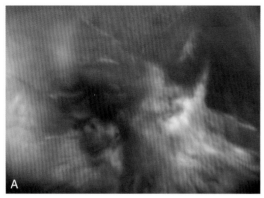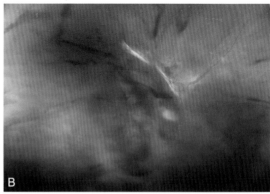

图 9-1　持续的玻璃体积血

A:玻璃体积血;B:玻璃体积血合并纤维血管增殖

（1）初次就诊就存在玻璃体积血，先前没有完成全视网膜光凝的患眼，如积血在 1 个月内不吸收，且没有吸收迹象的 1 型糖尿病患者，可考虑玻璃体视网膜手术；对 2 型糖尿病患者出现的玻璃体积血，观察时间可以略长一些。

（2）在玻璃体积血观察期间，B 超提示发生完全的玻璃体后脱离，眼底检查或 B 超提示没有纤维血管膜牵拉，可以考虑抗 VEGF 治疗，以加快玻璃体积血的吸收。

（3）在玻璃体积血观察期间，如果出现以下情况需要紧急行玻璃体视网膜手术：①B 超提示后极部视网膜脱离；②出现虹膜新生血管；③血影细胞性或新生血管性青光眼（出现虹膜新生血管或新生血管性青光眼，需要术前抗 VEGF 治疗）。

2. 致密的黄斑前玻璃体积血（图 9-2） 比较特殊的一类为致密的黄斑前玻璃体积血，积血位于异常玻璃体后脱离的玻璃体后皮质之后，呈圆形或椭圆形。该处积血可能突破玻璃体后皮质到玻璃体腔，或随着玻璃体后脱离范围的扩大而自行吸收。有学者主张如果黄斑前玻璃体积血在 1 个月内不吸收，可考虑玻璃体视网膜手术，理由是玻璃体积血可刺激纤维增生，并且以视网膜内界膜或玻璃体后皮质为支架，使黄斑区视网膜皱缩，导致牵引性黄斑脱离。通过玻璃体视网膜手术清除积血，解除玻璃体对黄斑的牵拉，同时完成全视网膜光凝（如后极部新生血管旺盛，术前可考虑抗 VEGF 治疗）。

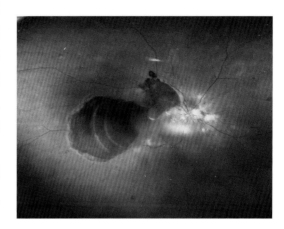

图 9-2 黄斑前致密的玻璃体积血

对于致密的黄斑前玻璃体积血，也可先完成全视网膜光凝，在此期间观察黄斑前玻璃体积血的情况。如不能自行吸收，黄斑前积血为非凝固状态，可以 Nd:YAG 激光行玻璃体后界膜切开术，引流黄斑前玻璃体积血，在积血弥散到玻璃体腔以后，将逐渐被吸收。还有一种办法，就是眼内注入长效气体（C_3F_8），俯卧位，利用气体的表面张力，将黄斑前积血挤到黄斑周围而逐渐吸收。

3. 黄斑区的牵引性视网膜脱离

（1）新近累及黄斑的牵引性视网膜脱离需要紧急行玻璃体视网膜手术，术后视力恢复在一定程度上取决于黄斑脱离的时间。如牵引性视网膜脱离即将累及黄斑或引起黄斑变形，需要尽快安排手术（图 9-3）。

（2）比较特殊的一类患者，没有玻璃体积血和黄斑部视网膜脱离，但存在玻璃体黄斑牵引（图 9-4）。虽然一些学者认为早期的玻璃体切除可能对视力恢复更好一些，但玻璃体黄斑牵引有自行缓解的可能，应该注意此时患眼糖尿病视网膜病变的时期，如果在非增殖性糖尿病视网膜病变时期，不应急于手术；即使到了严重的非增殖性糖尿病视网膜病变时期，也

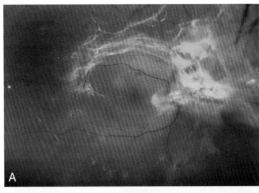

图 9-3　视网膜脱离即将累及黄斑

A:上方纤维血管膜牵引视网膜导致牵拉性视网膜脱离;B:OCT提示视网膜脱离接近黄斑中心凹

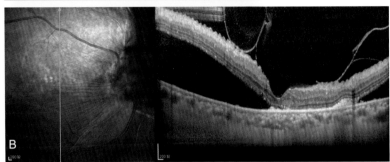

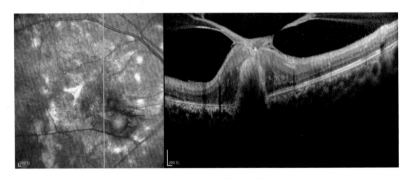

图 9-4　玻璃体黄斑牵拉

可先完成全视网膜光凝,同时观察玻璃体黄斑牵引的变化,如无自行缓解的可能,再行玻璃体视网膜手术。

（3）慢性的黄斑牵引性视网膜脱离,没有完成或虽已完成全部或大部分全视网膜光凝,仍然存在活动性的新生血管和进行性增生,可行玻璃体视网膜手术;由于黄斑视网膜脱离时间过长（6 个月 ~1 年）,视锥感受器大部分凋亡,术后视力一般恢复不理想或不能恢复,手术的目的是保存残留视力,防止新生血管性青光眼的发生（图 9-5）。

（4）长期的黄斑牵引性视网膜脱离,已完成全视网膜光凝,没有活动性的新生血管和进行性增生,是否手术应考虑黄斑脱离的时间,再确定玻璃体视网膜手术（图 9-6）;如黄斑脱离

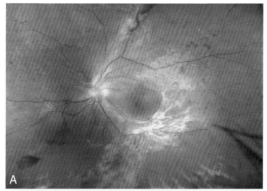
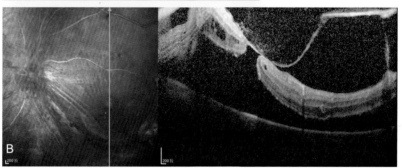

图 9-5　没有完成 PRP 的黄斑牵引性视网膜脱离

A：慢性的黄斑牵引性视网膜脱离；B：慢性的黄斑牵引性视网膜脱离合并黄斑裂孔

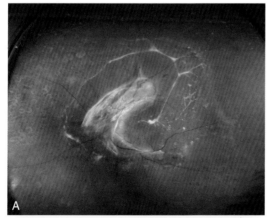
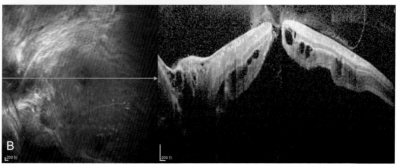

图 9-6　已经完成 PRP 的黄斑牵引性视网膜脱离

A：长期的黄斑牵引性视网膜脱离；B：长期的黄斑牵引性合并黄斑裂孔性视网膜脱离

的时间已超过 1 年,即使完成玻璃体视网膜手术,术后视功能也没有提高的可能。此种情况需密切观察,如果虹膜、视网膜和视盘出现活动性新生血管,可考虑补充光凝,或行玻璃体视网膜手术。

4. 黄斑外的牵引性视网膜脱离

(1) 对于有活动性增生的周边视网膜脱离,如果先前没有行全视网膜光凝,广泛的增生及视网膜脱离不利于全视网膜光凝的完成,应尽快安排玻璃体视网膜手术(图 9-7)(如纤维血管膜新生血管旺盛或广泛,可考虑术前 1~5 日抗 VEGF 治疗)。

(2) 周边存在局部视网膜脱离和增生,已完成全部或大部分全视网膜光凝,如果没有活动性增生,需密切观察,如果局部视网膜脱离范围扩大,黄斑脱离或虹膜红变,需尽快安排手术。

5. 牵引性合并裂孔性视网膜脱离　牵引性合并裂孔性视网膜脱离需要紧急行玻璃体视网膜手术,而无须考虑是否累及黄斑(图 9-8)。裂孔多位于后极部,同时存在牵拉因素,故一般不考虑巩膜扣带术。长期的牵引性和裂孔性视网膜脱离,除纤维血管增生外,往往合并视网膜下增生,使手术变得异常困难(如纤维血管膜已经退行性改变,术前不需要抗 VEGF 治疗)。

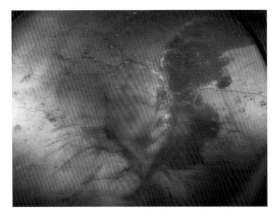
图 9-7　黄斑外的牵引性视网膜脱离

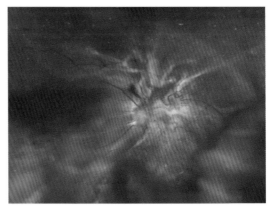
图 9-8　牵引合并孔源性视网膜脱离

6. 进行性纤维血管增生　对全视网膜光凝无反应的增殖性糖尿病视网膜病变,常见于血糖没有很好控制的年轻的 1 型糖尿病患者,在全视网膜光凝后,新生血管和纤维血管仍然进行性增生,需行玻璃体视网膜手术。术后大部分患眼视盘及视网膜新生血管消退,手术能达到较好的效果。当然,这种情况应该小心一些,因为必须确定先前的全视网膜光凝量及观察时间是否足够,这在全视网膜光凝后的早期是较难确定的(术前或术中可考虑抗 VEGF 治疗)。

7. 对其他治疗无反应的顽固性糖尿病黄斑水肿　如果顽固性糖尿病黄斑水肿是玻璃体黄斑牵引、黄斑前膜或拉紧的玻璃体后皮质导致的,玻璃体视网膜手术解除牵拉后可以消除黄斑水肿(术中抗 VEGF 治疗)(图 9-9)。而对于非牵拉因素所致的糖尿病黄斑水肿,

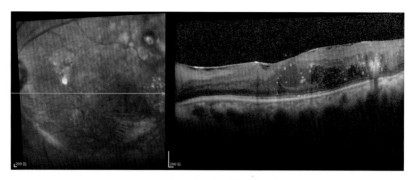

图 9-9　合并黄斑前膜的黄斑水肿

是否行玻璃体视网膜手术存在争议。

8. 针对屈光介质混浊的新生血管性青光眼,可采取白内障摘除或者联合玻璃体视网膜手术,术中行全视网膜光凝,联合或不联合抗青光眼手术(术前抗 VEGF 治疗)。

长期的黄斑脱离,黄斑缺血,缺血性视神经病变,合并视网膜中央静脉阻塞,虹膜红变和新生血管性青光眼都提示预后不好。

三、增殖性糖尿病视网膜病变的玻璃体视网膜手术技术

增殖性糖尿病视网膜病变的玻璃体视网膜手术,患者除了高血糖以外,常常伴随着高血压、高血脂,甚至肾功能障碍,有的患者长期服用抗凝药物,长期接受加入肝素的血液透析治疗,对这类高风险患者,围手术期的安全非常重要。

糖尿病患者术前的血糖控制,要求空腹血糖不超过 8mmol/L,餐后 2 小时血糖不超过 10mmol/L。对血糖难以控制的患者,如果血糖不能超过 13mmol/L,一般不会出现相关的并发症。如果需要短时间内将一个极高的血糖控制在手术允许范围,一般来说是可以的,但需要了解患者是否存在心脏问题(病史、心电图和心脏彩超)以及是否存在电解质问题。

如果患者长期使用玻立维(氯吡格雷)或华法林抗凝治疗,建议术前在内科医生指导下停用,暂时以肝素替代治疗。长期服用抗凝药物(如阿司匹林),长期接受加入肝素的血液透析治疗,如果出血时间(BT)、凝血时间(CT)以及凝血四项[凝血酶原时间(PT)、活化部分凝血活酶时间(APTT)、凝血酶时间(TT)和纤维蛋白原(FIB)]正常,可以考虑实施手术,是否停用阿司匹林可由内科医生决定。

肾功能异常没有一个绝对的指标,如果全身情况还可以,单纯的肾功能异常,建议血肌酐控制在 500μmol/L 以内,对于合并其他全身情况,还要注意患者的电解质和血液系统状况,最好在术前有内科医生的全面评估。对于肾功能衰竭进行血液透析治疗的患者,可以选择在两次透析之间进行手术,术前和术后采用不加肝素的血液透析。肾功能衰竭的患者是否可以局麻或全麻下手术,可由麻醉师进行术前评估。

(一) 晶状体切除

针对增殖性糖尿病视网膜病变的玻璃体视网膜手术,一些学者认为玻璃体切除后,虹膜红变的发生率在有晶状体眼为 8%~26%,而在无晶状体眼为 31%~53%,主张尽量保留晶状体。另一些学者认为在玻璃体视网膜手术中不保留晶状体,有利于更完全地切除前部玻璃体和剥除靠前的纤维血管膜,完成一个充分的全视网膜光凝,有利于减少术后虹膜新生血管的发生。

笔者认为,随着全视网膜镜的使用,剥除靠前的纤维血管膜,光凝至极周边视网膜,都不是太困难的事情。所以,如果晶状体透明或者晶状体混浊的程度,尚未影响手术和对术后的随访观察,可以先保留晶状体,有利于术后补充激光。

如晶状体混浊的程度已经影响手术和对术后的随访观察,可采取超声乳化或超声粉碎摘除,手术方式取决于术者对两种技术的掌握情况;如考虑植入人工晶状体,则保留囊袋,环形撕囊口尽量大一些,皮质需抽吸干净;术中全视网膜光凝(尤其周边)应充分,否则术后难以补充激光。如不植入人工晶状体,应将晶状体囊袋完全去除,残留的囊袋在术后与虹膜粘连,影响瞳孔散大,囊袋边缘在术后还发生混浊、收缩,将影响术后对周边眼底的观察,以及影响术后周边眼底光凝的补充。

(二) 玻璃体切除

1. 完全的玻璃体后脱离　在增殖性糖尿病视网膜病变中,发生完全的玻璃体后脱离不常见,多见于合并高度近视的眼睛,其增殖常常比较轻。如果存在纤维血管增殖,纤维血管膜多位于周边。术中首先切除晶状体/或人工晶状体后面的血性玻璃体,以获得清晰的视野;如果玻璃体积血浓厚,看不到眼底,可在后脱离的血性玻璃体的鼻上方切开一孔洞,从该处吸出玻璃体后皮质之后的积血,直到能看到下方的视网膜,逐渐扩大孔洞,直到完全切除玻璃体。基底部的血性玻璃体,可以在巩膜外顶压下(助手辅助)尽可能地切除;如果基底部的玻璃体积血比较浓厚,和晶状体周边及基底部视网膜黏附较紧,难以看见其下的视网膜,这个部位的玻璃体可适当残留,以免术中损伤晶状体,或损伤视网膜形成医源性裂孔。基底部玻璃体残留的多少,取决于能不能完成一个充分的全视网膜光凝,以确保术后新生血管消退,避免新的新生血管发生,否则基底部玻璃体可能成为新生血管生长支架,形成纤维血管膜牵拉周边视网膜,导致反复玻璃体积血;或者发生新生血管性青光眼。

2. 异常玻璃体后脱离　术中首先切除晶状体/人工晶状体后血性玻璃体,以获得清晰的视野;逐渐增加吸力切除轴心部玻璃体,此时可以看到没有完全脱离的玻璃体后皮质。没有完全脱离的玻璃体后皮质,特点之一:在后极部常常有 1 到多个局部粘连,粘连部位往往在视盘或大血管弓附近,是视盘新生血管或视网膜新生血管进入玻璃体腔的部位,可以玻璃体后皮质为支架,在局部后皮质或大部分后皮质上形成纤维血管膜;特点之二:在大血管弓和赤道部之间,玻璃体可发生完全的后脱离,而在玻璃体基底部,可形成纤维血管膜;特点之三:玻璃体后皮质的表面可能会残留血性玻璃体,其下可能有凝固的血凝块,或有不凝固的陈旧积血形成的血池。

玻璃体切除可以由后向前,也可以由前向后。由前向后,即由血管弓和赤道部之间,在玻璃体已经后脱离的地方开始玻璃体切除,再处理后极部的病变。也可以选择由后向前,首先寻找后极部脱离的玻璃体后皮质上存在的裂孔;如果玻璃体后皮质完整,可以在脱离的玻璃体后皮质上切开一小孔洞,由此吸出凝血块或血池中的积血,玻璃体后皮质与视网膜之间的层次将变得清晰。如果玻璃体后皮质和视网膜之间空间较大,可以切割头由这个孔洞开始,在玻璃体视网膜粘连部位之间,逐步扩大范围,切除整个玻璃体后皮质,从而缓解玻璃体视网膜牵拉。如空间较小,也可先使用眼内膜钩或剪刀进入,轻轻剥离,扩大玻璃体后皮质和视网膜之间的间隙,松解玻璃体后皮质后切除之;基底部血性玻璃体,可在巩膜外顶压下,尽可能切除干净。

对已广泛增殖的纤维血管膜可结合膜分割技术(segmentation)和膜分层切除技术(delamination)切除。当纤维血管膜和视网膜之间有空间,并且多个玻璃体视网膜粘连部位之间的"桥"有较大空隙时,可将切割头伸入"桥"下,进一步分层,再进行膜分割(图9-10);

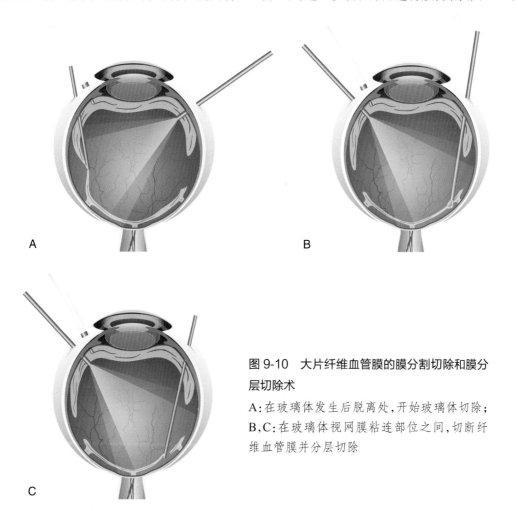

图9-10 大片纤维血管膜的膜分割切除和膜分层切除术

A:在玻璃体发生后脱离处,开始玻璃体切除;
B,C:在玻璃体视网膜粘连部位之间,切断纤维血管膜并分层切除

如果纤维血管膜与视网膜粘连较紧,可使用眼内膜钩或剪刀,伸到膜与视网膜之间,寻找空隙并扩大空隙,再以垂直剪或水平剪,剪断视网膜各粘连点之间形成的纤维血管膜"桥";纤维血管膜从而被游离切断成几个小的"岛状膜"留在视网膜上。电凝(或不电凝)"小岛"的血管中心,以切割头将"小岛"蚕食缩小即可,或在血管中心表面,彻底切除残余"小岛"(图9-11)。

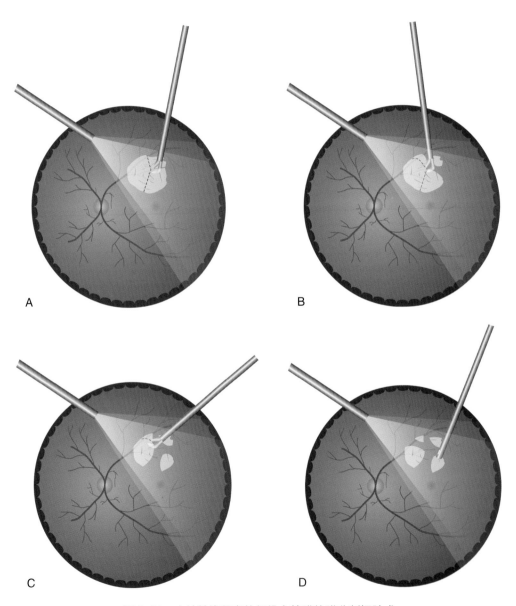

A

B

C

D

图9-11 小片粘连紧密的纤维血管膜的膜分割切除术

A~C:以垂直剪寻找纤维血管膜与视网膜之间的缝隙并沿缝隙剪开;D:松解纤维血管膜后分层切除

在这类手术中,比较困难的是剥除纤维血管膜与视网膜形成的大片粘连斑块,需要以眼内膜钩或眼内剪刀寻找纤维血管膜边缘与视网膜之间的微小空隙,伸入膜钩或剪刀钝性分开;当难以发现空隙时,需要以垂直剪或水平剪,锐性分开纤维血管膜边缘与视网膜之间的粘连,此时容易出现医源性裂孔,应该小心操作。

也可采用双手操作技术,做第4(单一吊顶灯)或第5切口(双吊顶灯),在吊顶灯下(或助手持导光),术者一手以眼内镊抓住膜,另一只手以水平剪分开纤维血管膜和视网膜之间的粘连并扩大缝隙,在纤维血管膜新生血管根部剪断和视网膜血管之间的联系,从而将纤维血管膜松解剥除之。双手剥膜技术,有利于大面积纤维血管膜的剥除,尤其对新生血管活跃的大片纤维血管膜,可以做到完整的剥除,与膜分割技术相比,具有更少的出血概率(图9-12)。

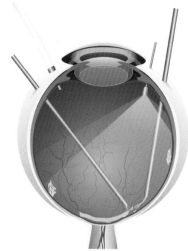

图9-12 双手剥除纤维血管膜

采用23/25/27G经平坦部三切口玻璃体切除术,其基本操作原理还是相同的。采用25/27G的切割头,或者采用斜面设计的切割头(倾斜60°时,切割头顶端与开口的距离仅为0.228 6mm),对贴近视网膜的纤维血管膜,仅仅以切割头,就可以完成膜的分层、分割和切除。此外,采用更加纤细的23/25G垂直剪,可同时起到膜钩和眼内剪的作用,减少了器械的使用,节省了手术时间。

3. 没有发生玻璃体后脱离 如果没有发生玻璃体后脱离,新生血管较少,或者形成的纤维血管膜较小,孤立的发生在基底部后缘,或孤立的发生在大血管分叉处,形成局部的玻璃体视网膜粘连。可以按照常规做玻璃体后脱离的方法,以玻璃体切割头在视盘边缘吸住并拉起玻璃体后皮质,当拉起玻璃体后皮质时,一定要慢一点儿、幅度小一点儿,仔细观察大血管弓及其分叉处,若无新生血管进入玻璃体后皮质形成玻璃体视网膜粘连,可逐渐扩大后脱离范围。如果存在新生血管导致的玻璃体视网膜粘连,这种粘连比较紧密,强行牵拉容易导致新生血管或正常血管破裂出血,或出现视网膜裂孔或视网膜脱离。一种比较好的方法,就是避开紧密粘连处(新生血管根部),先分开其他部位的玻璃体后皮质,当接近紧密粘连处,以切割头围绕新生血管根部切除已经松解的玻璃体后皮质,从而切断玻璃体后皮质与新生血管根部之间的联系,再继续扩大玻璃体后脱离范围,将玻璃体后皮质全部切除。

另外一种情况是新生血管由视盘开始,向视网膜蔓延,形成大片的纤维血管膜。这种情况处理比较困难,如果术前患眼已经完成或部分完成全视网膜光凝,新生血管已经退变,可沿视盘边缘,以垂直剪锐性分离并环形切开纤维血管膜,从环形切开处开始,由后向前,在纤维血管膜与视网膜形成的粘连之间做放射状切开,进一步向前分离纤维血管膜。与视盘疏松粘连的纤维血管膜可以膜镊直接去除,而固定在视盘上的纤维血管膜可以切割头缩小,断端以电凝止血(图9-13)。如果术前患眼没有做过视网膜光凝,眼内纤维血管膜上新生

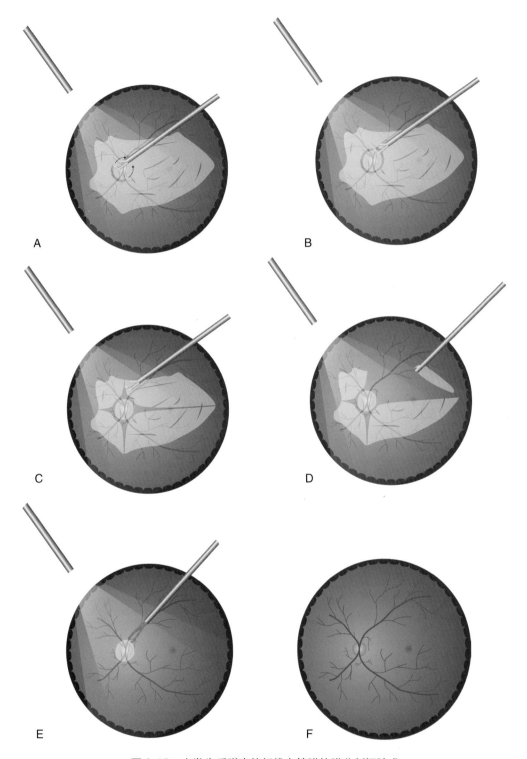

图 9-13 未发生后脱离的纤维血管膜的膜分割切除术

A,B:以垂直剪沿视盘剪开纤维血管膜;C:再由后向前放射状剪开纤维血管膜;D:松解纤维血管膜后逐块分层切除;E:撕除视盘表面残留的纤维血管膜;F:完成纤维血管膜的剥除

血管广泛而活跃,这样的手术是有风险的,因为剥除这样的膜需要一定时间,每个粘连点最初轻微的渗血,到了手术后期,就可能变成难以控制的出血;针对这样的情况,术前 1~5 日眼内注射抗 VEGF 药物,可使术中出血量减少,手术变得安全一些。

4. 如果使用悬浮式角膜接触镜,在视网膜远周边部,分离和去除纤维血管膜比较困难,需要助手帮助,在巩膜压陷下完成(手术技术和前述相同),相对而言,在全视网膜镜下完成更容易一些。如果周边视网膜牵引不能缓解,可联合巩膜扣带术,如果巩膜扣带术不足以缓解周边牵引,是否行视网膜切开需要慎重考虑。一般来讲,在切断所有粘连点之间的纤维血管膜后,视网膜之间的牵拉就可松解,只有当纤维血管膜与视网膜粘连紧密,难以去除,或合并视网膜内增生,视网膜难以复位,才考虑行松解性视网膜切开。

(三) 眼内光凝

在增殖性糖尿病视网膜病变的玻璃体视网膜手术中可以眼内激光行全视网膜光凝,可以使眼内新生血管退缩,使裂孔周围视网膜和脉络膜产生粘连、封闭裂孔。在无晶状体眼或人工晶状体眼中,通过巩膜压陷,可光凝到锯齿缘附近;在晶状体存在时,通过全视网膜镜或巩膜压陷,使用弯头眼内激光也可以获得一个比较周边的光凝。在严重缺血的增殖性糖尿病视网膜病变眼,获得一个完全的光凝是必要的。牵拉性视网膜脱离松解后,局部常常有浅的视网膜脱离,不能完成光凝,可以重水覆盖,先完成后极部及赤道后的光凝,再行气体 - 液体交换,在气体下完成赤道前和基底部的光凝。

(四) 引流视网膜下液

在牵拉性视网膜脱离解除后,如果视网膜下液较少,视网膜无裂孔,可不考虑引流视网膜下液。长期的牵拉性视网膜脱离,如果视网膜下液较多,视网膜无裂孔,应谨慎考虑是否引流视网膜下液,这种视网膜下液比较黏稠,如果不引流,需要较长时间才能吸收,会影响术中和术后激光完成。如果引流,又必须完全切除玻璃体和考虑眼内填充物的使用。

(五) 视网膜冷凝

术中的视网膜冷凝常常用于保留晶状体的周边视网膜裂孔。术后补充视网膜冷凝仅仅用于瞳孔不能散大、或人工晶状体眼,荧光素眼底血管造影显示视网膜新生血管未能消退,或出现虹膜红变及新生血管性青光眼,又无法补充光凝的患眼。由于抗 VEGF 药物的出现,以及玻璃体视网膜手术的应用,采用全视网膜冷凝治疗新生血管性青光眼的方法已逐渐减少。

(六) 眼内填充的选择和方法

详见第五章第二节。

四、糖尿病黄斑水肿

糖尿病黄斑水肿(diabetic macular edema,DME)定义为:在黄斑中心一个视盘直径内存在视网膜增厚或硬性渗出,包括局灶性黄斑水肿和弥散性黄斑水肿,有时还伴随着黄斑缺血的存在(图 9-14)。

有临床意义的黄斑水肿(CSME)定义为具有下列中的任一项:

- 视网膜增厚距离黄斑中心凹 500μm 内;
- 视网膜硬性渗出距离黄斑中心凹 500μm 内,并伴有视网膜增厚;
- 视网膜增厚的范围为 1 个或 >1 个视盘面积,且和中心凹的距离 <1 个视盘直径。

凡是有"临床意义的黄斑水肿"都需要进行治疗,而无须考虑视力因素。在 CSME 治疗的初期,首选治疗是黄斑格栅样光凝,除此之外,最新的激光治疗还可选择微脉冲激光。在抗 VEGF 药物出现并开始应用于治疗黄斑水肿以后,逐步替代了黄斑格栅样光凝,成为一线的治疗方法。

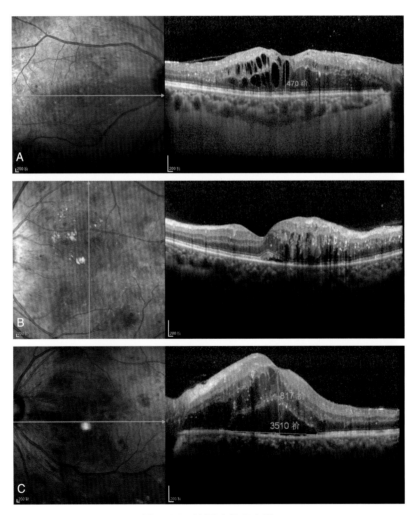

图 9-14　糖尿病黄斑水肿

A:伴有黄斑前膜的糖尿病黄斑水肿;B:无黄斑牵拉的黄斑水肿;C:糖尿病黄斑水肿伴视网膜下积液

除抗 VEGF 治疗以外,可以玻璃体腔内注射曲安奈德(TA)或地塞米松缓释剂(ozurdex);激素和抗 VEGF 药物相比,作用的持续时间更长,但有加快白内障发展和眼压升高的风险,因此不做一线使用药物。

顽固的糖尿病黄斑水肿,当药物或激光治疗效果不明显时,可考虑玻璃体视网膜手术。同时,通过相干光断层成像(OCT)对预后作一判断,对存在黄斑牵引的局灶性黄斑水肿,玻璃体视网膜手术效果较明显,而对不存在黄斑牵引的弥散性黄斑水肿,玻璃体视网膜手术应慎重。术中对是否撕除视网膜内界膜存在争议,一些学者认为内界膜剥除完全解除了玻璃体视网膜牵拉,抑制了胶质细胞增生;另一些学者认为内界膜的剥除有导致黄斑裂孔形成的风险。

黄斑水肿玻璃体视网膜手术的依据:

- 具有糖尿病黄斑水肿的患眼中,玻璃体后脱离发生率明显低于没有糖尿病黄斑水肿的患眼;
- 自发性的玻璃体黄斑分离,可导致黄斑水肿消退;
- 另外,至少 25% 以上黄斑水肿对黄斑格栅样光凝不起作用。

在糖尿病黄斑水肿的玻璃体视网膜手术中,需要完全地切除玻璃体,以免周边残留的玻璃体成为新生血管的支架,牵拉周边视网膜。如果联合白内障摘除人工晶状体植入,环形撕囊直径要略大一些,选择的人工晶状体光学面直径也要大一些,同时在远周边部眼底做预防性光凝。以免术后由于虹膜后粘连瞳孔无法散大,或环形撕囊口收缩,或后发性白内障形成无法完成较大的后囊膜切开,在增殖性糖尿病视网膜病变出现时,无法完成一个充分的全视网膜光凝。

黄斑水肿治疗之前,常规行荧光素眼底血管造影检查了解黄斑缺血的情况,黄斑水肿合并黄斑缺血,抗 VEGF 药物和激素的治疗效果差;格栅样光凝也不宜应用在合并黄斑缺血的 CSME 患者;如存在黄斑缺血,将限制玻璃体视网膜手术的治疗效果。

小 结

1. 糖尿病视网膜病变严重程度分期,有利于糖尿病视网膜病变的随诊和治疗:轻度及中度非增殖性糖尿病视网膜病变需要随诊观察;重度非增殖性糖尿病视网膜病变建议行全视网膜光凝治疗;增殖性糖尿病视网膜病变,尤其当病变接近高危 PDR 时,则需要全视网膜光凝或是抗 VEGF 替代治疗。

2. 在增殖性糖尿病视网膜病变中,持续的玻璃体积血;黄斑区的牵引性视网膜脱离;黄斑外的牵引性视网膜脱离即将累及黄斑;牵引性合并裂孔性视网膜脱离;全视网膜光凝后,进行性纤维血管增生及新生血管性青光眼;需要玻璃体视网膜手术治疗。

3. 增殖性糖尿病视网膜病变的玻璃体视网膜手术:包括膜分割技术、膜分层切除技术以及双手剥膜技术;23/25G 经平坦部三切口玻璃体切除术和吊顶灯的应用,极大地缩短了手术时间。

4. 有"临床意义的黄斑水肿"的治疗包括:玻璃体腔注射抗 VEGF 药物、玻璃体腔注射激素或黄斑格栅样光凝,针对顽固的糖尿病黄斑水肿可行玻璃体视网膜手术。

问题和展望

在增殖性糖尿病视网膜病变的玻璃体视网膜手术前,是否眼内注射抗 VEGF 药物仍然存在争议,抗 VEGF 药物可能促进增生性糖尿病视网膜病变的纤维血管增生,存在对已发生缺血的视网膜血供潜在影响等问题。但抗 VEGF 药物对糖尿病视网膜微循环影响的最终结论,还需要进一步的研究和更多循证医学的证据。

如果术前患眼已做过全部或大部分全视网膜光凝,一般来说,大部分新生血管会退化,存在的活跃新生血管也不会太广泛,术中出血绝大部分是可以控制的,术前不需要眼内注射抗 VEGF 药物。

如果术前没有做过全视网膜光凝,但病程较短,纤维血管膜薄和轻微或不显著,B 超提示玻璃体完全后脱离或大部分后脱离,术前不需要眼内注射抗 VEGF 药物。

对于一个熟练的术者,如果术中很好地控制血压,即使术前眼内没有注射抗 VEGF 药物,也能很好地完成 PDR 的玻璃体视网膜手术。即使术前眼内注射抗 VEGF 药物,如果术中血压控制不好,或者手术粗暴,也可能术中出现难以控制的出血,或者术后发生大的视网膜出血或玻璃体积血。故围手术期全身情况的控制,在 PDR 的玻璃体视网膜手术中尤其重要。

当然,如果眼内纤维血管膜上新生血管广泛而活跃,玻璃体后脱离又没有发生,完成这样的手术是有风险的,术前眼内注射抗 VEGF 药物,使纤维血管膜上活跃的新生血管消退,术中出血会大大减少,手术变得安全一些。

第三节 视网膜静脉阻塞

视网膜静脉阻塞(retinal vein obstruction,RVO)发生的主要危险因素包括:高龄(65 岁以上)、高血压、高血脂、糖尿病、获得性或遗传性血液高凝状态、闭塞性血管炎等。

一、视网膜分支静脉阻塞

视网膜分支静脉阻塞(branch retinal vein occlusion,BRVO)常为单侧发病,其对侧眼发生率在 5%~6%。BRVO 多发生在颞侧,发生在鼻侧者常常无症状;初期视力较差,从 0.5 至 <0.1 不等;随着时间推移,视力普遍提高,大部分有 2 至多行视力提高。急性特征在 6~12 个月后逐渐消退,进入慢性阶段,血管硬化,残留少许出血及硬性渗出。在 1 年内,5%~15% 的患眼可出现黄斑水肿,其中 18%~41% 可自行吸收。新生血管发生在 22%~29% 的 BRVO

患眼(常常发生在 6~12 个月,也可在 3 年内发生),一般不会发生新生血管性青光眼。玻璃体积血发生在 41% 的 BRVO 患眼(发生时间不详)。侧支循环的建立常常发生在发病后 6~12 个月,最终视力的恢复取决于阻塞静脉引流的情况及黄斑缺血的严重程度。

黄斑水肿是 BRVO 患者视力下降的重要原因,也是眼科治疗的重点。黄斑水肿对 BRVO 视力影响较大,长期的黄斑水肿可导致光感受器不可逆的损伤,黄斑水肿的治疗包括:玻璃体腔注射抗 VEGF 药物,玻璃体腔注射 TA 或 ozurdex,以及黄斑格栅样光凝;对顽固的黄斑水肿可采取玻璃体切除术。BRIGHTER 研究提示抗 VEGF 药物(雷珠单抗)治疗 BRVO 合并黄斑水肿的 2 年疗效明显优于激光治疗(黄斑格栅样光凝)。临床中我们还发现,早期积极地抗 VEGF 治疗,除治疗黄斑水肿外,还可避免或减少急性期 BRVO 向缺血型 BRVO 进展(图 9-15)。

扇形光凝可预防新生血管(视网膜或视盘)的发生,或促使已出现的新生血管消退,从而预防玻璃体积血的发生。激光治疗的指征:国内的经验是无灌注区面积 >5 个视盘面积,其理由是缺血型 BRVO 有发生新生血管和玻璃体积血的风险,扇形光凝可减少新生血管的发生。国外主张激光治疗应在新生血管(视网膜或视盘)出现之后,其理由之一:虽然无灌注区面积 >5 个视盘面积具有发生新生血管的危险,但仍有 64% 的缺血型 BRVO 眼,没有发生新生血管;理由之二:在出现新生血管之后进行光凝,新生血管消退较好,而在光凝之

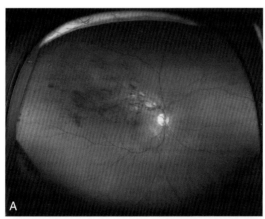

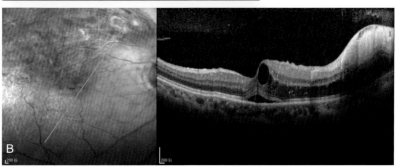

图 9-15　视网膜分支静脉阻塞

A:视网膜分支静脉阻塞;B:视网膜分支静脉阻塞合并黄斑水肿

后出现的新生血管,再进行光凝,新生血管难以消退。故对于无灌注区面积 >5 个视盘面积的缺血型 BRVO 眼,在 1~2 年内,应每 3 个月随诊 1 次,如出现视盘或视网膜新生血管,可完成扇形光凝。

玻璃体积血是 BRVO 患者视力下降的另一重要原因,也是玻璃体视网膜手术治疗的重点。

首次出现的玻璃体积血可观察 1~3 个月,如积血无吸收迹象可采取玻璃体视网膜手术。在玻璃体积血观察期间,应定期行眼前节、眼压及眼部 B 超检查,如玻璃体积血反复发生,B 超提示存在玻璃体视网膜牵拉或视网膜脱离,或出现血影细胞性青光眼,应该提前行玻璃体视网膜手术。

在玻璃体视网膜手术之前,常规行眼部 B 超检查,除了确定有无玻璃体视网膜牵拉及视网膜脱离外,还可确定玻璃体后脱离是否发生,以及脱离的玻璃体后皮质后是否有积血等(图 9-16A,B)。

如果存在完全的玻璃体后脱离,其手术方式基本上和增殖性糖尿病视网膜病变一致,术中首先切除晶状体 / 人工晶状体后玻璃体,以获得清晰的视野;此时可见后脱离的血性玻璃体;在后脱离的血性玻璃体的鼻上方切开一孔洞(图 9-16C),从该处吸出玻璃体后皮质之后的积血(如果存在),直到能看到下方的视网膜,逐渐扩大孔洞,直到完全切除玻璃体。如果玻璃体积血比较浓厚,和晶状体周边及基底部视网膜黏附较紧,难以看见其下视网膜,这个部位的玻璃体切除可适当残留少许,以免术中损伤晶状体,或损伤视网膜形成医源性裂孔。需要注意的有三点,首先尽量减少切口处玻璃体的残留,尤其在缺血区附近,以免术后发生切口处玻璃体的增生,牵拉出裂孔;其次术中尽量减少器械进出切口的次数,尤其当玻璃体比较黏稠,而缺血区的视网膜比较脆弱,器械反复进出容易牵拉出医源性裂孔;最后,在缺血区行扇形光凝时,周边光凝要充分,可以弯头激光从另一侧切口越过晶状体光凝周边视网膜,以补充光凝的不足(图 9-16D)。

如果存在异常玻璃体后脱离,在未发生后脱离的地方,视网膜新生血管常常由此处伸入玻璃体后皮质,形成纤维血管膜。可出现玻璃体对纤维血管膜的牵拉,纤维血管膜对局部视网膜的牵拉,导致局部视网膜血管悬空或浅的视网膜脱离,甚至牵拉出视网膜裂孔。术中首先切除发生后脱离的血性玻璃体,再从前向后切除未发生后脱离处的血性玻璃体,仔细切除残留在新生血管膜表面的血性玻璃体,从而解除玻璃体与新生血管膜的联系。此时可以清晰确定纤维血管膜和视网膜之间的关系,以膜分层和分割技术剥除纤维血管膜,解除纤维血管膜对视网膜的牵拉,再完成扇形光凝。如有视网膜浅脱离,可在重水辅助下完成缺血区及裂孔周围光凝,如为有晶状体眼,可以弯头激光从另一侧切口越过晶状体光凝周边视网膜。根据术中情况,可选择惰性气体、硅油眼内填充或不填充。

其他治疗包括鞘膜切开术,BRVO 多发生在动 - 静脉交叉处,该处动 - 静脉位于共同的鞘膜内,硬化的动脉管壁可能压迫静脉管腔,导致静脉阻塞的发生。鞘膜切开后理论上可以松解对静脉的压迫,提高 BRVO 的预后,但目前仍然没有充分的证据,证实该术式能提高

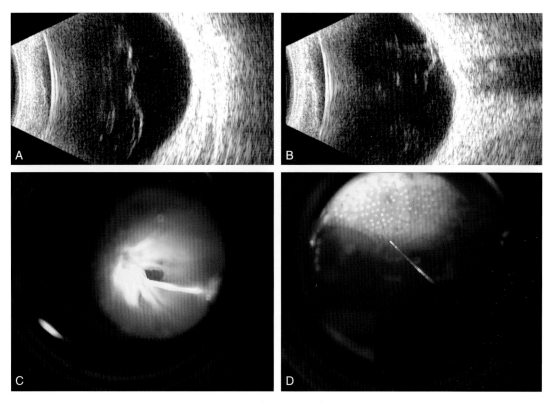

图 9-16 视网膜分支静脉阻塞合并玻璃体积血

A,B:B 超提示玻璃体积血,玻璃体不全后脱离,玻璃体视网膜牵拉;C:术中将后脱离的血性玻璃体切除一孔洞;D:术中完成扇形光凝

BRVO 患者的视力。

其他治疗包括血液稀释疗法,低血液容积率有利于降低血液黏滞度和红细胞聚集,提高视网膜微循环和灌注,但治疗的有效性需要进一步证实。

小 结

1. 黄斑水肿和玻璃体积血是 BRVO 患者视力下降的重要原因,也是眼科治疗的重点。

2. 扇形光凝可预防新生血管(视网膜或视盘)的发生,或促使已出现的新生血管消退,从而预防玻璃体积血的发生。激光治疗的指征:国内的经验是无灌注区面积>5 个视盘面积,国外主张激光治疗应在新生血管(视网膜或视盘)发生之后。

3. 黄斑水肿的治疗包括:玻璃体腔注射抗 VEGF 药物或激素(TA 或 ozurdex),黄斑区格栅样光凝,对顽固的黄斑水肿可采取玻璃体切除术。

4. 首次出现的玻璃体积血可观察 1~3 个月,如积血无吸收迹象可采取玻璃体视网膜手术;在玻璃体积血观察期间,如玻璃体积血反复发生,B 超提示存在玻璃体视网膜牵拉或视网膜脱离,或出现血影细胞性青光眼,应提前采取玻璃体视网膜手术。

5. 鞘膜切开后理论上可松解对静脉的压迫,但仍然没有充分的证据证实该术式能提高BRVO 患者的视力;血液稀释疗法的有效性需要进一步证实。

二、视网膜中央静脉阻塞

视网膜中央静脉阻塞(central retinal vein occlusion,CRVO)分为缺血型(20%)和非缺血型(图 9-17),缺血型定义为视网膜无灌注区的面积至少达到 10 个视盘面积。急性期可根据

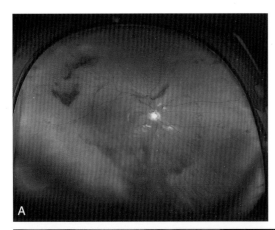

图 9-17 视网膜中央静脉阻塞

A:合并玻璃体积血;B:合并黄斑水肿;C~E:FFA提示臂视网膜循环时间延长,46.07 秒仍见静脉层流,晚期视盘高荧光,血管荧光着染

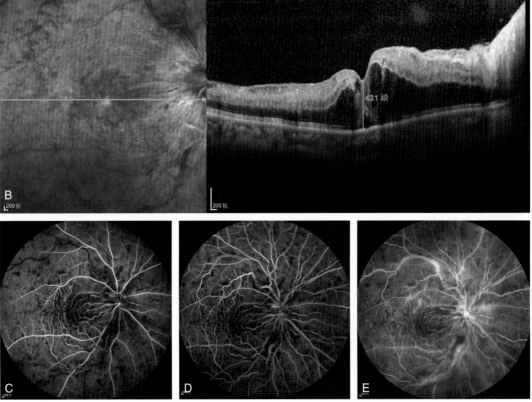

临床症状来初步确定（Hayreh 分型），缺血型多表现为：视力 <0.1，存在相对性传入性瞳孔阻滞（relative afferent pupillary defect，RAPD），眼底检查可见视盘充血水肿、视网膜出血多而浓密且范围广，静脉高度迂曲扩张，出没于水肿、浓厚出血的视网膜中。视网膜电图（ERG）提示 b 波振幅明显降低，b/a 值明显下降。视野检查提示大而浓密的中心或旁中心暗点，周边视野缩小。

CRVO 中影响视力的因素包括：黄斑水肿、黄斑缺血、玻璃体积血和新生血管性青光眼。非缺血型 CRVO，30% 的黄斑水肿随着时间推移自行消退，没有 NVG 的发生。34% 非缺血型 CRVO 可在 3 年内转化为缺血型 CRVO。缺血型 CRVO 相对于非缺血型 CRVO，在疾病起始和进展过程中视力更为糟糕，在 15 个月中，缺血型 CRVO 至少有 23% 出现新生血管性青光眼（neovascular glaucoma，NVG）。总体来说，CRVO 发生玻璃体积血极为少见，5% 的对侧眼在 1 年中可能发生视网膜静脉阻塞。

长期的黄斑水肿可导致光感受器不可逆的损伤，非缺血型 CRVO 的黄斑水肿自然消退仅仅占到 30%，故黄斑水肿是非缺血型 CRVO 临床治疗的一个重点。此外，在 3 年中，至少 1/3 的非缺血型 CRVO 将转化为缺血型，5% 的对侧眼在 1 年中可能发生 RVO，故防止非缺血型 CRVO 转化和对侧眼发生 RVO 也是治疗的一个重点。最后，由于至少有 23% 缺血型 CRVO 发生新生血管性青光眼，故预防和治疗 NVG 也是重点之一。

视网膜中央静脉阻塞的发病机制：在筛板后的视神经中，视网膜中央动脉和静脉平行排列，具有共同的组织鞘膜，两者在穿过刚硬的筛板时，将对静脉形成自然的压迫作用。故视网膜中央静脉阻塞的栓子常常发生在筛板和紧邻筛板的视网膜中央静脉管腔。

全身性的血管疾病是 CRVO 发生的危险因素，包括高血压、糖尿病，此外，血液学的异常如血液高凝状态也是重要的危险因素。在相对年轻（<60 岁）的 CRVO 患者中，血液高凝状态和血管炎症在 CRVO 中可能起到了更为重要的作用。

CRVO 血流动力学改变包括：血流缓慢、血黏度的增加和血管腔的改变，导致视网膜中央静脉血流的停滞和继发性血栓形成，同时存在的视网膜动脉供血不足或阻塞在缺血型 CRVO 中起到一定作用。急性堵塞时，视网膜中央静脉血栓的形成在筛板水平，在这里，血栓黏附在缺乏内皮细胞的血管壁上，进而，在静脉上出现内皮细胞增生和炎症细胞浸润，静脉在堵塞后 1~5 年可发生再通。

开角型青光眼也是 CRVO 发病的重要危险因素，CRVO 常常合并开角型青光眼的发生，增加的眼压加重了视网膜中央血管的供血不足。此外，缺血型视神经病变，视盘倾斜，视盘玻璃膜疣和视盘牵引综合征导致的视盘变形和压迫也增加了 CRVO 发生的概率。

针对上述发病机制，提出了一些治疗方法，如放射状视盘切开术，在玻璃体切除后，跨玻璃体腔切开视网膜中央静脉在巩膜出口处的鼻侧巩膜环，以松解对静脉血管的压力。另外一种术式为组织纤溶酶原激活剂（t-PA）视网膜静脉内注入术，在完成玻璃体切除后，在分支静脉中注射 t-PA 溶栓。以上两种方法能改善部分患者的术后视力及黄斑水肿，但不能改变视网膜中央血管血流,术后新生血管性青光眼发生率增加。

玻璃体内注射 t-PA(50μg)是一种比较简单的方法,其优点是全身不良反应小,也没有明显的眼内并发症,但是 t-PA 并不能显著改变最终的灌注状态。

全身给予低剂量的 t-PA,50mg 静脉注射是更为简单的治疗方法,在使用之前应注意全身情况。全身溶栓治疗的排除标准包括:严重的高血压,出血障碍,1 周内进行了大血管穿刺和眼内注射,4 周内进行了手术、活检和创伤,3 个月内有胃肠道或泌尿生殖器官出血,心内膜炎或心瓣膜疾病,不稳定心绞痛,心衰,肾功能不足,妊娠,年龄 >70 岁,严重的高血压、糖尿病视网膜病变。

另一种全身治疗方法为血液稀释疗法:采用 6% 羟乙基淀粉 250ml 静滴,同时静脉切开放血,静脉放血量取决于血细胞比容(血细胞比容 40%~45%,放全血 250ml;血细胞比容 >45%,放全血 500ml)。

一项研究认为:在 CRVO 早期采用低剂量的 r-tPA 溶栓治疗和血液稀释疗法相比,对视力的恢复更好一些。在严格掌握适应证的基础上,可以采用溶栓疗法,同时在使用期间严格观察全身情况(APTT 范围 60~80 秒)。

脉络膜视网膜静脉吻合术:通过氩激光或 Nd:YAG 激光击穿视网膜分支静脉后壁和 Bruch 膜,让血液分流到脉络膜循环。在成功的病例中,可以看到邻近部分脉络膜血管扩张,治疗血管远端变窄。并发症包括:立即的视网膜内、视网膜下出血和玻璃体积血。长期的并发症包括:玻璃体积血不能吸收、视网膜表面血管增生、继发性新生血管化、牵引性视网膜脱离。治疗后视力恢复是有限的。在缺血型 CRVO,由于该术式将增加纤维血管并发症,故不主张使用。

除此之外,可使用血管扩张剂己酮可可碱,以提高阻塞血管灌注,加强侧支循环形成。对于考虑病因为炎症因素所致,可全身给予激素治疗,如不宜给予激素,可予以免疫抑制剂。

最后,应注意对存在的高眼压或青光眼治疗,但应避免使用拟交感神经药降低眼压。

黄斑区格栅样光凝对 CRVO 黄斑水肿无效,目前有效的治疗包括:玻璃体腔注射抗 VEGF 药物或激素(TA 或 ozurdex);对顽固的黄斑水肿可采取玻璃体切除联合或不联合内界膜撕除。玻璃体腔注射抗 VEGF 药物或激素需要反复注射,眼内注射激素还可带来眼压增高的风险,可能加重 CRVO 视网膜中央血管血流灌流不足。玻璃体切除术可带来解剖学的成功,但对视力提高并无作用。

CRVO 行全视网膜光凝的目的是防止虹膜新生血管及新生血管性青光眼的发生,无论视网膜新生血管、视盘新生血管或虹膜新生血管的出现,均为全视网膜光凝的指征。对 CRVO 患者,定期检查虹膜、房角、眼底及行 FFA 检查;一旦出现新生血管,应尽快完成全视网膜光凝。对依从性差或随访困难的缺血性 CRVO 患者,如果存在广泛的视网膜无灌注区(面积超过 10 个视盘面积),应尽快完成全视网膜光凝。完成后每月随访,3 个月后复查

FFA,激光量不足时需补充光凝。

对 CRVO 并发的新生血管性青光眼,可给予玻璃体腔内注射抗 VEGF 药物,1 周后行全视网膜光凝,全视网膜光凝后根据眼压情况再行处理。如房角开放,高眼压可考虑药物、激光和手术治疗;如房角粘连关闭,多需要手术控制眼压,手术方式包括:复合式小梁切除术、引流钉植入术或引流阀植入术及睫状体光凝术。

CRVO 合并玻璃体积血,一般比较少见,可行玻璃体切除 + 全视网膜光凝。如果有虹膜新生血管,伴有或不伴有眼压升高,可给予玻璃体腔内注射抗 VEGF 药物,1 周后行玻璃体切除 + 全视网膜光凝,术中可根据眼压及房角情况决定是否联合睫状体光凝术。

小　结

1. 视网膜中央静脉阻塞(CRVO)中影响视力的因素包括:黄斑水肿、黄斑缺血、玻璃体积血和新生血管性青光眼。缺血型 CRVO 可出现新生血管性青光眼(NVG),非缺血型 CRVO 没有 NVG 的发生。

2. 在筛板后的视神经中,视网膜中央动脉和静脉平行排列,具有共同的组织鞘膜,两者在穿过刚硬的筛板时,将对静脉形成自然的压迫作用;全身性的血管疾病包括血液高凝状态和血管炎症在 CRVO 中可能起到重要的作用。静脉在堵塞后 1~5 年可发生再通。

3. 针对 CRVO 的发病机制,提出了一些治疗方法:如放射状视盘切开术,组织纤溶酶原激活剂(t-PA)视网膜静脉内注入术,玻璃体内注射 t-PA,全身给予低剂量的 t-PA,血液稀释疗法和脉络膜视网膜静脉吻合术等;这些治疗的有效性和安全性尚存在一些问题。

4. 黄斑区格栅样光凝对 CRVO 黄斑水肿无效,有效的治疗包括:玻璃体腔注射抗 VEGF 药物或激素,对顽固的黄斑水肿可采取玻璃体切除联合或不联合内界膜撕除。

5. 在缺血性 CRVO 中,可行全视网膜光凝,以防止新生血管性青光眼的出现;无论视网膜新生血管、视盘新生血管或虹膜新生血管的出现,均为全视网膜光凝的指征。对依从性差或随访困难的缺血性 CRVO 患者,如果存在广泛的视网膜无灌注区(无灌注区面积超过 10 个视盘面积),应尽快完成全视网膜光凝。

6. CRVO 并发的新生血管性青光眼,可给予玻璃体腔内注射抗 VEGF 药物,全视网膜光凝后根据眼压情况再行处理;CRVO 合并玻璃体积血,可行玻璃体切除 + 全视网膜光凝;如果有虹膜新生血管,可给予玻璃体腔内注射抗 VEGF 药物,行玻璃体切除 + 全视网膜光凝,术中可根据眼压及房角情况决定是否联合睫状体光凝术。

问题和展望

同 CRVO 一样,BRVO 仍然存在缺血性和非缺血性的问题,缺血性 BRVO 的新生血管可沿着没有发生后脱离的玻璃体生长,形成纤维血管膜,在发生玻璃体后脱离的过程中,可导致新生血管破裂出血,形成玻璃体积血;此外,纤维血管膜进一步收缩牵拉,形成牵拉性视网膜脱离和视网膜裂孔。在扇形光凝后，大部分病例视盘或视网膜新生血管消退，病情不再继续发展；而小部分病例的新生血管仍然持续存在，增生仍在进一步发展，是否需要眼内注射抗 VEGF 药物，或扩大视网膜光凝范围，还需要更多的临床证据支持。

针对缺血性 CRVO，目前的治疗仅仅为了防止新生血管性青光眼的发生，而如何提高患者的最终视力，还没有一个很好的方法。未来视网膜干细胞移植如果能取得突破性进展，可能突破缺血性 CRVO 治疗上的瓶颈。

第四节　继发于脉络膜新生血管的视网膜下出血

一、年龄相关性黄斑变性

年龄相关性黄斑变性（age-related macular degeneration，AMD）导致不可逆视力损伤，是发达国家 50 岁以上人群致盲的主要原因，其发病率随着年龄增长逐渐增加。

其临床特征如下：

- 存在中等大小的玻璃膜疣（直径≥63μm）；

- 视网膜色素上皮（RPE）异常例如色素脱失或色素沉着；

- 以下特征存在任一：地图状视网膜色素上皮萎缩；视网膜下或色素上皮下脉络膜新生血管（CNV）；色素上皮脱离（pigment epithelium detachment，PED）合并／不合并神经上皮脱离；纤维胶质瘢痕组织、出血和渗出；网状假性玻璃膜疣等。

玻璃膜疣是年龄相关性黄斑变性的早期表现，AMD 分为萎缩型（干性型）及渗出型（湿性型）。

萎缩型 AMD 的发展过程：首先，后极部局部色素沉着、RPE 萎缩与玻璃膜疣同时存在；随后，出现边界清楚的圆形 RPE 萎缩，其下有不同程度的脉络膜毛细血管萎缩；最后，RPE 萎缩范围扩大，脉络膜毛细血管完全消失，可见其下大的脉络膜血管，先前的玻璃膜疣消失，呈现地图状萎缩，可出现 PED 及色素上皮撕裂。

渗出型 AMD 的主要特征为色素上皮下（1 型）或视网膜下（2 型）CNV，伴随着视网膜下出血和渗出。又根据荧光素眼底血管造影（FFA）将渗出型分为典型性 CNV 和隐匿性 CNV，隐匿性 CNV 可进一步分为纤维血管性 PED 和无源性晚期渗漏。

未经治疗的渗出型 AMD 可发生：

- 出血性 PED：CNV 破裂出血局限于 RPE 下，为暗红色圆形小丘状；出血可突破到视网膜下，在出血性 PED 周围出现不规则、颜色鲜红视网膜下出血。

- 玻璃体积血：CNV 破裂出血量较大，出血突破视网膜到达玻璃体腔，可导致玻璃体积血，这种情况一般较为少见。

- 视网膜下瘢痕（盘状瘢痕）：出血逐渐机化，最终形成盘状瘢痕。

● 巨大渗出：在一些具有盘状瘢痕的眼，CNV 可慢性渗漏，形成视网膜内或视网膜下的渗出，严重时可扩展到黄斑区以外。

治疗：针对萎缩型 AMD，可采用锌及抗氧化剂治疗，如 β - 胡萝卜素、玉米黄素、叶黄素、维生素 A、维生素 E 和硒，一项国外的研究表明，该治疗可延缓部分(26%)中等程度萎缩型 AMD 的进展。另一项研究提示菠菜等多叶蔬菜也可延缓萎缩型 AMD 的进展，其作用可能较弱。吸烟还可 2 倍增加 AMD 的发病率，此外在应用胡萝卜素治疗萎缩型 AMD 时，β - 胡萝卜素可增加吸烟患者肺癌的发生率，故应建议萎缩型 AMD 患者戒烟。

针对渗出型 AMD，黄斑中心凹外小的典型性 CNV 可采用氩激光治疗，位于黄斑中心凹的 CNV 采用光动力疗法(photodynamic therapy，PDT)治疗。近年来，由于抗 VEGF 药物的广泛应用，激光治疗和 PDT 治疗已大大减少。

哌加他尼钠(pegaptanib，macugen)为最早用于治疗 CNV 的药物，为 VEGF 抗体，特异性与 $VEGF_{165}$ 结合，从而阻断 $VEGF_{165}$ 与其受体结合；雷珠单抗(ranibizumab，lucentis)和贝伐单抗(bevacizumab，avastin)为稍后上市的 VEGF 抗体，能与 VEGF-A 所有异构体的相应受体结合，从而阻断其介导的信号转导。上述三种药物均能有效地治疗渗出型 AMD，以雷珠单抗和贝伐单抗效果更为明显，需要反复眼内注射。其中，雷珠单抗价格昂贵，反复眼内注射治疗费用高；贝伐单抗价格低廉，具有与雷珠单抗相同的治疗效果和安全性，虽然贝伐单抗眼内注射属于超适应证用药(off-label)，但部分眼底病专家仍然选择它治疗渗出型AMD。临床应用时，目前大部分医生选择强化—观察—延后的治疗措施，即连续 3 次眼内注射雷珠单抗 / 贝伐单抗(每月 1 次)后，观察眼部症状(视力和视物变形)及眼底变化(黄斑渗出和视网膜厚度)，再采取延后注射的方法，以减少眼内注射次数，两次注射间隔时间大约为 2~3 个月。

阿柏西普(aflibercept)和康柏西普为稍后出现的抗 VEGF 药物，能拮抗 VEGF-A、VEGF-B 和胎盘生长因子(PIGF)，用于眼内注射以治疗渗出型 AMD。根据国外的临床观察，阿柏西普与雷珠单抗和贝伐单抗相比，与 $VEGF_{165}$ 的亲和性更好，由于其分子量较大(115kDa)［介于雷珠单抗(48kDa)和贝伐单抗(149kDa)之间］，理论上比雷珠单抗眼内持续时间更长一些。在临床观察中，雷珠单抗、阿柏西普和康柏西普的效果无明显差异性。

对眼内注射抗 VEGF 药物患眼的 2 年随访表明，1/3 患者的视力提高了 3 行或 3 行以上。但是，对于黄斑下出血量较大且合并 RPE 脱离或 RPE 撕裂的患者，抗 VEGF 药物的治疗效果并不确切，需要采用其他的治疗手段来解决。

二、息肉样脉络膜血管病变

息肉样脉络膜血管病变(polypoidal choroidal vasculopathy，PCV)多发生在有色人种，50 岁以上，男女发病均等，可单眼或双眼发病。PCV 是一种原发性的脉络膜血管异常，内层脉络膜血管网的血管末端呈瘤样扩张或突起，形成眼底可见的单个或多个橘红色息肉样病灶(polyp)。在临床上,PCV分为三种类型:静止型、渗出型和出血型。

PCV的息肉样病灶主要位于黄斑区(69.5%),还可以出现在颞侧血管弓、视盘周围以及中周部眼底。当病变位于黄斑中心凹或附近,患者可主诉视力下降或视物变形,当合并黄斑下出血,视力下降可进一步加重。

当眼底能看见橘红色的脉络膜息肉样病灶时,FFA在息肉样病灶部位显示斑点状的高荧光,随着造影进程逐渐增强,晚期变得模糊;偶尔在息肉样病灶部位可见成簇的强荧光("葡萄串样"荧光),而当眼底大片出血时,息肉样病灶无法窥见,FFA仅表现为荧光遮蔽,此时吲哚青绿造影(ICGA)对PCV诊断至关重要。

PCV的ICGA特征为:脉络膜异常分支血管网(branching vascular network),呈扇形、伞状或放射状。在异常血管网的末端可见血管瘤样扩张结节("葡萄串样"荧光);有时也仅见孤立的较大息肉样病灶。在造影中期,息肉样病灶显示为完全充盈的强荧光(周围可存在低荧光晕);但随着造影过程的延长(晚期),囊腔样结构中的液体排空,而出现中间暗外周亮的影像("冲刷"现象),或者造影剂素滞留在息肉样病灶中并渗漏到周围组织。

PCV的OCT特征为:典型的PCV存在多个大的视网膜色素上皮脱离(PED)合并视网膜下积液,常常在大的PED附近有小的PED,或扁平的PED邻近有隆起的RPE层及视网膜下高反射物质,偶尔在En face成像中可以观察到分支血管网和息肉样病灶。

眼底检查可见视网膜下橘红色息肉样病变,OCT显示"驼背样(bent back)"PED改变,可考虑PCV;ICGA显示特征性的分支血管网或息肉样病灶,可以确诊PCV。

PCV病变可能是活性(active)的,也可能是非活性的(inactive);视力下降在5个或5个以上EDTR字母,视网膜下积液伴或不伴有视网膜内积液,RPE脱离,视网膜下出血,或发生荧光素渗漏,出现这些临床特征称为活性PCV;无论此时患眼是否出现眼部症状,活性PCV需要进行治疗。

对于黄斑外的息肉样病灶,可以氩红激光光凝治疗,眼底出现3~4级光斑为限,需要多次光凝治疗。对于黄斑区的息肉状病灶,可以选择抗VEGF治疗,也可以选择PDT治疗。对于PCV患者,抗VEGF治疗比PDT治疗视力恢复更好;但PDT治疗有更好的息肉样病灶消退率(71.4%),而雷珠单抗仅33%,阿柏西普连续使用3个月后息肉样病灶部分或完全消退率为48%和27%;但PDT治疗可导致视网膜下出血、分支血管网的反复渗漏、RPE撕裂及纤维瘢痕化。故针对PCV患者,推荐抗VEGF联合PDT治疗,在提高息肉样病灶消退率的同时,减少并发症的发生和提高患眼视力。

PCV合并黄斑下大量出血时,可见大片视网膜深层出血、出血性视网膜色素上皮脱离或出血性视网膜脱离;出血突破视网膜还未突破内界膜时,可出现内界膜下出血,进一步突破内界膜时,可形成玻璃体积血。根据出血量的多少,是否需要处理黄斑下或视网膜下出血,决定是否行玻璃体视网膜手术和采用不同的手术方法。

三、黄斑下出血的手术治疗

黄斑下出血常见于 AMD 和 PCV,如果视网膜下出血量少,仅仅局限于黄斑,定义为黄斑下出血(图 9-18)。

根据出血量分为:

- 小量黄斑下出血:出血范围在 1~4 个视盘面积;
- 中量黄斑下出血:出血范围超过 4 个视盘面积,不超过颞侧血管弓;

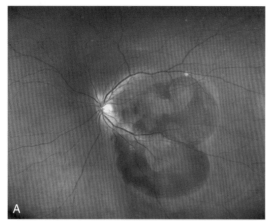

图 9-18 PCV 合并大量黄斑下出血

A:大量黄斑下出血;B:PCV 合并大量黄斑下出血;C:FFA 早期显示后极部出血遮蔽荧光,其间有一高荧光点,ICGA 早期显示后极部出血遮蔽荧光,其间有息肉样病灶

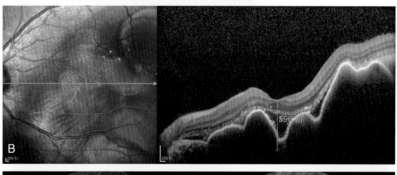

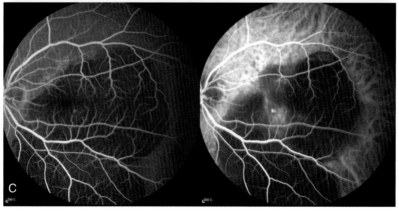

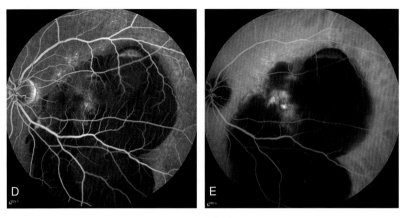

图 9-18（续）

D：FFA 晚期显示后极部出血遮蔽荧光，其间有多个高荧光点；E：ICGA 中期显示后极部出血遮蔽荧光，其间有多个息肉样病灶

- 大量黄斑下出血：出血范围超过颞侧血管弓，厚度一般不超过 500μm。

薄的黄斑下出血可单纯眼内注射抗 VEGF 药物，黄斑下出血一般自行吸收，对黄斑不会产生严重的损害。厚的黄斑下出血可能对感光细胞产生毒性，需要采用玻璃体视网膜手术去除。术前常规行频域 OCT 检查明确是否存在视网膜色素上皮脱离（PED）或视网膜色素上皮下出血，两者均可使黄斑呈现厚的出血和黄斑下出血混淆。对于前者，仅采用抗 VEGF 药物治疗即可。

新鲜的黄斑下出血呈暗红色，随着时间的推移，逐渐脱色素变为灰色，凝血块致密而难以移动。黄斑下出血处理得太早，可能会发生再次出血，处理太晚，即使视网膜下注射组织纤溶酶原激活剂（t-PA）也难以推动血凝块，故出血后 7~10 日是处理黄斑下出血比较合适的时机。

我们一般采用 41G 针视网膜下注射 t-PA。具体来说，先完成一个常规的玻璃体切除，如果没有发生玻璃体后脱离，需要术中完成之。选择黄斑旁中心凹视网膜隆起较高处，以 41G 针刺入视网膜下，缓慢推入 t-PA 0.1ml（50μg），可见局部视网膜隆起。完成气体 - 液体交换，平躺 1~2 小时后，俯卧 5~7 日（图 9-19）。

对于长时间的黄斑下出血，可采用黄斑下凝血块取出术，常常连同 CNV 或息肉样病灶一同取出。该技术相对简单，但术后视力恢复不理想。可能的原因是取出 CNV 或息肉样病灶时，损伤了与病灶粘连的正常 RPE 细胞，使得局部 RPE 功能失代偿。此外，在黄斑下 CNV 或息肉样病灶取出后，RPE 和脉络膜毛细血管进行性萎缩，进一步加重视力的丧失。故单纯黄斑下 CNV 或息肉样病灶取出术对 AMD 或 PCV 患者的益处并不大。

有学者建议在黄斑下 CNV 或息肉样病灶取出后，联合异体 / 自体 RPE 细胞、全层 RPE 片、或 RPE-Bruch 膜 - 脉络膜毛细血管片移植术，重建业已破坏的 RPE 结构，以获得较好的

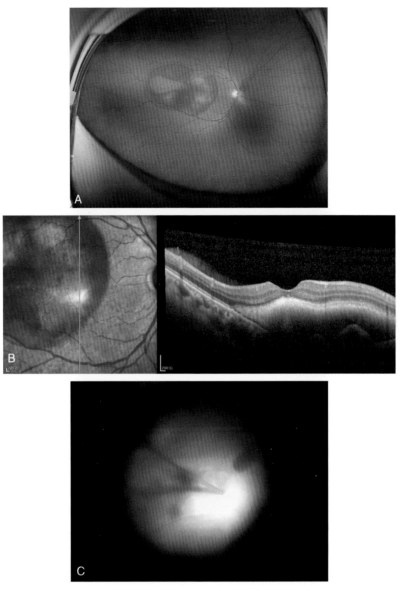

图 9-19　黄斑下出血的治疗

A,B:黄斑下出血;C:视网膜下注射 t-PA

治疗效果。不同移植片的手术原理和基本手术方式大致相同,自体移植与异体移植相比,不存在术后免疫排斥,为大多数术者所选择。

下面介绍黄斑下 CNV 或息肉样病灶取出联合自体 RPE-Bruch 膜-脉络膜毛细血管片移植术的基本方法。

首先完成玻璃体后脱离和全玻璃体切除,以 BSS 形成颞侧、颞上及后极部大范围视网膜脱离,在玻璃体基底部后缘行颞上方视网膜大范围切开,将视网膜翻转,取出黄斑区 CNV

或息肉样病灶,在颞上方赤道部取 RPE-Bruch 膜 - 脉络膜毛细血管片,移植到黄斑区,以重水辅助视网膜复位,将移植片固定在黄斑区 CNV 或息肉样病灶切除部位,光凝视网膜切开缘,术毕以硅油行眼内填充。另一种方法是在后极部及颞上方赤道部做两处小范围视网膜脱离,在颞上方赤道部切除部分视网膜,并在该处取 RPE-Bruch 膜 - 脉络膜毛细血管移植片。切开后极部视网膜取出 CNV 或息肉样病灶,并将移植片植入,以重水辅助视网膜复位,光凝视网膜切开和视网膜切除边缘,术毕以硅油行眼内填充。

还有一种术式就是黄斑转位术。首先完成玻璃体切除和玻璃体后脱离,以 BSS 形成全视网膜脱离,在玻璃体基底部后缘 360° 切开视网膜,将视网膜翻转,取出黄斑区 CNV 或息肉样病灶,后极部先注入少许重水,让黄斑区视网膜复位,以带硅胶头的笛针将黄斑区视网膜略为旋转,将黄斑中心凹移到健康的 RPE 处,继续注入重水越过视网膜切开缘,光凝视网膜切开缘,眼内以硅油填充。

以上两种术式在治疗湿性型 AMD 和出血型 PCV 方面极具争议,在术后早期,患者不但视力有所增进,而且阅读速度有所提高,但是长期的观察效果并不乐观,术后并发症仍然很多,如 PVR、视网膜脱离等。

四、出血性视网膜脱离的手术治疗

视网膜下出血,如果出血范围明显超过血管弓,甚至达到赤道或赤道前,厚度明显超过 500μm,甚至出现球形视网膜脱离,定义为出血性视网膜脱离(图 9-20)。

自发性出血性视网膜脱离比较少见,文献报道多发生在 AMD 和大动脉瘤患者,常见于抗凝血及抗血小板治疗,和患有凝血异常疾病的患者。在我们的病例中,出血性视网膜脱离常见于息肉样脉络膜血管病变(PCV),和患者凝血异常没有相关性。

对于出血性视网膜脱离的治疗,一种倾向是采用小的(<1 500μm)视网膜切开孔引流,

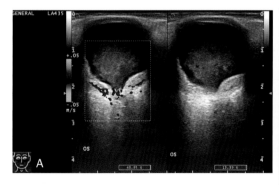
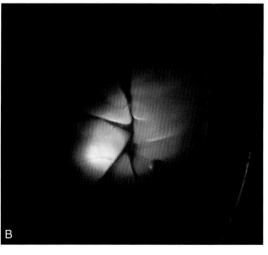

图 9-20 出血性视网膜脱离
A:出血性视网膜脱离;B:术中见出血性视网膜脱离呈脑回样外观

甚至采用更小的(300μm)的视网膜切开孔或双视网膜切开孔引流。另一种倾向是采用大范围视网膜切开引流,比如采用90°、90°~180°或180°~360°视网膜切开引流。采用小的视网膜切开孔引流,需要视网膜下积血为非凝固状态,有利于引流,如果存在大的凝血块,则难以完全引流。术后可能出现严重的并发症,如反复的玻璃体腔及前房出血,顽固的高眼压,裂孔难以封闭,视网膜难以复位等。大范围视网膜切开,有利于视网膜下凝血的彻底清除。但问题是需要完成的是一个复杂的玻璃体视网膜手术,如果处理不到位,术后视网膜可能难以复位,这样的手术,需要手术者有较高的技术水平,需要术者耐心细致的处理。

如果不能确定视网膜下积血是否液化,可在术前或术中采用t-PA溶血,即术前玻璃体腔内注射或术中视网膜下注射t-PA,或将两者结合起来,以溶解视网膜下凝血,彻底引流视网膜下积血和避免术后并发症。

近年来,针对出血性视网膜脱离,我们采用个性化的治疗方案,具体如下。

根据术前B超,确定视网膜下积血是否液化,如果是凝固血液,可在玻璃体视网膜手术术前24小时玻璃体腔内注射t-PA,或在玻璃体视网膜手术术中视网膜下注射t-PA。如果视网膜下积血已经液化,则不需要术前玻璃体腔内注射t-PA。

首先完成血性玻璃体切除,如视网膜无裂孔,眼内注入重水,将后极部视网膜下液化积血推移到周边。在角膜缘后10~12mm外直肌下或外直肌旁巩膜无血管区域,以尖刀片尖端刺穿巩膜,操作时需手腕用力,感觉有落空感时,拔出尖刀,轻压切口一侧,可见液化血液流出,反复挤压,直到大部分血液引流出来(图9-21)。

外引流手术适用于视网膜下大范围液化的积血,后极部视网膜隆起程度高,没有视网膜裂孔和医源性裂孔的出血性视网膜脱离眼。

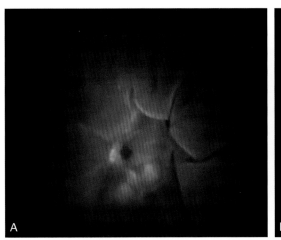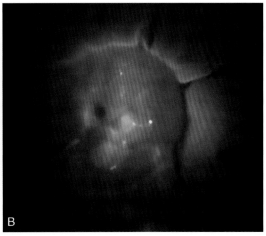

图9-21 出血性视网膜脱离巩膜外引流术

A:切除血性玻璃体后,可见出血性视网膜脱离呈脑回样外观;B:随着重水注入玻璃体腔,视网膜下液化的血液从后极部向前移动到周边

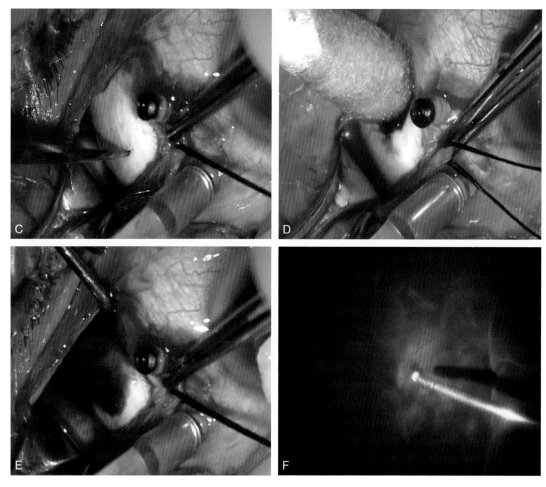

图 9-21（续）

C~E：以一次性尖刀在距离角膜缘 10mm，颞侧水平线偏下的位置，做一个 2mm 长的放射状巩膜切口，深达视网膜下空间，引流大部分液化的出血；F：重水吸除以后，在鼻侧周边视网膜下可以见到残留的液化出血

手术要点：①尽可能切除血性玻璃体和避免医源孔，如果没有视网膜变性及裂孔，周边玻璃体可以不切除；②周边视网膜存在变性区和视网膜裂孔（干孔），需要彻底切除基底部玻璃体，光凝变性区和裂孔；③巩膜切口大小适度，外引流可以不彻底，可以残留少许视网膜下积血，以不形成医源性视网膜裂孔为宜。

如果存在视网膜裂孔或出现医源性裂孔，则采用视网膜部分或 360° 切开，以清除视网膜下积血和血凝块。视网膜切开的大小根据视网膜下积血液化的程度，切开的位置根据原视网膜裂孔或医源性裂孔的位置。视网膜下积血完全液化，可考虑从原视网膜裂孔或医源性裂孔引流，根据引流情况适当扩大裂孔。如果视网膜下凝血块较多，需要做较大的视网膜切开引流。

内引流手术适用于视网膜下大范围积血,后极部视网膜隆起程度高,存在视网膜裂孔或医源性裂孔。

手术要点:①尽可能切除血性玻璃体,基底部玻璃体尽可能切除干净;②根据视网膜下血液液化情况,选择切口大小和位置,尽可能引流视网膜下积血和取出血凝块;③根据引流孔的大小和位置,选择硅油和长效气体眼内填充。

一种特殊的情况是,虽然存在视网膜下大面积积血,且视网膜隆起程度高,但位于周边,黄斑下无或仅少许积血。可以在切除血性玻璃体后,不引流视网膜下积血。

手术要点:①切除大部分血性玻璃体和避免医源孔,如果周边视网膜没有变性区及裂孔,基底部玻璃体可以部分切除;②周边存在视网膜变性和视网膜裂孔(干孔),需要彻底切除基底部玻璃体,光凝变性区和裂孔。

小　结

1. 年龄相关性黄斑变性分为萎缩型(干性)及渗出型(湿性)。渗出型 AMD 的主要特征为色素上皮下(1 型)或视网膜下(2 型)脉络膜新生血管。根据荧光素眼底血管造影将渗出型分为典型性和隐匿性 CNV;隐匿性 CNV 进一步分为纤维血管性 PED 和无源性晚期渗漏。未行治疗的渗出型 AMD 可发生出血性 PED 和玻璃体积血。

2. 典型的 PCV 眼底可见单个或多个橘红色病灶;OCT 显示"驼背样"PED 改变;荧光素眼底血管造影显示:息肉样病灶部位为成簇的强荧光,偶尔可见息肉样病灶;ICGA 特征为:脉络膜异常分支血管网,在异常血管网的末端可见血管瘤样扩张或突起;晚期可见"冲刷"现象或荧光渗漏。

3. 湿性 AMD 和 PCV 可发生黄斑下出血,出血量较大时,可发生出血性视网膜脱离,出血突破视网膜内界膜时,可形成玻璃体积血。

4. 视网膜下注射 t-PA 治疗黄斑下出血的最佳时间在出血后 7~10 日,常规的玻璃体切除后采用 41G 针视网膜下注射 t-PA,眼内空气填充,俯卧 5~7 日。

5. 源于 AMD 或 PCV 的出血性视网膜脱离,可采用不同的手术方式;外引流手术常用于没有视网膜裂孔的出血性视网膜脱离,不强调完全引流,但应避免医源性裂孔的发生;内引流手术常用于存在视网膜裂孔或发生医源性视网膜裂孔的出血性视网膜脱离,视网膜可部分或 360° 切开,强调完全的引流视网膜下积血。术前玻璃体腔内注射 t-PA 后,能有效地溶解视网膜下凝血,无论是采用玻璃体切除联合巩膜外引流或玻璃体切除联合视网膜切开引流,均能完全地引流视网膜下积血,减少了术后反复前房积血和青光眼等并发症。

问题和展望

眼内注射抗 VEGF 药物目前是 CNV 治疗的主流方式,玻璃体视网膜手术仅用于不适宜或对抗 VEGF 药物耐受的 CNV 患者。未来治疗萎缩型 AMD 新型药物的出现,将有效地预防和控制黄斑区 RPE 及脉络膜血管的进行性萎缩；随着新型抗 VEGF 缓释剂型的出现，或者 PDS 系统的应用，单次眼内注射即可产生持续的抗 VEGF 作用。

继发于脉络膜新生血管的视网膜下出血，也称为出血性视网膜脱离。当视网膜下出血量增多，出血可突破视网膜进入玻璃体腔，导致玻璃体积血。如此多的视网膜下积血在息肉样脉络膜血管病变（PCV）和年龄相关性黄斑变性（AMD）中比较少见，一旦出现对视力影响较大，采用 38/41G 针头，玻璃体视网膜手术术中视网膜下注射 t-Pa，对手术者的稳定性和精准性要求较高，未来眼科手术机器人或者手术辅助系统的使用，将有利于药物的精准注射。

第五节　虹膜红变与新生血管性青光眼

在视网膜中央静脉阻塞、糖尿病视网膜病变及眼缺血综合征等缺血性视网膜疾病中，缺血的视网膜可释放出血管生成因子，这些因子向前扩散引起虹膜和房角的新生血管形成，称为虹膜红变；当虹膜和房角表面的新生血管膜阻碍房水流出或收缩形成周边前粘连，导致眼压升高，最终引起视神经纤维层的损害，称为新生血管性青光眼（neovascular glaucoma）。

在众多血管生成因子中，VEGF 在虹膜新生血管的形成中尤为重要。在新生血管性青光眼患者的房水中，VEGF 的浓度是正常人的 40~100 倍。VEGF 可促进虹膜新生血管的发生，新生血管的形成首先从瞳孔缘小动脉环的毛细血管内皮细胞芽开始，然后内皮细胞芽可以出现在虹膜的其他部位，内皮细胞芽进一步发展为小球样的血管丛，最后形成包含肌纤维母细胞的纤维血管膜，它的收缩使虹膜表面纤维血管膜收缩，导致瞳孔缘色素层显著外翻，瞳孔散大固定；房角的纤维血管膜收缩导致周边前粘连的形成，最终导致房角粘连性关闭。

一、发生虹膜红变与新生血管性青光眼的疾病分类

除视网膜中央静脉阻塞、糖尿病视网膜病变及眼缺血综合征之外，其他眼部疾病也可以导致虹膜红变与新生血管性青光眼的发生，这些疾病的分类如下：

1. 视网膜缺血性疾病

- 糖尿病视网膜病变
- 视网膜中央静脉阻塞
- 视网膜中央动脉阻塞
- 眼动脉缺血综合征
- 视网膜脱离
- 镰状细胞贫血性视网膜病变

2. 放射线治疗

- 外源放射治疗
- 巩膜外敷贴
- 充电粒子(质子、氦离子)

3. 眼内肿瘤

- 脉络膜黑色素瘤
- 睫状体肿瘤
- 视网膜母细胞瘤
- 原发性玻璃体视网膜淋巴瘤

4. 炎性疾病

- 慢性葡萄膜炎:慢性虹膜睫状体炎、Behcets 病
- 眼内炎
- 小柳 - 原田氏病
- 交感性眼炎

二、虹膜红变与新生血管性青光眼的分期

裂隙灯或房角镜检查发现虹膜或房角出现新生血管称为虹膜红变,此时可伴有或不伴有眼压升高。极早期虹膜新生血管,裂隙灯显微镜检查难以确定新生血管时,可采用虹膜荧光血管造影检查,在虹膜瞳孔缘部发现新生血管及血管渗漏,有助于早期诊断。当虹膜红变眼压升高、出现视神经纤维层损害时,可诊断为新生血管性青光眼。新生血管性青光眼的发生一般具有上述相关疾病病史,结合病史和眼部检查一般均能明确诊断。当眼底不能窥见时,必须做眼部 B 超检查及对侧眼散瞳检查,以明确诊断。

虹膜红变及新生血管性青光眼可分四期:

1. 高眼压前期(虹膜红变)　虽然虹膜新生血管首先出现在瞳孔缘,但可先在房角发现新生血管。此期虹膜出现新生血管,但眼压正常,故称为高眼压前期。

2. 高眼压房角开放期　虹膜表面及房角可见到较多的新生血管,纤维血管膜形成,前房有炎症反应或出血。此期房角开放,眼压升高是由于纤维血管膜阻碍房水流出,活动性的出血可使眼压急剧升高。

3. 青光眼房角开放期　虹膜红变、持续眼压升高导致视神经纤维层的损害,可称为新生血管性青光眼。此期房角开放,由于合并眼底疾病因素,可能难以看到神经纤维层的缺损和相应的视野改变,但可能出现典型的青光眼视盘改变。

4. 青光眼房角关闭期　纤维血管膜覆盖虹膜表面及房角的滤帘组织,虹膜表面纤维血管膜收缩导致瞳孔缘色素层显著外翻,瞳孔散大固定;房角的纤维血管膜收缩导致周边前粘连的形成,最终导致房角粘连性关闭,眼压进一步升高,此时已进入青光眼晚期。

三、虹膜新生血管与新生血管性青光眼治疗

虹膜新生血管与新生血管性青光眼的前期治疗,主要是针对原发病的病因治疗,这一点非常重要,因为有效地治疗原发病因将减少虹膜新生血管的发生。虹膜新生血管出现后立即实施准确而有效的治疗,可预防新生血管性青光眼的出现。

(一) 预防性治疗

全视网膜光凝术是预防缺血型视网膜中央静脉阻塞、糖尿病性视网膜病变和眼缺血综合征发生虹膜新生血管和新生血管性青光眼的最有效的方法。

(二) 高眼压前期的治疗

1. 一旦确定虹膜出现新生血管,局部可用糖皮质激素和阿托品点眼以减轻炎症反应。

2. 如果屈光间质清晰,可采取多波长激光一次性完成全视网膜光凝,或连续 3~5 次(1 次 /d)完成全视网膜光凝。

3. 如果屈光间质混浊(白内障或玻璃体积血)不能完成全视网膜光凝术,首先行眼内注射抗 VEGF 药物,再行白内障摘除或玻璃体切除术,术中或术后完成全视网膜光凝。

(三) 高眼压房角开放期的治疗

1. 药物治疗　根据不同程度的高眼压,以一种或联合数种降眼压药物点眼,控制眼压在正常范围。此外可以给予糖皮质激素和阿托品点眼,减轻眼部炎症反应。

2. 如果屈光间质清晰,可采取多波长激光一次性完成全视网膜光凝术,或连续 3~5 次(1 次 /d)完成全视网膜光凝。

3. 如果屈光间质混浊(白内障或玻璃体积血)不能完成全视网膜光凝术,首先给予眼内注射抗 VEGF 药物,再行白内障摘除或玻璃体切除术,术中或术后完成全视网膜光凝。

(四) 青光眼房角开放期的治疗

1. 药物治疗　根据不同程度的高眼压,以一种或联合数种降眼压药物点眼,必要时给予醋甲唑胺或甘露醇,以控制眼压在正常范围内。以糖皮质激素和阿托品点眼,减轻眼部炎症反应和疼痛。

2. 如果角膜透明,眼压在可控制范围内,眼底检查出现典型的青光眼视盘改变,给予玻璃体腔内注射抗 VEGF 药物,可先完成全视网膜光凝术,再完成抗青光眼手术。

3. 如果角膜透明,高眼压时间短,眼压在可控制范围内,存在白内障或玻璃体积血,不能完成全视网膜光凝术,可眼内注射抗 VEGF 药物,再行白内障摘除或玻璃体切除术;术中联合抗青光眼手术;术后或术中完成全视网膜光凝。

4. 如果高眼压导致角膜水肿,玻璃体腔内注射抗 VEGF 药物,先完成抗青光眼手术。术后眼压下降,角膜透明,如屈光间质清晰,则一次性完成全视网膜光凝术。如果存在白内障或玻璃体积血,先行白内障摘除或玻璃体切除术,术后或术中完成全视网膜光凝。

5. 未行玻璃体视网膜手术的患眼,可行复合式小梁切除术、引流钉植入术或引流阀植

入术。已完成玻璃体视网膜手术的"水"眼,多采用各种房水引流装置(如 EX-PRESS 引流钉、Ahmed 引流阀)植入眼内或行眼内睫状体光凝术。如为硅油填充眼,最好选择眼内或经巩膜睫状体光凝术。

(五) 青光眼房角关闭期治疗

此期的新生血管性青光眼已到达晚期,是否联合白内障摘除或玻璃体视网膜手术要根据病程及眼部情况进行综合判断。如还残存少许视力,可考虑行玻璃体视网膜手术,术中行全视网膜光凝联合睫状体光凝术。如角膜混浊,可行内镜下全视网膜光凝联合睫状体光凝术。如无光感,一般多采用经巩膜睫状体光凝术、全视网膜冷凝联合经巩膜睫状体光凝术;也可采用睫状体冷冻术或全视网膜冷凝联合睫状体冷冻术,以控制眼压和减轻疼痛。

总体说来,在新生血管性青光眼的治疗中,抗 VEGF 药物的应用,使完成一个标准的小梁切除术成为可能,氟尿嘧啶及丝裂霉素的应用大大提高了小梁切除术的成功率;但对于年轻患者,尤其玻璃体视网膜手术术后的小梁切除术失败率仍然很高,对"水眼"来说,晚期薄壁滤过泡破裂会导致眼内感染的发生,故对已完成玻璃体视网膜手术的"水眼",多采用各种房水引流装置(如引流钉、引流阀)植入眼内或行眼内睫状体光凝术。对"硅油眼"来说,硅油进入前房或晚期硅油乳化可能堵塞房水引流装置,故采用眼内或经巩膜睫状体光凝更为合理。

小　结

1. 虹膜红变及新生血管性青光眼可分:高眼压前期(虹膜红变)、高眼压房角开放期、青光眼房角开放期、青光眼房角关闭期。

2. 全视网膜光凝术是预防虹膜新生血管和新生血管性青光眼的最有效的方法,可以抗 VEGF 药物辅助治疗。

3. 高眼压前期,如果屈光间质清晰,一次性完成全视网膜光凝术。如果存在白内障或玻璃体积血,眼内先注射抗 VEGF 药物,再行白内障摘除或玻璃体切除术,术后或术中完成全视网膜光凝。在高眼压房角开放期,除上述治疗以外,需要给予药物降低眼压。

4. 青光眼房角开放期和青光眼房角关闭期,如果角膜透明,对存在的白内障或玻璃体积血,可在眼内注射抗 VEGF 药物后行白内障摘除或玻璃体切除术,联合抗青光眼手术,术后或术中完成全视网膜光凝术。如果角膜水肿,眼内注射抗 VEGF 药物,先行抗青光眼手术,待眼压下降,角膜水肿消退,再完成前述处理。

5. 青光眼房角关闭期晚期,如还残存少许视力,可考虑行玻璃体视网膜手术,术中行眼内睫状体光凝。如角膜混浊,可行内镜下全视网膜光凝和睫状体光凝术。如无光感,一般多采用经巩膜睫状体光凝术、全视网膜冷凝联合经巩膜睫状体光凝术。

按照眼压升高出现视神经纤维层的损害称为青光眼的定义,可将原来的新生血管性青光眼房角开放期分为高眼压房角开放期和青光眼房角开放期,其目的是强调当虹膜红变、眼压升高、尚未出现神经纤维层损害时,治疗的重点应该是原发眼底疾病的治疗(全视网膜光凝);当虹膜红变、眼压升高、已导致神经纤维层损害时,治疗应该兼顾青光眼和原发眼底疾病;在青光眼晚期,当视神经纤维层严重损害时,治疗的重点应该是青光眼,其次才是原发眼底疾病的处理。抗 VEGF 药物的应用给新生血管性青光眼的治疗赢得了更多的处理时间;一次性或短时间全视网膜光凝的完成,大大缩短了原发眼底疾病的处理时间,故在青光眼和原发眼底疾病处理的"谁先谁后"上,临床医生已不再纠结,可根据患者病情给予个性化的治疗方案。但在临床上,由高眼压向青光眼转化的时间很短暂,也很难判断伴有眼底疾患的早期青光眼是否存在神经纤维层损害,故目前这种分类方法是否有临床意义和足够的依据,仍需进一步探讨。

参 考 文 献

[1] Lean J S,Gregor Z. The acute vitreous haemorrhage. Br. J. Ophthalmol,1980,64:469-71.

[2] Flynn H W,Jr. ,Chew E Y,Simons B D,et al. Pars plana vitrectomy in the Early Treatment Diabetic Retinopathy Study. ETDRS report number 17. The Early Treatment Diabetic Retinopathy Study Research Group. Ophthalmology,1992,99:1351-1357.

[3] Early vitrectomy for severe vitreous hemorrhage in diabetic retinopathy. Four-year results of a randomized trial:Diabetic Retinopathy Vitrectomy Study Report 5. Arch. Ophthalmol,1990,108:958-64.

[4] Gross J G,Glassman A R,Jampol L M,et al. Panretinal photocoagulation vs intravitreous ranibizumab for proliferative diabetic retinopathy:a randomized clinical trial. Jama,2015,314(20):2137.

[5] Bhatnagar A,Burton B,Chakravarthy U,et al. Clinical efficacy of intravitreal aflibercept versus panretinal photocoagulation for best corrected visual acuity in patients with proliferative diabetic retinopathy at 52 weeks(CLARITY):a multicentre,single-blinded,randomised,controlled,phase 2b,non-inferiority trial. Lancet,2017,389(10085):2193-2203.

[6] Gross J G,Glassman A R,Liu D,et al. Five-year outcomes of panretinal photocoagulation vs intravitreous ranibizumab for proliferative diabetic retinopathy:a randomized clinical trial. Jama Ophthalmology,2018,136(10):1138-1148.

[7] Thulliez M,Angoulvant D,Pisella P J,et al. Overview of systematic reviews and meta-analyses on systemic adverse events associated with intravitreal anti-vascular endothelial growth factor medication use. JAMA Ophthalmology,2018,136(5):557-566.

[8] Tadayoni R,Waldstein S M,Boscia F,et al. Sustained benefits of ranibizumab with or without laser in branch retinal vein occlusion:24-month results of the BRIGHTER study. Ophthalmology,2017,124(12):1778-1787.

［9］ McIntosh R L, Rogers S L, Lim L, et al. Natural history of branch retinal vein occlusion: an evidence-based systematic review. Ophthalmology, 2010, 117: 1094-1101.

［10］ McIntosh R L, Rogers S L, Lim L, et al. Natural history of central retinal vein occlusion: an evidence-based systematic review. Ophthalmology, 2010, 117: 1113-1123.

［11］ Colyer M H, Lai M M. Current management of retinal vein occlusions. Techniques in ophthalmology, 2008, 6(2): 53-59.

［12］ Martin D F, Maguire M G, Ying G S, et al. Ranibizumab and bevacizumab for neovascular age-related macular degeneration. N Engl J Med, 2011, 364(20): 1897-1908.

［13］ Rofagha S, Bhisitkul R B, Boyer D S, et al. Seven-year outcomes in ranibizumab-treated patients in ANCHOR, MARINA, and HORIZON: a multicenter cohort study (SEVEN-UP). Ophthalmology, 2013, 120(11): 2292-2299.

［14］ Kitagawa Y, Shimada H, Mori R, et al. Intravitreal tissue plasminogen activator, ranibizumab, and gas injection for submacular hemorrhage in polypoidal choroidal vasculopathy. Ophthalmology, 2016, 123(6): 1278-1286.

［15］ Kimura M, Yasukawa T, Shibata Y, et al. Flattening of retinal pigment epithelial detachments after pneumatic displacement of submacular hemorrhages secondary to age-related macular degeneration. Graefes Arch Clin Exp Ophthalmol, 2018, 256(10): 1823-1829.

［16］ Yamada Y, Miyamura N, Suzuma K, et al. Long-term Follow-up of Full Macular Translocation for Choroidal Neovascularization. Am J Ophthalmol, 2010, 149: 453-457.

［17］ Han L, Ma Z, Wang C, et al. Autologous transplantation of simple retinal pigment epithelium sheet for massive submacular hemorrhage associated with pigment epithelium detachment. Invest Ophthalmol Vis Sci, 2013, 54(7): 4956-4963.

［18］ Bartz-Schmidt K U, Thumann G, Psichias A, et al. Pars plana vitrectomy, endolaser coagulation of the retina and the ciliary body combined with silicone oil endotamponade in the treatment of uncontrolled neovascular glaucoma. Graefes Arch Clin Exp Ophthalmol, 1999, 237: 969-975.

［19］ Brown G C, Magargal L E, Schachat A, et al. Neovascular glaucoma. Etiologic considerations. Ophthalmology, 1984, 91: 315-20.

［20］ Havens S J, Gulati V. Neovascular Glaucoma. Dev Ophthalmol, 2016, 55: 196-204.

［21］ Arcieri E S, Paula J S, Jorge R, et al. Efficacy and safety of intravitreal bevacizumab in eyes with neovascular glaucoma undergoing Ahmed glaucoma valve implantation: 2-year follow-up. Acta Ophthalmol, 2015, 93(1): e1-e6.

［22］ Alkawas A A, Shahien E A, Hussein A M. Management of neovascular glaucoma with panretinal photocoagulation, intravitreal bevacizumab, and subsequent trabeculectomy with mitomycin C. J Glaucoma, 2010, 19(9): 622-626.

［23］ Zhou M, Wang J, Sun X. Efficacy and safety of intravitreal bevacizumab in eyes with neovascular glaucoma undergoing ahmed glaucoma valve implantation: 2-year follow-up. Acta Ophthalmol, 2016, 94(1): e78.

第十章 玻璃体黄斑界面疾病

需要玻璃体视网膜手术治疗的玻璃体黄斑界面疾病包括：黄斑前膜、黄斑裂孔和玻璃体黄斑牵拉综合征等，其常常与玻璃体后脱离相联系。受累眼有视力下降、视物变形等症状。

第一节 黄 斑 前 膜

黄斑前膜（epiretinal membrane，ERM）为黄斑表面生长的纤维无血管的细胞性增生膜。黄斑前膜常见于 60 岁以上患者，发病高峰集中在 70~79 岁；患病率为 7%~11.8%（蓝山眼病研究），5 年发病率为 5.3%；不同的人种患病率不同，中国人具有较高的患病率（39%），不同的研究显示的男女发病率不同，Beaver Dam 眼病研究显示女性发病率更高，而蓝山眼病研究显示男女发病率相同。

黄斑前膜分为特发性和继发性。特发性黄斑前膜可能源于玻璃体后脱离发生时，受损的内界膜导致了胶质的迁移和增生，继发性黄斑前膜常见于视网膜血管性疾病、炎症、外伤或玻璃体视网膜手术后，出现的反应性神经胶质细胞增生。黄斑前膜有两种成分：细胞外基质（包括胶原、层粘连蛋白、纤维连接蛋白、腱糖蛋白和玻璃体粘连蛋白等）和来源于视网膜组织和视网膜以外组织的细胞［胶质细胞、神经突起、视网膜色素上皮细胞（RPE）、免疫细胞和成纤维细胞等］。黄斑前膜和增生性玻璃体视网膜病变（PVR）中的膜不同，前者含有更多的胶原成分，后者含有更多的 RPE 细胞成分。

继发性黄斑前膜可继发于视网膜血管性疾病（糖尿病视网膜病变、视网膜分支静脉阻塞或视网膜中央静脉阻塞、黄斑毛细血管扩张症或视网膜大动脉瘤）、眼内炎症性疾病（葡萄膜炎）、眼外伤、视网膜脱离或视网膜裂孔、眼内肿瘤（视网膜毛细血管瘤）、视网膜营养不良及视网膜色素变性，也可继发于白内障摘除、眼内激光或冷凝、巩膜扣带术或玻璃体视网膜手术术后。玻璃体视网膜手术后，视网膜完全复位，黄斑区残留的玻璃体可形成局限性黄斑前膜;如视网膜没有复位,则可能进一步发展形成增生性玻璃体视网膜病变。

Gass 对黄斑前膜提出了一个临床分级:

• 0 级(Grade 0):早期的黄斑前膜透明菲薄,黄斑区可见玻璃纸样反光,患者无任何症状,视力正常,常常在常规眼底检查时发现(图 10-1)。

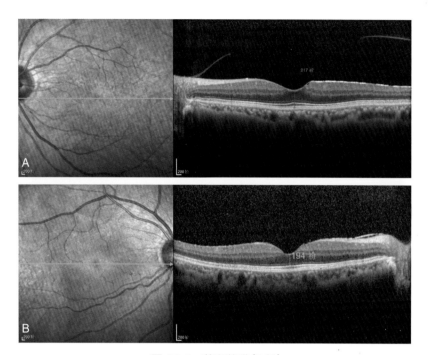

图 10-1　黄斑前膜(0 级)

A,B:OCT 提示紧贴视网膜内表面前的一条高反射信号,无中心凹结构的变化

• 1 级(Grade 1):在这一时期,黄斑前膜开始收缩,视网膜内界膜出现不规则小皱纹,检眼镜下黄斑区呈揉成一团后再展平的玻璃纸样反光,中心凹周围视网膜小血管轻度迂曲。远离黄斑中心凹的 1 级前膜患者可能无任何症状;当黄斑中心凹受累,患者主诉视物模糊或视物变形(图 10-2)。

• 2 级(Grade 2):在这一时期,黄斑前膜进一步增厚、收缩,变得半透明或不透明,部分或完全遮蔽下面的血管,并将上下血管弓牵拉靠近;可导致黄斑区视网膜内层皱褶、黄斑视网膜轻微增厚;患者可主诉视力下降、视物变形。严重的黄斑前膜呈白色或灰白色外观,完全遮蔽下面的血管,上下血管弓扭曲变形;可导致黄斑视网膜全层皱褶,中心凹移位,黄斑厚度明显增加,可呈水肿外观;患者视力明显下降、视物变形加重(图 10-3)。

大多数黄斑前膜眼的玻璃体后脱离已经发生(60%~90%),发生部分玻璃体后脱离的眼,常常存在玻璃体黄斑牵拉(26%~83%),可导致视网膜增厚或伴发黄斑(囊样)水肿,以黄斑

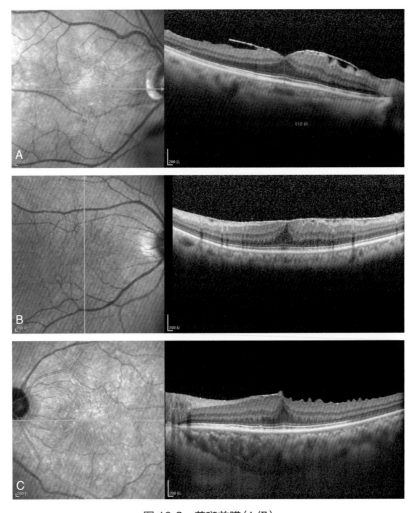

图 10-2　黄斑前膜(1级)

A,B:OCT 提示视网膜内表面前高反射信号增强,视网膜可见皱纹状或波
动状轮廓线,中心凹可增厚

弥漫性水肿更为多见。此外,黄斑前膜还可出现黄斑假孔、黄斑板层裂孔(图 10-4),甚至出现黄斑全层裂孔(比较少见),板层裂孔的形成可能和前膜切线方向的牵拉,导致黄斑囊样水肿的水囊破裂,形成视网膜神经上皮内层缺陷所致。

　　OCT 检查能够很好地显示黄斑前膜的范围、厚薄,黄斑前膜对黄斑视网膜粘连牵拉的情况,以及黄斑皱褶形成和厚度增加的情况。频域 OCT 检查除了显示增厚的外层视网膜,还可以显示增加的黄斑中心凹厚度,光感受器内节/外节(IS/OS)破裂和视锥外节顶端(COST)破裂的情况。也可采用眼底多波长激光炫彩成像(海德堡炫彩 OCT)来显示黄斑前膜的范围、形态,相较于眼底照黄斑前膜更加鲜明可辨,能够帮助手术医生术前确定黄斑前膜剥除的起始点以及剥除的范围。

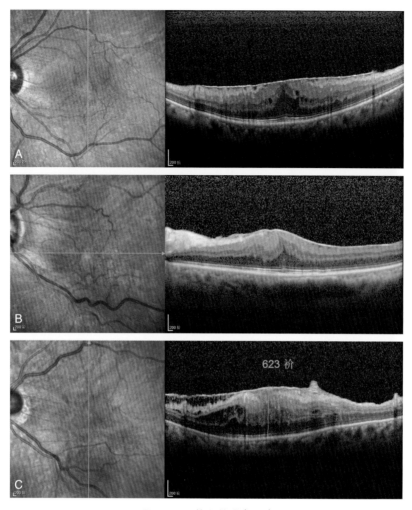

图10-3　黄斑前膜(2级)

A,B:OCT 提示视网膜内表面前一条强的高反射信号带,中心凹进一步增厚,中心凹结构紊乱

FFA 检查可用于确定黄斑前膜的原因,当怀疑黄斑前膜继发于视网膜血管性疾病时,FFA 检查尤其重要。一般情况下,即使存在明显的黄斑水肿,特发性黄斑前膜血管的荧光渗漏都比较轻,如果是广泛的毛细血管渗漏,常常提示快速进展的前膜病变。

黄斑前膜剥除以后,主要改善视物变形症状,视力也有不同程度的改善。术后视力提高的程度和术前视力、黄斑视网膜厚度及病变持续时间、视网膜外层结构完整性有关,故适时的手术干预对患者的视力预后更好。0 级黄斑前膜,患者能长时间维持较好的视力,不必急于手术;累及黄斑中心凹的 1 级黄斑前膜,如果视力在 0.7 或以上,伴有明显的视物变形,术者可以根据自己的技术水平和设备条件决定是否手术;累及黄斑中心凹的 1 级黄斑前膜和所有 2 级黄斑前膜,当视力进行性下降到 0.7 以下,行玻璃体视网膜手术。

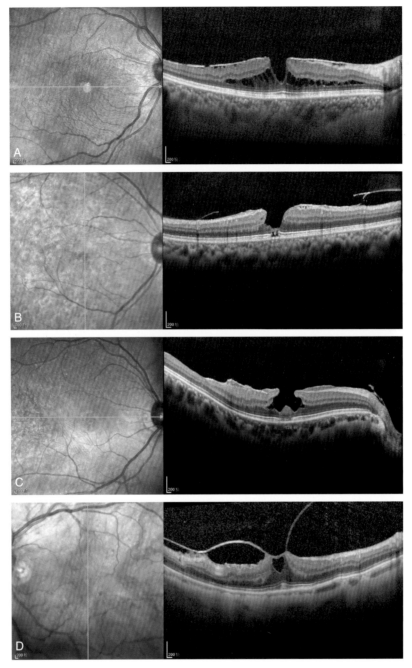

图 10-4　黄斑前膜

A:合并黄斑假孔;B,C:合并黄斑板层裂孔;D:合并玻璃体黄斑牵拉

一、玻璃体切除术

手术步骤如下：

1. 经平坦部中轴部玻璃体切除；

2. 如果没有发生玻璃体后脱离或玻璃体后脱离不完全，完成一个完全的玻璃体后脱离，切除玻璃体后皮质；

3. 黄斑前膜剥除（可染色或不染色）；

4. 黄斑内界膜撕除（可选择或不选择）；

5. 周边部玻璃体切除（可选择或不选择），检查周边是否存在医源性裂孔或隐匿小裂孔。

二、黄斑前膜的玻璃体视网膜手术

在完成一个完全的玻璃体后脱离后，可在显微镜下清晰看到黄斑前膜。黄斑前膜剥除是这个手术最为关键的步骤，如果黄斑前膜和黄斑视网膜之间有空隙，可用内界膜镊在前膜边缘或空隙最大处直接抓住前膜组织，小心地剥除黄斑前膜。如果黄斑前膜和黄斑视网膜之间很难发现空隙和难以判断膜的边缘；可用染色剂（胎酚蓝）将黄斑前膜染色，或将黄斑前膜周围的内界膜染色（亮蓝或吲哚青绿），可清晰判断出黄斑前膜的边缘，再从黄斑前膜边缘开始，以内界膜镊将膜组织从黄斑表面剥除。如果黄斑前膜透明且和视网膜黏附紧密，也可以从有皱褶（或染色后）的内界膜开始剥除，将内界膜和前膜组织一起剥除。在剥除黄斑前膜的过程中，要注意剥膜的方向性和力度，以确保前膜剥除的完整性和避免医源性裂孔。先将黄斑前膜的一侧边缘完全撕开，此时可将黄斑前膜反折，以切线方向紧贴视网膜表面剥除（不要将视网膜过高牵拉），确保完整的黄斑前膜通过黄斑中心凹，以避免中心凹处膜的残留，当越过中心凹后，再将完整的黄斑前膜彻底剥除（图10-5）。有时候黄斑前膜可能和黄斑存在异常粘连，尤其在黄斑中心凹处存在异常粘连，在剥除时应当心。可先围绕粘连点剥除粘连周围的膜组织，使粘连点周围的前膜组织与视网膜游离，一般旋转的力量就能将膜组织从粘连点剥除下来，如果粘连明显，可用玻璃体切割头切除粘连点处游离的黄斑前膜。在剥除黄斑前膜的过程中，有时会将内界膜一并撕除，如果需要撕除内界膜，需要行内界膜染色，以确定内界膜的存在和完整性。

对于一个熟练的玻璃体视网膜手术医生，黄斑前膜手术是安全的，常见的并发症包括视网膜神经纤维层出血、医源性视网膜裂孔和晶状体器械接触（lens touch）；在前膜剥除过程中，有时候会出现视网膜神经纤维层点状出血，这种出血常常自行吸收，不需要特殊处理。医源性视网膜裂孔在20G玻璃体视网膜手术中的发生率为4%~9%，在23/25G玻璃体视网膜手术中的发生率仅为1%，23/25G套管系统有效地降低了切口附近医源性视网膜裂孔的发生。晶状体器械接触的发生率为0.9%，晶状体器械接触后如果没有影响前膜的剥除，不建议此时行白内障摘除术，此时手术发生晶状体后囊膜破裂的概率加大。

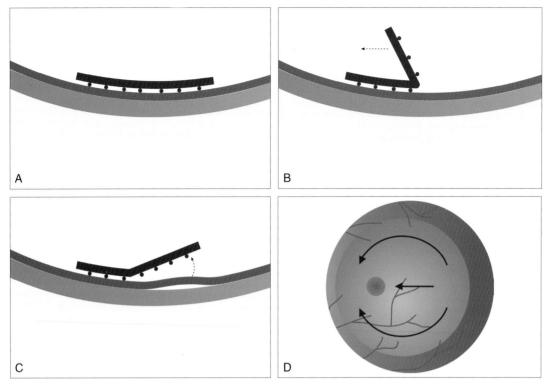

图 10-5 黄斑前膜手术

A,B:从黄斑前膜边缘开始剥除,先将黄斑前膜的一侧边缘撕开,将黄斑前膜反折,以切线方向紧贴视网膜表面剥除;C:不要垂直牵拉前膜,可能导致视网膜牵拉;D:可从一侧向另一侧剥除黄斑前膜,如果黄斑前膜粘连紧密,可围绕中心凹旋转剥除黄斑前膜,小心越过中心凹

　　黄斑前膜术后并发症包括白内障、视网膜脱离和黄斑前膜的复发。白内障发生率在术后第 1 年为 30%~65%,在随后的随访中,发生率随着时间延长还会进一步增加,故常常建议白内障手术和黄斑前膜手术一起完成,以避免二次手术。黄斑前膜术后视网膜脱离发生率为 2%~14%,一般黄斑前膜术后眼内注气并非必需,若需要眼内注气,周边部玻璃体不能残留太多;对于存在视网膜裂孔或存在周边视网膜变性的黄斑前膜,需要将基底部玻璃体切除干净,同时光凝封闭裂孔和变性区;术毕详细检查,确定没有视网膜裂孔或者所有视网膜裂孔得到妥善处理;通过这些措施,可极大地减少术后视网膜脱离的发生率。

　　黄斑前膜复发常常发生在术后 20 个月内,发生率低于 20%,其中仅 5% 需要再次手术。

小　结

　　1. 黄斑前膜分为特发性和继发性,特发性黄斑前膜可能源于玻璃体后脱离发生时,受损的内界膜导致了胶质细胞的迁移和增生,继发性黄斑前膜常见于视网膜血管性疾病、炎症、外伤或内眼手术、激光后。

2. OCT 检查能够很好地显示黄斑前膜的形态及其对黄斑视网膜粘连牵拉的情况;炫彩成像可显示黄斑前膜的范围和形态;FFA 检查可用于确定黄斑前膜的原因。

3. 适时的玻璃体视网膜手术有利于患者视力提高、改善视物变形的情况。对于累及黄斑中心凹的 1 级以上的黄斑前膜,当视力进行性下降到 0.7 以下,或视力在 0.7 以上伴有明显的视物变形,可以行玻璃体视网膜手术。

4. 黄斑前膜可在显微镜下直接剥除或以染色剂染色后剥除;如果需要行内界膜撕除,内界膜染色是需要的,以确定内界膜的存在和完整性。

第二节　黄斑裂孔

黄斑裂孔(macular hole,MH)指异常的玻璃体黄斑牵引导致的黄斑中心凹全层组织裂开或缺损。大多数 MH 是特发性的,其他还包括外伤性黄斑裂孔、近视性黄斑裂孔和继发性黄斑裂孔(视网膜脱离后、黄斑水肿、眼内炎症等)。

黄斑裂孔女性患病率约为男性的 2 倍,多发生在 60~70 岁患者,大多数发生在单侧,双侧发病率大约占 10%~20%。多表现为一侧中心视力的下降或视物变形,黄斑区可见一圆形或椭圆形边缘锐利的空洞,多为 1/4~1/2 视盘大小。

目前黄斑裂孔形成比较一致的观点是:黄斑中心凹表面的玻璃体后皮质对视网膜垂直及切线方向的牵拉,导致黄斑孔的形成及发展。

临床上,根据 Gass 的描述,将特发性黄斑裂孔病程分为以下四个阶段:

- Ⅰ期:中心凹变浅或消失,中心凹可见黄色小点(中心小凹脱离,Ⅰa)或黄色小环(中心凹脱离,Ⅰb)(图 10-6A)。
- Ⅱ期:中心凹全层视网膜裂开,裂孔呈新月形或圆形,直径 <400μm(图 10-6B)。
- Ⅲ期:中心凹全层视网膜裂开,直径 ≥400μm,黄斑区玻璃体后脱离(图 10-6C,D)。
- Ⅳ期:中心凹全层视网膜裂开,出现完全的玻璃体后脱离(图 10-6E)。

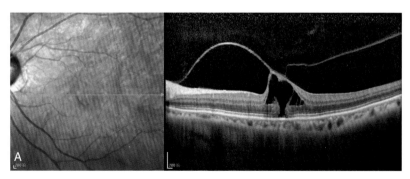

图 10-6　黄斑裂孔

A:黄斑裂孔 Ⅰ 期

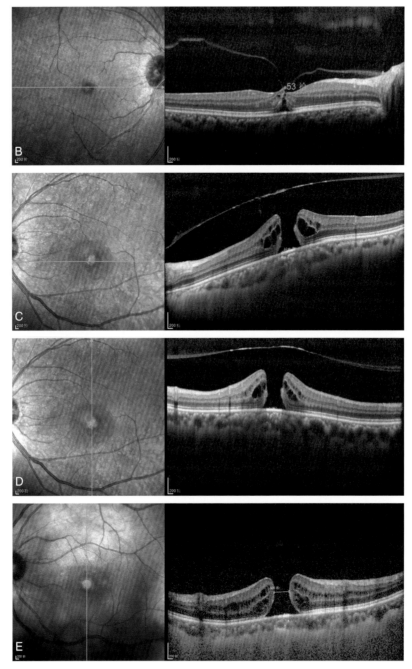

图 10-6(续)

B:黄斑裂孔Ⅱ期;C,D:黄斑裂孔Ⅲ期;E:黄斑裂孔Ⅳ期

在黄斑裂孔不同时期和不同的发展阶段,玻璃体表现出不同的后脱离情况。一般来说,Ⅰ期和Ⅱ期无玻璃体后脱离;Ⅲ期可见盖膜(浓缩的玻璃体后皮质)位于黄斑中心凹表面并和视网膜分离;Ⅳ期完全的玻璃体后脱离(可见盖膜漂浮在后玻璃体膜上或可见 Weiss 环)。

如果在Ⅰ期出现黄斑玻璃体后脱离或完全的玻璃体后脱离,黄斑裂孔可能自发闭合。

各期的自然病程如下:

Ⅰ期孔,50%自发闭合,40%进展为全层黄斑裂孔;Ⅱ期孔,5%~11.5%自发闭合,75%进展到Ⅲ~Ⅳ期;Ⅲ期孔,<5%自发闭合,大多数患眼稳定,30%进展到Ⅳ期。

Ⅰ期黄斑孔患者视力好,半数具有自发闭合趋向,治疗上以观察为主;Ⅱ~Ⅳ期黄斑孔,是玻璃体视网膜手术的指征。1991年Kelly和Wendel首次报道了玻璃体切除联合空气眼内填充治疗黄斑裂孔并取得了58%的成功率,随后,一些长效气体如SF_6、C_2F_6、C_3F_8等也应用于眼内填充,使黄斑裂孔的成功率提高到90%以上,玻璃体切除联合内界膜剥除、术后长效气体眼内填充,通过解除黄斑中心凹处玻璃体视网膜的牵拉,眼内填充物展平黄斑孔边缘和使其重新复位,促进了黄斑孔解剖愈合并提高其视觉功能,迅速成为黄斑裂孔的主流手术方式并延续至今。

玻璃体切除的手术步骤如下:

1. 经平坦部中轴部玻璃体切除;

2. 完成一个完全的玻璃体后脱离,切除玻璃体后皮质;

3. 黄斑内界膜撕除(可染色或不染色),或翻转覆盖黄斑裂孔,或内界膜填塞以封闭裂孔;

4. 周边部玻璃体切除,检查周边是否存在裂孔或格栅样变性区;

5. 气-液交换,长效气体眼内填充,术后保持俯卧位2周。

在黄斑裂孔的玻璃体视网膜手术中,首先切除中轴部的玻璃体。后极部注入曲安奈德少许,以确定是否存在玻璃体后脱离。以玻璃体切割头在视盘鼻侧边缘诱导玻璃体后脱离,当吸住视盘边缘玻璃体后皮质后,加大吸力,即可使玻璃体后皮质从视盘处撕脱下来,并与视网膜分离,同时在后极部可见到Weiss环,切除Weiss环,让灌注液流入玻璃体后皮质下空间,继续更换部位吸引,可将玻璃体后皮质从后极部全部吸起,完成一个完全的玻璃体后脱离,再呈同心圆状切除玻璃体后皮质,直到玻璃体基底部后缘。再以高速低负压贴近视网膜表面近完全切除基底部玻璃体,如果基底部存在裂孔或变性区,需要完全切除基底部玻璃体。

在黄斑裂孔手术中,关键的技术就是黄斑内界膜的撕除。黄斑内界膜撕除缓解了黄斑裂孔边缘切线方向的牵拉,刺激伤口愈合促进裂孔闭合。许多研究者认为:内界膜撕除能获得较高的解剖愈合率和提高最佳矫正视力。但仍有人对此提出异议,认为虽然内界膜撕除能获得较高的解剖愈合率,但它对视功能有不良的作用,微视野检查发现超过50%的患眼在内界膜撕除后存在旁中心暗点,可能由于直接创伤导致神经纤维层小的缺损。内界膜撕除能导致一个点状的脉络膜视网膜病变,导致一个推迟恢复的黄斑局部视网膜电图(ERG)b波,提示在黄斑区存在一个生理作用的改变。

针对内界膜撕除技术本身可能带来的问题,采用锥虫蓝(trypan blue,TB),亮蓝(brilliant blue,BriB)或吲哚青绿(indocyanine green,ICG)等活体染料对内界膜进行染色,有利于内界膜的辨别,能获得几乎完全的无创性的内界膜撕除(详见玻璃体视网膜手术中活体染色剂的应用)。

内界膜撕除技术:内界膜撕除的起始点应选择在黄斑颞侧水平线上,此处对神经纤维的损伤最小。可以钻石刷(或膜刮刀)将起始点的内界膜划破,使边缘略微高起,再以内界膜镊抓住边缘完成内界膜的环形撕除;也可以内界膜镊直接抓住内界膜并撕除之,首次抓住内界膜时,略微提起,观察视网膜是否一并提起,同时松开内界膜镊,观察此处内界膜下有无点状出血,以确定再次抓住内界膜的深度,环形将内界膜撕除,撕除大小为 3~4 个视盘直径,如果存在视网膜表面膜或裂孔 >400μm,撕除范围应扩大到上下血管弓附近。笔者

常在黄斑镜下或平凹接触镜下处理内界膜,采用 Grieshaber 膜剥离镊直接在黄斑颞侧水平线上抓住内界膜后,先撕除一个小瓣,再环形撕除预定大小的内界膜。在 LUEMRA700 眼科手术显微镜下,能清晰看到内界膜和视网膜神经上皮的层次关系,采用 Grieshaber 不对称镊抓持内界膜,其不对称设计和抓持后中空部分设计,有利于精准抓持和避免镊子尖端的其他部分误抓视网膜组织,有利于内界膜的精准撕除,避免了视网膜组织的损伤(图 10-7)。

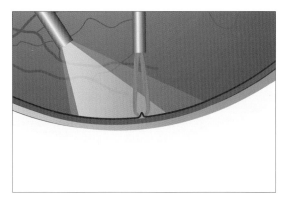

图 10-7 内界膜撕除

在玻璃体视网膜手术结束时,以气体眼内填充最佳,硅油需要再次取出和小的表面张力,在黄斑裂孔手术中没有太多的优势。眼内填充物多选择长效气体,包括 SF_6、C_2F_6 或 C_3F_8,也有选择普通空气的。适当浓度的长效气体如 SF_6、C_2F_6 或 C_3F_8 在眼内存留的时间可超过 2 周,而这样的时间,足以使黄斑裂孔的闭合率提高到 90% 以上;普通空气在眼内存留的时间在 7 日左右,黄斑裂孔闭合率在 50%~70%,部分患者需要补充空气(单针气体 - 液体交换),以提高黄斑裂孔的闭合率(达到 90%)。

黄斑裂孔术后,患眼视功能的恢复,除了和黄斑裂孔是否闭合相关以外,还和裂孔闭合的类型和光感受器的超微结构恢复密切相关。术后黄斑裂孔的闭合有四种类型,U 形闭合、V 形闭合、不规则闭合和扁平 / 开放(Flat/open)闭合。U 形闭合具有正常的黄斑结构,见于 45% 的术后患者,术后视力提高较为明显;V 形闭合的黄斑中心凹比较陡峭,见于 26% 的术后患者,术后视力恢复较差;不规则闭合的黄斑结构不规则,见于 8.8% 的术后患者;扁平 / 开放闭合黄斑中心凹神经上皮层缺陷,见于 19% 的术后患者,术后视力恢复有限。

在频域 OCT,可清晰显示光感受器内节 / 外节(IS/OS)连接、外界膜(ELM)、视锥外节顶端(COST)和视网膜色素上皮(RPE)4 条线,国际 OCT 术语委员会将 IS/OS 称作椭圆体带(ellipsoid zone),将 COST 称作牙尖交错区(interdigitation zone)。在黄斑裂孔术后,椭圆体带和外界膜完整性是否恢复,和术后视力恢复有很大的关系。

在 Gass 的黄斑裂孔分期中,Ⅲ期黄斑裂孔直径≥400μm 无完全的玻璃体后脱离,Ⅳ期

黄斑裂孔伴有完全的玻璃体后脱离,但对裂孔的大小无明确的定义。但在玻璃体视网膜手术中,黄斑裂孔的大小和预后密切相关,裂孔直径越大也意味着闭合的概率越小,视力提高的程度越有限。故 IVTS(International Vitreomacular Traction Study)小组 2013 年提出按照黄斑裂孔大小进行分期:直径≤250μm 为小裂孔,250~400μm 之间为中等裂孔,≥400μm 为大裂孔。在日本的一项多中心回顾研究中,将≥400μm 的大裂孔细分为 400~550μm 的中等大裂孔(Medium-large),550~700μm 的极大裂孔(Extra-large),>700μm 的超大裂孔(Super extra-large)(图 10-8)。

对于大直径黄斑裂孔,一期手术的成功率并没有小直径者那么高,裂孔未愈、裂孔复发等均为较常见的术后并发症。因此近些年来,全球学者针对大直径的黄斑裂孔,不断优化并探索新的手术方式,以提高裂孔的闭合率,同时希望改善患者的视力。

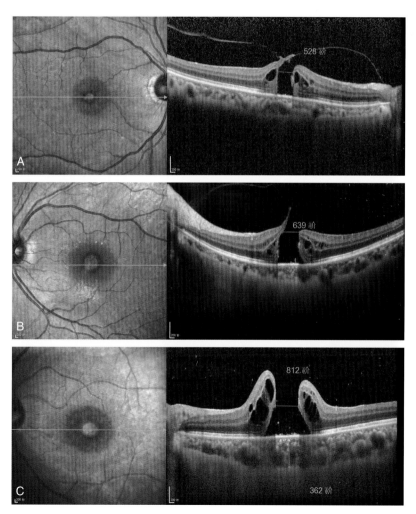

图 10-8 大黄斑裂孔

A:中等大黄斑裂孔;B:极大黄斑裂孔;C:超大黄斑裂孔

黄斑裂孔手术中,尽管对于内界膜撕除的范围存在争议,但内界膜的有效处理可以提高视网膜的顺应性,彻底清除玻璃体后皮质与视网膜的粘连,避免裂孔周围可能出现的纤维增殖及刺激神经胶质细胞的增生,进而促进裂孔的愈合,故内界膜撕除还是得到广泛的认可。其他手术方式的变化也是基于对内界膜处理的不同方式而出现。

Michalewska 等在 2010 年首次报道了内界膜瓣翻转(inverted ILM flap)技术,进而演变出内界膜的翻转覆盖(cover)、内界膜翻转填塞(fill)/或游离瓣填塞等技术,为了固定内界膜瓣,又发展出了黏弹剂辅助、自体血辅助等方法。

在日本的多中心回顾研究中,采取内界膜瓣翻转覆盖与常规内界膜剥除相比,无论是对于 400~550μm 的中等大裂孔还是超过 550μm 的大裂孔,前者的裂孔闭合率均为100%,而后者分别为 95.2% 和 88.4%(P>0.05),但两组之间视力改善无明显差异,其中直径 >700μm 的超大裂孔,术后裂孔闭合率仅为 69.2%。同时,术后直径 >700μm 的超大裂孔视力的恢复明显差于直径在 400~700μm 者,黄斑裂孔术后的视力恢复与光感受器层的破坏直径及裂孔直径具有直接的相关性,而光感受器细胞的内外节(IS/OS)往往在裂孔闭合后连续性仍然中断,这一现象在大裂孔中尤为多见。此外,虽然内界膜翻转覆盖和内界膜翻转填塞/或游离瓣填塞术后,黄斑裂孔的闭合率都很高,但内界膜翻转覆盖和翻转填塞术后,外界膜和 IS/OS 中断的恢复率低于常规的内界膜剥除,内界膜翻转填塞/或游离瓣填塞又明显低于翻转覆盖术后;术后视功能的恢复,也以常规的内界膜剥除最好,其次是内界膜翻转覆盖。翻转填塞/或游离瓣填塞的内界膜瓣可能妨碍了黄斑外层结构的构建,填塞后黄斑孔内瘢痕形成,IS/OS 的修复受到严重影响,从而造成术后最佳矫正视力低于翻转覆盖术和常规的内界膜剥除手术(图 10-9 和图 10-10)。

如果没有长效气体,对于直径 <400μm 的黄斑裂孔,在第一次玻璃体视网膜手术中,还是以常规的内界膜剥除为主,眼内空气填充;如果常规的内界膜剥除后裂孔没有闭合,在术后 7 日,可行单针气体-液体交换补充空气;如果裂孔仍未闭合,再选择其他治疗方法,比如内界膜移植、晶状体囊膜移植或者生物羊膜移植(图 10-11)。

如果有长效气体,对于直径 ≤700μm 的黄斑裂孔,在第一次玻璃体视网膜手术中,还是以常规的内界膜剥除为主,术毕眼内长效气体填充。如果常规的内界膜剥除后裂孔没有闭合,再选择其他治疗方法,比如内界膜移植、晶状体囊膜移植或者生物羊膜移植。

对于直径 >700μm 的大黄斑裂孔患者,在第一次玻璃体视网膜手术中,可以选择内界膜翻转覆盖,也可以选择其他治疗方法,比如内界膜移植、晶状体囊膜移植或者生物羊膜移植。

Rizzo 等采取生物羊膜作为内界膜的替代物治疗黄斑裂孔并取得了较好的手术效果。采取生物羊膜与内界膜的不同之处在于,生物羊膜被认为可刺激 RPE 细胞的增殖与分化,促进视网膜向内生长与外层视网膜结构的恢复,进而改善患者的视力。对于高度近视黄斑裂孔、外伤性黄斑裂孔和顽固性黄斑裂孔(手术后黄斑裂孔未闭合),可以考虑生物羊膜填塞

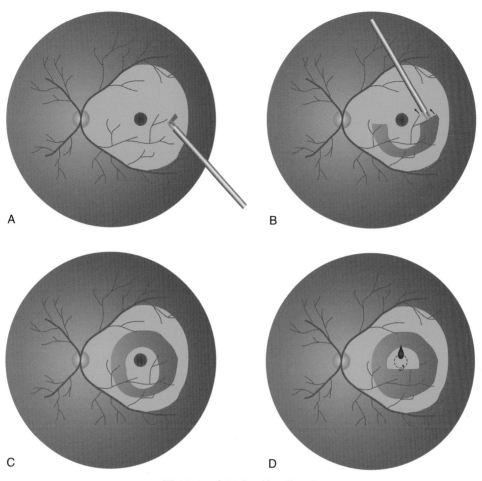

图 10-9　内界膜翻转覆盖手术

A:内界膜染色后,从黄斑裂孔颞侧起瓣;B,C:围绕黄斑裂孔环形撕除内界膜;D:将黄斑裂孔上方残留内界膜翻转,覆盖黄斑裂孔,并以自体血覆盖内界膜瓣

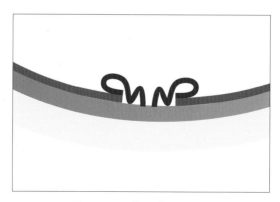

图 10-10　内界膜翻转填塞

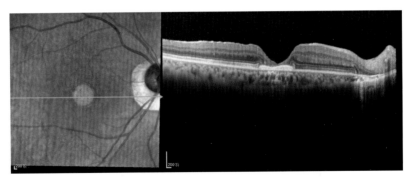

图 10-11　生物羊膜移植术后

或生物羊膜覆盖黄斑孔的方法,以促进黄斑裂孔的闭合。

小　结

1. 在特发性黄斑孔(IMH)的治疗中,Ⅰ期以观察为主,Ⅱ~Ⅳ期行玻璃体视网膜手术。

2. 在 IMH 玻璃体视网膜手术中,需要做一个完全的玻璃体后脱离;虽然周边玻璃体是否切除存在争议,笔者还是建议做一个完全的玻璃体切除,以获得更大的气体存留空间,同时避免周边残留玻璃体对视网膜的牵拉,导致术后裂孔的形成和视网膜脱离的发生。

3. 黄斑裂孔的玻璃体视网膜手术,以常规内界膜撕除和眼内气体填充为佳;黄斑裂孔直径 <400μm,可以选择空气或者长效气体;如果选择空气眼内填充,部分患者需要补充气体。黄斑裂孔直径为 400~700μm,需要长效气体眼内填充。

4. 内界膜翻转覆盖技术主要用于直径 >700μm 的黄斑裂孔、高度近视黄斑裂孔或外伤性黄斑裂孔等裂孔难以闭合的患眼。

5. 其他技术:包括内界膜移植、晶状体囊膜及羊膜移植,主要用于玻璃体视网膜手术术后发生的黄斑裂孔,术后未能闭合的难治性黄斑裂孔;也用于首次手术时黄斑裂孔直径 >700μm 的黄斑裂孔。

第三节　玻璃体黄斑牵拉综合征

玻璃体黄斑牵拉综合征(vitreomacular traction syndrome,VMT)是指在发生玻璃体后脱离的过程中,黄斑区玻璃体后脱离晚于其他位置,黄斑区的玻璃体后皮质随着其他部位已脱离的玻璃体向前运动,牵拉黄斑区的视网膜,造成黄斑部增厚、黄斑劈裂甚至神经上皮脱离的一种疾病。

发病机制:黄斑区玻璃体后皮质与黄斑中心凹处视网膜神经上皮粘连紧密,玻璃体后脱离发生时,黄斑中心凹周围玻璃体后皮质与视网膜广泛分离(视盘处玻璃体后脱离可能发生,也可能还没有发生),但在黄斑中心凹玻璃体后脱离仍未发生,玻璃体后皮质仍和黄斑中心凹视网膜粘连;眼球运动时,已脱离的玻璃体对粘连处的黄斑区视网膜产生持续牵拉,导致黄斑部视网膜增厚、形成层间劈裂甚至神经上皮脱离,可伴有黄斑前膜或板层裂孔(图10-12)。

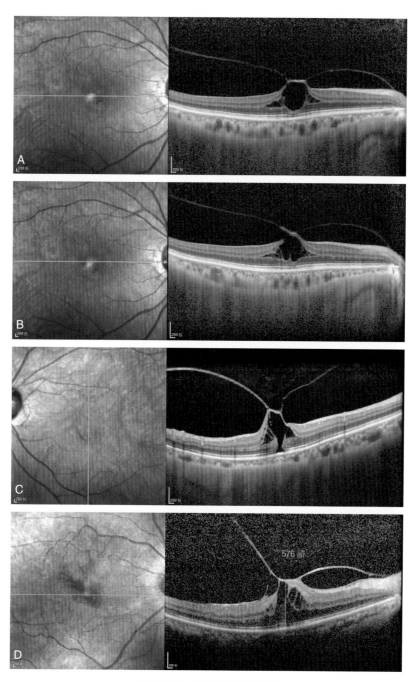

图 10-12 玻璃体黄斑牵拉

A:玻璃体黄斑牵拉合并黄斑劈裂;B:玻璃体黄斑牵拉合并黄斑劈裂,可见内层裂孔;C:玻璃体黄斑牵拉合并黄斑劈裂,可见外层裂孔;D:玻璃体黄斑牵拉合并黄斑劈裂,伴有黄斑前膜

患者可主诉视力下降、视物变形。眼底检查可见黄斑前膜状物,黄斑区皱褶、增厚或有裂孔形成;OCT 检查可明确诊断。

VMT 需要和玻璃体黄斑黏附(vitreomacular adhesion,VMA)鉴别,VMA 是黄斑中心凹周围玻璃体脱离,玻璃体和黄斑中心凹保留不超过 3mm 的附着。VMA 是玻璃体后脱离发生的一个特定阶段,包括局灶性(<1 500μm)和宽的(≥1 500μm)玻璃体黄斑黏附。VMA 脱离的玻璃体和视网膜呈很小的角度,几乎不引起视网膜表面的形态改变,患者也没有自觉症状。VMT 也是黄斑中心凹周围玻璃体脱离,玻璃体和黄斑中心凹保留不超过 3mm 的附着,和 VMA 一样,包括局灶性(<1 500μm)和宽的(≥1 500μm)玻璃体黄斑粘连;但 VMT 脱离的玻璃体和视网膜呈较大的角度,玻璃体对黄斑的牵引导致局部黄斑增厚、黄斑劈裂甚至神经上皮脱离,患者有视力下降和视物变形的症状(图 10-13)。

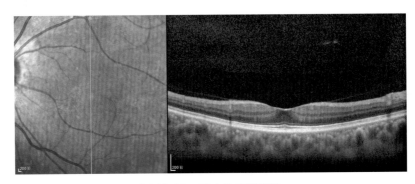

图 10-13　玻璃体黄斑附着

治疗:50% 的 VMT 患者可自行缓解,随着黄斑区玻璃体后脱离的发生,玻璃体视网膜牵拉自行松解,黄斑恢复正常解剖结构,患者视力提高、视物变形消失。故对新近发生的 VMT,不要急于手术,观察 1 个月是必要的。

奥克纤溶酶(ocriplasmin)是一种有抗纤连蛋白和层粘连蛋白(玻璃体视网膜界面的成分)活性的重组蛋白酶,奥克纤溶酶通过酶法溶解玻璃体治疗 VMT。目前已经获得美国 FDA 批准,用于治疗有症状的 VMT。

在 VMT 观察期间,如果视力下降、视物变形加重,可能牵拉出全层裂孔(黄斑裂孔),需要进行玻璃体视网膜手术(手术方式同第十章第二节)。

此外,长期的玻璃体黄斑牵引,黄斑部增厚、黄斑劈裂甚至神经上皮脱离可能对光感受器造成不可逆的影响,需要进行玻璃体视网膜手术。

玻璃体切除的手术步骤如下:

1. 经平坦部中轴部玻璃体切除;

2. 完成完全的玻璃体后脱离,切除玻璃体后皮质;

3. 黄斑前膜剥除(如果存在);

4. 黄斑内界膜撕除(可选择或不选择,如果术中怀疑有黄斑裂孔形成或术中 OCT 提示黄斑裂孔形成,需要撕除);

5. 周边部玻璃体切除,检查周边是否存在裂孔和变性区;

6. 气体 - 液体交换,眼内注入空气或长效气体填充,术后俯卧位 1~2 周(可选择或不选择,如果术中怀疑有黄斑裂孔形成或术中 OCT 提示黄斑裂孔形成,需要气体填充)。

在 VMT 的玻璃体视网膜手术中,比较关键的是如何处理和黄斑中心凹紧密粘连的玻璃体后皮质,常规的玻璃体后脱离技术有导致黄斑裂孔形成的风险,故需要特殊的手术技巧。完成中轴部玻璃体的切除后,以曲安奈德染色玻璃体,判断玻璃体后脱离在视盘处是否发生,玻璃体后皮质和黄斑中心凹粘连的情况,以及粘连周围玻璃体后脱离的范围和程度。如果玻璃体后脱离在视盘处已经发生,可围绕黄斑区切开玻璃体后皮质,将黄斑区玻璃体后皮质孤立出来,再围绕黄斑中心凹以高速低负压逐渐切除之;在切除过程中,如果玻璃体后皮质和黄斑中心凹自动分离,可以加大吸力切除;如果玻璃体后皮质和黄斑中心凹粘连紧密,需要切割头贴近粘连处,刀口和黄斑中心凹垂直,呈切线方向切除粘连上方的玻璃体后皮质。

如果玻璃体后脱离在视盘处还没有发生,但黄斑周围玻璃体后脱离广泛和明显,可以玻璃体切割头围绕黄斑切开玻璃体后皮质,将黄斑区玻璃体后皮质孤立出来,按照先前的方法处理。随后以玻璃体切割头在视盘边缘吸住玻璃体后皮质诱导玻璃体后脱离发生,再完成玻璃体后皮质的切除。

如果玻璃体后脱离在视盘处没有发生,黄斑周围玻璃体后脱离范围小和不明显,可首先以玻璃体切割头在视盘鼻侧边缘诱导玻璃体后脱离,当吸住玻璃体后皮质后,适当加大吸力,使玻璃体后皮质与视盘分离,在视盘上方见到 Weiss 环即可,不可使玻璃体后脱离范围扩大,再以先前的方法处理黄斑区玻璃体后皮质。

采用奥克纤溶酶(ocriplasmin)眼内注射,通过溶解玻璃体治疗 VMT,注射后 24% 的玻璃体后皮质和视网膜分开(自发性玻璃体后皮质和视网膜分开为 10%,随着时间的延长,玻璃体后皮质和视网膜分开达到 44%)。

也有采用眼内单纯注气的方法治疗 VMT,采用 0.3ml C_3F_8 或 SF_6 眼内注射,在注射后 1 个月,40%~55.6% 的玻璃体后皮质和视网膜分开。

小 结

1. 玻璃体黄斑牵拉综合征(VMT)的黄斑区玻璃体后脱离晚于其他位置,黄斑区的玻璃体后皮质随着其他部位已脱离的玻璃体向前运动,牵拉黄斑区的视网膜,造成黄斑区视网膜增厚、黄斑劈裂甚至神经上皮层脱离,可伴有黄斑前膜或板层裂孔。

2. 部分病例随着黄斑区玻璃体后脱离的发生,玻璃体视网膜牵拉自行松解,黄斑恢复正常解剖结构,故在 VMT 发生后,先观察 1 个月是必要的。长期的玻璃体黄斑牵引,黄斑部增厚、黄斑劈裂甚至神经上皮脱离可能对光感受器造成不可逆的影响,需要手术治疗。

3. 以曲安奈德染色玻璃体,根据玻璃体后皮质在视盘处是否脱离以及在黄斑区脱离的范围和程度,采用不同的处理方法,其基本原则是避免医源性黄斑裂孔的发生。

问题和展望

按照 IVTS(International Vitreomacular Traction Study Group)的定义,VMA 为 0 期(Stage 0)黄斑裂孔,VMT 为 1 期(Stage 1)黄斑裂孔。在发生玻璃体后脱离的过程中,如果黄斑区玻璃体后脱离发生完全,则 VMT 可能自行好转,或发展成 2 期(Stage 2)黄斑裂孔。

采用奥克纤溶酶和气体眼内注射治疗 VMT,所获得的玻璃体后皮质和视网膜分开的概率显然低于玻璃体视网膜手术,故对于 VMT 的治疗,目前仍以玻璃体视网膜手术为主。

黄斑内界膜撕除缓解了黄斑裂孔边缘切线方向的牵拉,刺激伤口愈合,促进裂孔闭合,有利于黄斑裂孔的闭合,对于大部分黄斑裂孔来说,第一次手术还是以常规手术为好。内界膜移植、晶状体囊膜移植和羊膜移植,有利于难治性黄斑裂孔(黄斑裂孔直径超过 700μm、病理性近视黄斑裂孔)的闭合,故这类手术常用于常规手术黄斑裂孔没有闭合或难治性黄斑裂孔的患者,多样的手术方法提高了黄斑裂孔的总体闭合率。在解剖复位率显著提高的基础上,最大限度恢复视功能是我们追求的目标,在裂孔闭合后,视功能恢复以常规手术最佳,内界膜覆盖明显优于内界膜填塞。

总的说来,23G、25G 和 27G 无缝线跨结膜玻璃体切除术及各种活体染色剂的应用,黄斑裂孔、黄斑前膜和玻璃体黄斑牵拉综合征等黄斑疾病的玻璃体视网膜手术已显得不那么复杂,但由于黄斑在视觉成像中的重要作用,该部位的手术需要术者有精湛、熟练的玻璃体视网膜手术技术,才能避免或减少手术本身或手术时间过长导致长时间光照对黄斑区视功能的不可逆影响。

附:玻璃体视网膜手术中活体染色剂的应用

活体染色剂包括:曲安奈德(TA),台盼蓝(trypan blue,TB),亮蓝(brilliant blue,BriB),吲哚青绿(indocyanine green,ICG)等染料。

曲安奈德主要用于染色玻璃体,TA 为白色混悬液,其中呈晶体状的激素颗粒可吸附在无细胞结构的玻璃体纤维上,使透明的玻璃体变为可视,从而有利于术中玻璃体的完全清除,减少了术后视网膜前膜的发生。

台盼蓝可用于白内障和玻璃体视网膜手术,商业获得的用于白内障染色囊膜称为视蓝(vision blue),浓度为 0.06%,用于玻璃体视网膜手术称为膜蓝(membrane blue),浓度为0.15%,主要用于黄斑前膜染色,对内界膜的染色效果差。在显微镜下能清晰分辨黄斑前膜的边界和范围,有利于黄斑前膜的剥除和减少视网膜的损伤。

吲哚青绿可用于内界膜的染色,虽然广泛应用于白内障和玻璃体视网膜手术,仍属于

超适应证用药（off-label）。商品获得的 ICG 为结晶体，临床使用时需要配制成 0.05%~0.5%
浓度的溶液，ICG 首先以注射用水溶解，再以生理盐水配制成需要的浓度。有文献报道，以
盐水或 BSS 配制 ICG 溶液有沉淀的风险。一些研究指出 ICG 染料本身可能对黄斑孔处暴
露的视网膜色素上皮（RPE）产生毒性，在渗透压为 250mOsm、浓度为 0.5% 的 ICG 溶液毒
性最为明显。另一些研究指出，渗透压为 290mOsm、浓度为 0.05% 的 ICG 溶液，对 RPE 几
乎没有毒性；而浓度为 0.125% 的 ICG 溶液也能获得较好的解剖和功能结果。ICG 主要用
于内界膜染色，对黄斑前膜的染色效果差。在黄斑裂孔的手术中，可选择气体下以 0.05%
的 ICG 溶液染色内界膜，时间不要超过 30 秒；或以一滴重水或黏弹剂覆盖黄斑裂孔，避免
黄斑孔处 RPE 的暴露，再以 0.125% 的 ICG 溶液染色内界膜。

亮蓝可用于黄斑前膜和内界膜的染色，在特发性黄斑裂孔的手术中以亮蓝染色内界膜
能获得一个几乎完全的无创性的内界膜剥除。在黄斑前膜的手术中采用亮蓝两次染色，可
获得黄斑前膜和内界膜完全的无创性的剥除。一些学者将 0.25mg/ml（0.025%）的亮蓝应用
在视网膜表面 10~120 秒，发现 ERG 的 a 波和 b 波减少，但很快得到完全的恢复；当染色剂
完全洗掉后，ERG 的波幅在染色剂应用前后，没有任何变化。这说明，商业获得的亮蓝对视
网膜和 RPE 是安全的。

在玻璃体视网膜手术中，如果需要对组织进行染色，应该在气 - 液交换后，在气体下进
行染色，以获得一个好的局部视网膜（黄斑区）染色效果。一些学者将染色剂和 10% 的葡萄
糖配制在一起，在液体下染色，以使染色剂下沉，更好地附着在视网膜，达到与气体下染色
相同的效果。但是动物试验表明，使用高渗剂对视网膜是有风险的，眼内注射 0.05ml 渗透
压为 1 000mOsm 高糖溶液，后极部视网膜立即变白，术后 RPE 脱离和发生永久的退行性改
变。故在使用染色剂进行眼内染色时，应该考虑稀释液渗透压的因素。

参 考 文 献

［1］Mitchell P，Smith W，Chey T，et al. Prevalence and associations of epiretinal membranes. The Blue
Mountains Eye Study，Australia. Ophthalmology 1997，104：1033-1040.

［2］Sheard R M，Sethi C，Gregor Z. Acute macular pucker. Ophthalmology，2003，110：1178-1184.

［3］Díaz-Valverde A，Wu L. TO peel or not to peel the internal limiting membrane in idiopathic epiretinal
membranes. Retina，2018，38 Suppl 1：S5-S11.

［4］Ripandelli G，Scarinci F，Piaggi P，et al. Macular pucker：to peel or not to peel the internal limiting
membrane？A microperimetric response. Retina，2015，35（3）：498-507.

［5］Haritoglou C，Eibl K，Schaumberger M，et al. Functional outcome after trypan blue-assisted vitrectomy for
macular pucker：a prospective，randomized，comparative trial. Am. J. Ophthalmol，2004，138：1-5.

［6］Haritoglou C，Gandorfer A，Gass C A，et al. The effect of indocyanine-green on functional outcome of
macular pucker surgery. Am. J. Ophthalmol，2003，135：328-337.

［7］Rodrigues E B，Costa E F，Penha F M. The use of vital dyes in ocular surgery. Surv. Ophthalmol，2009，54

(5):576-617.

[8] Gass J D. Reappraisal of biomicroscopic classification of stages of development of a macular hole. American journal of ophthalmology,1995,119:752-759.

[9] Ezra E. Idiopathic full thickness macular hole:natural history and pathogenesis. British Journal of Ophthalmology,2001,85:102.

[10] Madi H A,Masri I,Steel D H. Optimal management of idiopathic macular holes. Clinical Ophthalmology 2016,10:97-116.

[11] Chatziralli I P,Theodossiadis P G,Steel D H W. Internal limiting membrane peeling in macular hole surgery,why,when,and how? Retina,2018,38(5):870-882.

[12] Rahimy E,McCannel C A. Impact of internal limiting membrane peeling on macular hole reopening:a systematic review and meta-analysis. Retina,2016,36(4):679-687.

[13] Yagi F,Sato Y,Takagi S T,et al. Macular hole surgery. Ophthalmology,2012,119(3):647-648.

[14] Michalewska Z,Michalewski J,Adelman R A,et al. Inverted internal limiting membrane flap technique for large macular holes. Ophthalmology,2010,117(10):2018-2025.

[15] Duker J S,Kaiser P K,Susanne B,et al. The international vitreomacular traction study group classification of vitreomacular adhesion,traction,and macular hole. Ophthalmology 2013,120:2611-2619.

[16] Usui H,Yasukawa T,Hirano Y,et al. Comparative study of the effects of room air and sulfur hexafluoride gas tamponade on functional and morphological recovery after macular hole surgery:a retrospective study. Ophthalmic research,2013,50:227-230.

[17] Michalewska Z,Michalewski J,Adelman R A,et al. Inverted internal limiting membrane flap technique for large macular holes. Ophthalmology,2010,117:2018-2025.

[18] Yamashita T,Sakamoto T,Terasaki H,et al. Best surgical technique and outcomes for large macular holes:retrospective multicentre study in Japan. Acta Ophthalmol,2018,96(8):e904-e910.

[19] Iwasaki M,Kinoshita T,Miyamoto H,et al. Influence of inverted internal limiting membrane flap technique on the outer retinal layer structures after a large macular hole surgery. Retina,2018,0:1-8.

[20] Rizzo S,Caporossi T,Tartaro R,et al. A human amniotic membrane plug to promote retinal breaks repair and recurrent macular hole closure. Retina,2019,39 Suppl 1:S95-S103.

[21] Da Mata A P,Burk S E,Riemann C D,et al. Indocyanine green assisted peeling of the retinal internal limiting membrane during vitrectomy surgery for macular hole repair. Ophthalmology,2001,108:1187-1192.

[22] Engelbrecht N E,Freeman J,Sternberg P,et al. Retinal pigment epithelial changes after macular hole surgery with indocyanine green-assisted internal limiting membrane peeling. Am. J. Ophthalmol,2002,133:89-94.

[23] Ho J D,Tsai R J,Chen S N,et al. Cytotoxicity of indocyanine green on retinal pigment epithelium:implications for macular hole surgery. Arch. Ophthalmol,2003,121:1423-1429.

[24] Lee K L,Dean S,Guest S. A comparison of outcomes after indocyanine green and trypan blue assisted internal limiting membrane peeling during macular hole surgery. Br. J. Ophthalmol,2005,89:420-424.

[25] Villate N,Lee J E,Venkatraman A,et al. Photoreceptor layer features in eyes with closed macular holes:optical coherence tomography findings and correlation with visual outcomes. Am. J. Ophthalmol,2005,139:280-289.

［26］Errera M H, Liyanage S E, Petrou P, et al. A study of the natural history of vitreomacular traction syndrome by OCT. Ophthalmology, 2018, 125 (5): 701-707.

［27］Spaide R F. Vitreomacular traction syndrome. Retina, 2012, 32 Suppl 2: S187-S193.

［28］Yang C S, Hsieh M H, Chang Y F, et al. Predictive factors of visual outcome for vitreomacular traction syndrome after vitrectomy. Retina, 2018, 38 (8): 1533-1540.

［29］Bottós J, Elizalde J, Rodrigues E B, et al. Classifications of vitreomacular traction syndrome: diameter vs morphology. Eye (Lond), 2014, 28 (9): 1107-1112.

［30］Duker J S, Kaiser P K, Binder S, et al. The International Vitreomacular Traction Study Group classification of vitreomacular adhesion, traction, and macular hole. Ophthalmology, 2013, 120 (12): 2611-2619.

第一节　概　　述

高度近视（high myopia）是指等效球镜屈光度超过 −6.0D（这里的"−"仅代表近视，"超过 −6.0D"指近视 6.0D 以上，如 −7.0D、−8.0D 等），眼轴长于 26.5mm；当高度近视合并后巩膜葡萄肿或出现严重的近视黄斑病变，称为病理性近视（pathologic myopic）。

高度近视或病理性近视主要发生在亚洲及中东。日本高度近视占近视人群的 6.0%~18.0%，占普通人群的 1.0%。我国 40 岁以上高度近视（−8.0D）占普通人群的 1.5%。病理性近视是主要的致盲眼病之一。近视性黄斑病变在我国台湾地区低视力和盲人群中占到第二位，在我国香港，近视性黄斑病变在 40 岁以上低视力人群中占到 31.0%。新加坡的研究提示：9.0 % 的单侧或双侧盲源于病理性近视。

巩膜葡萄肿（staphyloma）定义为眼球局部的球壁向眼球外突出，其曲率半径 < 周围球壁的曲率半径（图 11-1）。高度近视后巩膜葡萄肿（posterior staphyloma）的出现，标志着眼球开始出现病理性近视的损害，根据不同的位置及形态，将其分为 10 型，Ⅰ~Ⅴ 型称为基本类型后巩膜葡萄肿，

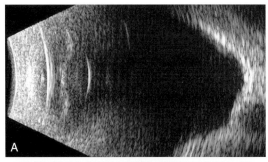

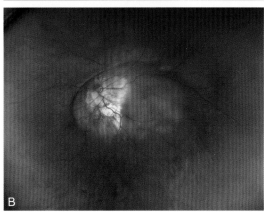

图 11-1　后巩膜葡萄肿

A：病理性近视后巩膜葡萄肿；B：病理性近视后巩膜葡萄肿伴后极部视网膜浅脱离

Ⅵ~Ⅹ型称为混合类型后巩膜葡萄肿。为了便于记忆,将其分为宽黄斑(Ⅰ型)、窄黄斑(Ⅱ型)、视盘周围(Ⅲ型)、鼻侧(Ⅳ型)、下方(Ⅴ型)和其他(图11-2)。儿童高度近视的后巩膜葡萄肿并不明显,随着年龄的增加,后巩膜葡萄肿的发生率增加,在 50 岁及以上的病理性近视患者中,后巩膜葡萄肿的发生率达到 96.7%。另外,Ohno-Matsui 报道,在平均眼轴 30mm 的高度近视中,有半数的患者仅仅表现为眼轴的延长,而无后巩膜葡萄肿的表现。

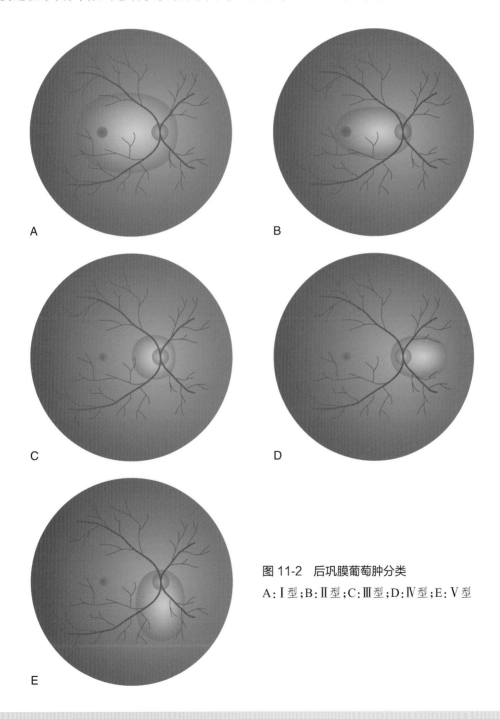

图 11-2　后巩膜葡萄肿分类
A:Ⅰ型;B:Ⅱ型;C:Ⅲ型;D:Ⅳ型;E:Ⅴ型

近视性黄斑病变（myopic maculopathy），分为五类和"Plus"损害（表 11-1 和图 11-3）。

表 11-1　近视性黄斑病变国际分期

分类	近视性黄斑病变		"Plus"损害
分类 0	没有黄斑病变		
分类 1	豹纹状眼底改变		漆裂纹
分类 2	弥散性脉络膜视网膜萎缩	+	近视性脉络膜新生血管
分类 3	斑片状脉络膜视网膜萎缩		Fuchs 斑
分类 4	黄斑萎缩		

高度近视眼底出现分类 2 或者以上的改变，或者出现"Plus"损害，考虑为病理性近视。

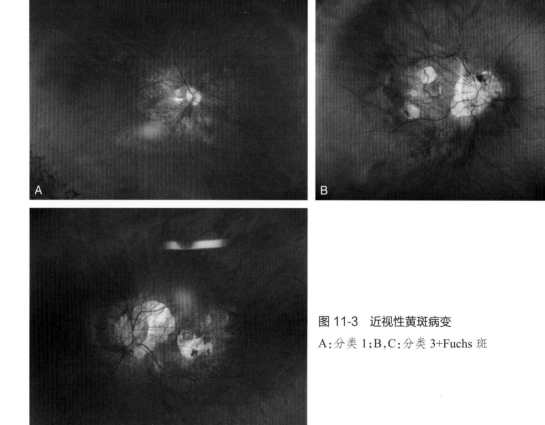

图 11-3　近视性黄斑病变

A：分类 1；B，C：分类 3+Fuchs 斑

第二节　近视性黄斑视网膜劈裂

近视性黄斑视网膜劈裂（myopic macular retinoschisis）也称为近视性黄斑中心凹劈裂（myopic foveoschisis），简称为近视性黄斑劈裂，是高度近视的并发症之一。

在高度近视合并后巩膜葡萄肿的患者中，近视性黄斑劈裂发生率为 9%，其中有 50% 的近视性黄斑劈裂眼在 2 年内发展成为全层黄斑裂孔和视网膜脱离，导致视力严重受损，故近视性黄斑劈裂的出现对视觉功能具有潜在的影响。

近视性黄斑劈裂的发生主要源于眼轴变长及后巩膜葡萄肿形成，视网膜色素上皮及脉络膜可随之扩张，当视网膜伸展不足以覆盖局部扩大的巩膜时，可形成分开视网膜神经上皮层层间或视网膜神经上皮层与视网膜色素上皮层的牵引力。同时，视网膜神经上皮层的内层和其外层相比，更缺乏柔韧性，容易导致视网膜神经上皮层层间分裂，形成近视性黄斑劈裂。这种近视性黄斑劈裂可发生在外丛状层、内丛状层、节细胞层和神经纤维层等多个层面（图 11-4）。

病理性近视常常伴随着玻璃体视网膜界面异常：①未脱离的玻璃体后皮质、玻璃体后脱离发生后残余的玻璃体后皮质或黄斑前膜的发生，形成对黄斑垂直及切线方向的牵拉；②视网膜血管硬化，硬化的视网膜血管缺乏弹性，难以随着视网膜沿着扩大的巩膜延伸；③缺乏弹性的内界膜也相对固定难以延伸；④在异常的玻璃体视网膜界面，加上硬化的视网膜血管及缺乏弹性的内界膜的共同作用下，形成向内的牵引，导致近视性黄斑劈裂的形成。

由于玻璃体在视网膜血管处附着较紧，玻璃体的牵拉可导致视网膜薄变；在发生玻璃体后脱离时，变薄的血管旁视网膜可能形成板层孔和微小裂孔，导致黄斑视网膜劈裂进一步加重，甚至发生黄斑中心凹脱离。故存在黄斑中心凹脱离的近视性黄斑劈裂，术中一定要仔细检查血管旁是否有微小裂孔的存在。

OCT 检查可以看到血管旁视网膜板层裂孔和微小裂孔，可以看到内界膜脱离（ILM detachment），也可以看到视网膜微血管牵引形成的细微皱褶（microfold）。同时，OCT 能很好地观察到近视性黄斑劈裂的不同特征：黄斑中心凹囊样改变（47.0%）、板层裂孔（29.0%）和黄斑中心凹脱离（29.0%）。

Pannozzo 在 2004 年提出近视牵引性黄斑病变的概念，这个概念涵盖了在病理性近视中出现的玻璃体黄斑牵拉综合征、黄斑增厚、黄斑劈裂、黄斑板层裂孔和黄斑中心凹脱离。Ruiz-Medrano 进一步提出了近视牵引性黄斑病变的临床分型（表 11-2），显示从正常—黄斑劈裂—黄斑中心凹脱离—黄斑裂孔—黄斑裂孔性视网膜脱离的病程发展过程，可作为近视黄斑病变临床评价及手术时机选择的重要依据（图 11-5）。

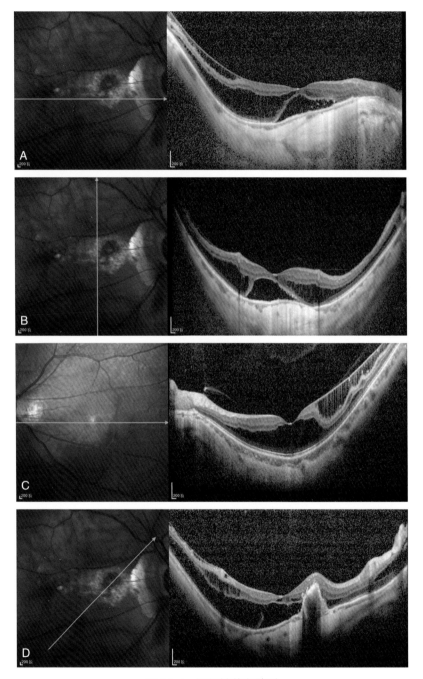

图 11-4 近视性黄斑劈裂

A~C:近视性黄斑劈裂;D:近视性黄斑劈裂合并脉络膜新生血管

表 11-2　近视牵引性黄斑病变临床分型

分型	描述	分型	描述
T0	没有黄斑劈裂	T3	黄斑中心凹脱离
T1	黄斑内层或外层劈裂	T4	黄斑裂孔
T2	黄斑内层 + 外层劈裂	T5	黄斑裂孔性视网膜脱离

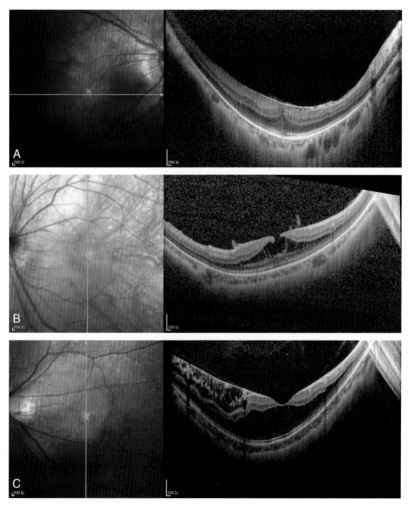

图 11-5　近视牵引性黄斑病变

A：T0；B：T1；C：T2

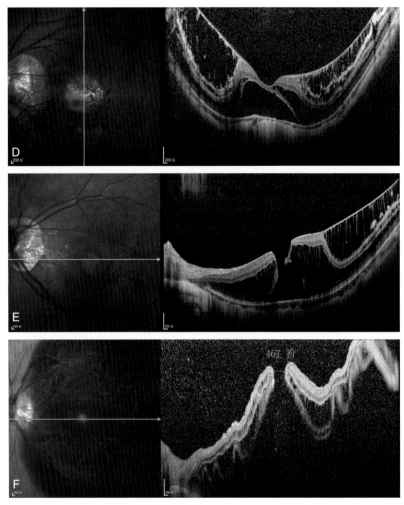

图 11-5(续)

D:T3;E:T4;F:T5

近视性黄斑劈裂可在很长一段时间保持稳定,患者没有症状(图 11-6)。当发生黄斑中心凹脱离时,才有明显的视力下降,此时可考虑玻璃体视网膜手术。但即使这个时候手术,术后仍然存在视力进一步下降、发生黄斑裂孔及黄斑裂孔性视网膜脱离的可能。

在玻璃体视网膜手术中,通过完全去除玻璃体,剥除黄斑前膜,可解除对黄斑垂直及切线方向的牵拉。虽然大范围的内界膜剥除,可以松懈视网膜,以便更好地覆盖局部扩大的巩膜,有利于黄斑劈裂的好转,但是在视网膜菲薄的近视性黄斑劈裂眼中,内界膜剥除可能加速黄斑裂孔的形成,而这种裂孔在术后难以闭合,进一步导致视网膜脱离的发生。故近年来,一些学者提出保留中心凹内界膜的内界膜剥除术,既解除了刚性内界膜对视网膜内层的牵拉,又减少了术后黄斑裂孔的发生。

手术方法如下:采用 23/25G 经平坦部三切口玻璃体视网膜手术,晶状体混浊者首先行

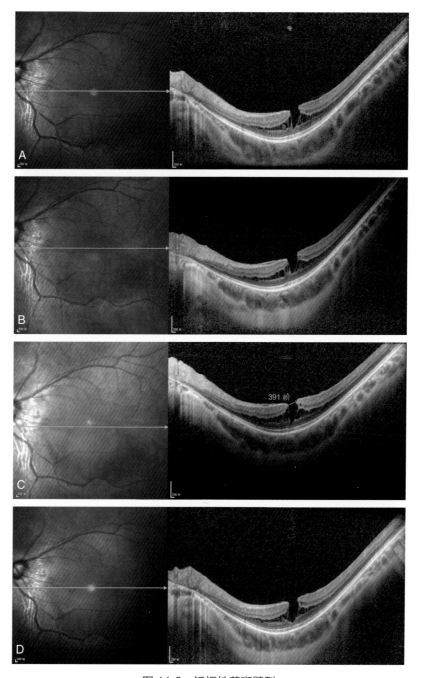

图 11-6 近视性黄斑劈裂

A~D：从 2017 年 9 月 19 日到 2020 年 5 月 29 日，OCT 显示患者的近视性黄斑劈裂保持稳定，患者没有症状

白内障超声乳化吸除术。切除前部及中轴部玻璃体；以 25G 针注入曲安奈德（TA）0.1ml 染色玻璃体；未发生玻璃体后脱离，完成玻璃体后脱离并将玻璃体完全切除；已发生玻璃体后脱离者，TA 可以证实后极部是否有玻璃体皮质的残留，再以笛针、玻璃体切割头或钻石刷小心去除；最后完成基底部玻璃体的切除。剥除存在的黄斑前膜（避免将内界膜同时撕除）；吲哚青绿染色后，撕除黄斑区内界膜（范围近血管弓），同时保留中心凹 1 000~1 500μm 大小内界膜；在撕除方法上，可以采用像面包圈一样的整体撕除内界膜，也可采取多个同心圆相连的撕除方式；气体 - 液体交换后，以长效气体眼内填充，嘱患者俯卧 2 周（图 11-7）。

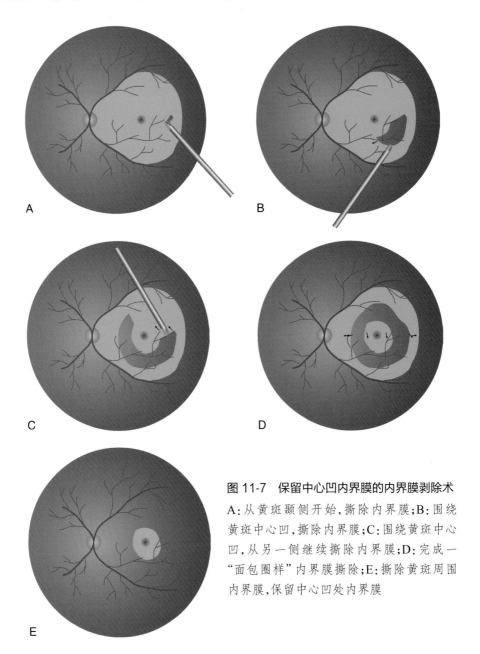

图 11-7 保留中心凹内界膜的内界膜剥除术

A：从黄斑颞侧开始，撕除内界膜；B：围绕黄斑中心凹，撕除内界膜；C：围绕黄斑中心凹，从另一侧继续撕除内界膜；D：完成一"面包圈样"内界膜撕除；E：撕除黄斑周围内界膜，保留中心凹处内界膜

针对近视性黄斑劈裂,除了玻璃体视网膜手术以外,在国外更多地采用黄斑巩膜外垫压术,国内更多地采用后巩膜兜带术,通过缩短眼轴,减轻后巩膜葡萄肿的程度,既治愈了近视性黄斑劈裂,又避免术后黄斑裂孔形成和视网膜脱离的发生。

第三节　近视性黄斑裂孔

高度近视眼较早出现玻璃体液化,可导致完全的或不完全的玻璃体后脱离发生。此外,部分高度近视眼玻璃体后脱离即使完全发生,也可能在后极部或整个视网膜表面留下部分,或留下一层薄薄的玻璃体后皮质。黄斑区残留的玻璃体后皮质,或周边可能存在的视网膜裂孔导致的视网膜色素上皮细胞进入玻璃体腔,可刺激黄斑前膜的形成。最终,那些即将发生的玻璃体后脱离、不完全发生的玻璃体后脱离或残留的玻璃体后皮质,可对黄斑形成垂直和切线方向的牵拉;此外,黄斑前膜的形成,还有缺乏柔韧性的内界膜,在延长的眼轴形成的反向牵拉下,可加重对黄斑垂直和切线方向的牵拉,导致黄斑裂孔的形成。另外,刚性内界膜、硬化的视网膜血管和黄斑前膜对黄斑内层的牵拉,以及延长的眼轴及后巩膜葡萄肿对黄斑外层的反向牵拉,可首先导致黄斑劈裂的形成,进而导致黄斑小凹脱离或黄斑小凹处 IS/OS 断裂,最后形成黄斑全层裂孔。

近视性黄斑裂孔可以来自近视性黄斑劈裂,从近视性黄斑劈裂发展而来的黄斑裂孔,常常伴有较深的后巩膜葡萄肿,裂孔周围伴有视网膜劈裂,容易发生视网膜脱离,在玻璃体视网膜手术术后,视网膜不容易复位,或者是复位后容易再次脱离。而非近视性黄斑劈裂来源的近视性黄斑裂孔,后巩膜葡萄肿不明显,常常是眼轴普遍性延长,裂孔周围没有视网膜劈裂,裂孔边缘可能有囊泡存在(类似于特发性黄斑裂孔),裂孔可以稳定数月到数年而不发生变化,发生视网膜脱离的风险相对较小。

高度近视黄斑裂孔,早期提倡大范围内界膜剥除和长效气体填充,但黄斑裂孔闭合率明显低于特发性黄斑裂孔。近年来,在近视性黄斑裂孔眼中,采用内界膜翻转覆盖(长效气体填充)或内界膜翻转联合自体血覆盖(空气或长效填充)的技术,明显提高了黄斑裂孔闭合率,但术后最佳矫正视力仍不理想。

Rizzo 等采取生物羊膜作为内界膜的替代物治疗黄斑裂孔并取得了较好的手术效果。采取生物羊膜与内界膜的不同之处在于,生物羊膜可能刺激视网膜色素上皮细胞的增殖与分化,促进视网膜向内生长,促进外层视网膜结构的恢复,进而改善患者的视力预后。但对于近视性黄斑裂孔眼,由于后巩膜葡萄肿的存在,后极部视网膜脉络膜及视网膜色素上皮萎缩,即使采取内界膜翻转或填塞仍然不是最理想的选择,而采用羊膜填塞是否能够得到更好的视觉质量,还需要进一步探索。

自体血辅助内界膜翻转覆盖术:采用 23/25G 经平坦部三切口玻璃体视网膜手术,晶状体混浊者首先行超声乳化白内障摘除术。切除前部及中轴部玻璃体;以 25G 针注入 TA 0.1ml

染色玻璃体;未发生玻璃体后脱离,完成玻璃体后脱离并将玻璃体完全切除;已发生玻璃体后脱离者,TA 染色确定后极部是否有玻璃体皮质的残留,再以笛针、玻璃体切割头或钻石刷小心去除;最后完成基底部玻璃体的切除。存在黄斑前膜者,剥除黄斑前膜。吲哚青绿染色撕除黄斑区内界膜,同时保留黄斑裂孔周围(或上方)1 500~3 000μm 大小内界膜,将保留的内界膜翻转折叠 2~3 叠(或仅翻转),完全覆盖黄斑裂孔,气体 - 液体交

图 11-8　内界膜翻转 + 自体血覆盖

换后,滴入自体血一滴覆盖内界膜瓣。长效气体眼内填充,嘱患者俯卧 2 周(图 11-8)。

　　自体血辅助生物羊膜覆盖术:采用 23/25G 经平坦部三切口玻璃体视网膜手术,晶状体混浊者首先行超声乳化白内障摘除术。切除前部及中轴部玻璃体;以 25G 针注入 TA 0.1ml 染色玻璃体;未发生玻璃体后脱离,完成玻璃体后脱离并将玻璃体完全切除;已发生玻璃体后脱离者,TA 染色确定后极部是否有玻璃体皮质的残留,再以笛针、玻璃体切割头或钻石刷小心去除;最后完成基底部玻璃体的切除。存在黄斑前膜者,剥除黄斑前膜。吲哚青绿染色撕除黄斑区内界膜,气体 - 液体交换后,以略大于黄斑孔直径的生物羊膜完全覆盖黄斑裂孔,并滴入自体血一滴覆盖。长效气体或空气眼内填充,嘱患者俯卧 1~2 周。

　　针对近视性黄斑劈裂发展而来的近视性黄斑裂孔,同黄斑劈裂一样,还可以采用黄斑巩膜外垫压术或后巩膜兜带术,通过缩短眼轴,减轻后巩膜葡萄肿,从而治愈近视性黄斑劈裂和促进黄斑裂孔闭合。

第四节　高度近视黄斑裂孔性视网膜脱离

　　高度近视黄斑裂孔性视网膜脱离(macular hole retinal detachment,MHRD)在高度近视的成年亚洲人群中发病率较高(9%~21%),常见于 50~60 岁女性患者。

　　高度近视 MHRD 主要发生在高度近视合并后巩膜葡萄肿的患者。早期认为其发生主要源于黄斑前玻璃体及黄斑前膜对黄斑垂直及切线方向的牵拉,以及眼轴变长及后巩膜葡萄肿形成,视网膜伸展不足以覆盖局部扩大的巩膜,形成分开视网膜神经上皮与视网膜色素上皮的牵引力;其他可能因素包括:视网膜脉络膜及视网膜色素上皮萎缩,导致视网膜神经上皮与视网膜色素上皮(RPE)之间的黏附力减弱;内界膜表面细胞成分的收缩加重沿切线方向的牵引等。

　　对于高度近视 MHRD,常规采用玻璃体视网膜手术,由于高度近视的不同解剖特点,玻璃体视网膜手术具有一些个性化特点。

高度近视眼玻璃体液化加速,导致玻璃体后脱离提前发生。在高度近视眼中,即使玻璃体后脱离发生(存在 Weiss 环),由于玻璃体后皮质发生劈裂,导致视网膜表面大小不等的外层玻璃体后皮质残留,甚至外层玻璃体后皮质形成一张完整的膜附着在视网膜表面。在玻璃体视网膜手术中,彻底去除这些玻璃体后皮质至关重要。

视网膜内界膜存在于玻璃体和视网膜之间,具有平滑的内表面(玻璃体)和不规则的视网膜表面。多数学者认为黄斑区内界膜的去除,有利于高度近视黄斑孔视网膜脱离眼黄斑裂孔的闭合及视网膜脱离的复位。但在高度近视后巩膜葡萄肿患眼,黄斑区视网膜厚度较正常眼薄,伴随着视网膜脱离、眼轴延长及后巩膜葡萄肿的存在,使内界膜的剥除相对困难。

在高度近视眼,脉络膜变薄,脉络膜大血管稀少,RPE 出现不同程度的萎缩;同时眼轴延长,出现后巩膜葡萄肿。眼轴的延长会促进黄斑孔的扩大;后巩膜葡萄肿的存在,视网膜复位不仅要沿着正常的眼球弧度,还要沿着陡然向后脱垂及拉长的后巩膜葡萄肿;巩膜的扩张导致视网膜表面积和巩膜表面积不一致,视网膜复位必须克服由于后巩膜葡萄肿带来的反向牵引。同时,RPE 萎缩导致视网膜神经上皮与脉络膜之间的黏附力减弱,在长效气体吸收或硅油取出后,可能出现视网膜再次脱离。

一、经典治疗方案

高度近视 MHRD 的基本手术方式如下:术中切除前部及中轴部玻璃体,以 25G 针注入 TA 染色玻璃体。未发生玻璃体后脱离者,以玻璃体切割头在视盘鼻侧边缘诱导玻璃体后脱离,当吸住玻璃体后皮质后,加大吸力,即可使玻璃体后皮质与视网膜分离,并可见到 Weiss 环,继续更换部位吸引,可将后皮质从后极部全部吸起,同时切除 Weiss 环,让灌注液流入玻璃体后皮质下空间,有利于玻璃体后皮质完全脱离。再以 Weiss 环为中心呈同心圆状切除玻璃体后皮质。在高度近视黄斑孔视网膜脱离,玻璃体后皮质容易发生劈裂,即使在玻璃体腔看到 Weiss 环,TA 染色玻璃体也是必要的。TA 可证实残留玻璃体后皮质的存在,有时候是完整的玻璃体后皮质外层,有时候仅仅在后极部,尤其在黄斑区或大血管弓残留小片状的玻璃体后皮质外层。对于残留的玻璃体后皮质可以笛针、剥膜镊、钻石刷(或膜刮刀)或玻璃体切割头剥除,对于粘连紧密的玻璃体后皮质可以钻石刷(或膜刮刀)小心去除。存在黄斑前膜者,应剥除黄斑前膜。完全去除玻璃体后皮质及黄斑前膜后,在水中将吲哚青绿 / 亮蓝(可加入高糖溶液)注入后极部染色黄斑区内界膜;或者先做液体 - 气体交换,由黄斑裂孔处引流视网膜下液,待视网膜复位后,以一滴重水覆盖黄斑孔,继而在气体中,向后极部注入吲哚青绿 / 亮蓝溶液染色内界膜;并快速的以平衡盐液将染料洗出,撕除黄斑区内界膜,范围可接近或达到血管弓。进一步注入重水覆盖后极部视网膜,完成周边及基底部玻璃体的切除。手术完毕时,眼内注入 16% 的 C_2F_6、12% 的 C_3F_8 或硅油,嘱患者俯卧 2 周。

尽管对于黄斑区内界膜剥除的范围存在争议,但内界膜剥除依然是目前比较公认的处理黄斑裂孔的方法。内界膜的有效处理可以提高视网膜的顺应性,清除玻璃体后皮质与视网膜的粘连,避免裂孔周围可能出现的纤维增殖及刺激神经胶质细胞的增生,进而促进黄斑裂孔的愈合,因此内界膜剥除成为黄斑裂孔修复的基本手术技术。在此基础上,基于对内界膜的不同处理方式及不同内界膜替代物的出现,衍生出不同的手术方式。个别学者为了避免内界膜剥除对视网膜神经纤维层的损伤,提出了保留中心凹 400μm 内界膜的剥膜方式,继而出现内界膜瓣技术,很快演变出内界膜翻转覆盖及内界膜填塞,为了固定内界膜瓣,相继采用黏弹剂辅助、自体血辅助等方法。除此之外,还有采用晶状体囊膜(晶状体前囊膜或后囊膜)或生物羊膜填塞及视网膜移植等技术。

二、个性化治疗方案

玻璃体切除 + 黄斑区内界膜剥除 + 眼内长效气体填充是高度近视 MHRD 治疗的经典术式,虽然内界膜的有效处理可以提高视网膜的顺应性,清除玻璃体后皮质与视网膜的粘连,避免裂孔周围可能出现的纤维增殖及刺激神经胶质细胞的增生,但并不能补偿因为眼轴的延长和后巩膜葡萄肿对黄斑裂孔闭合的影响。而裂孔是否闭合可能影响高度近视 MHRD 眼术后视力的恢复及视网膜复位后再脱离的发生。比较内界膜翻转覆盖和经典的内界膜剥除,两者都能够促进高度近视 MHRD 眼视网膜复位,但内界膜翻转覆盖术后黄斑裂孔闭合的概率更高,但术后最佳矫正视力是否更好却存在争议。在不同研究中,患眼的眼轴长度、后巩膜葡萄肿和近视性黄斑病变的程度都不同,可能会得到不同的结果。

笔者曾经参照 Steidl 及 Ripandelli 的标准,根据 B 超及眼底检查,将具有眼轴 <29mm、RPE 及脉络膜萎缩轻或不明显、0~1 级且深度 ≤2mm 的后巩膜葡萄肿特征的判定为适度高度近视;具有眼轴 ≥29mm、RPE 及脉络膜明显萎缩、2~3 级且深度 >2mm 的后巩膜葡萄肿特征的判定为极端高度近视。

对不同解剖结构的高度近视黄斑孔视网膜脱离(MHRD)眼,在玻璃体视网膜手术术后,我们比较了适度与极端高度近视 MHRD 眼视网膜复位与黄斑裂孔闭合的成功率。在极端高度近视 MHRD 眼中,比较不同的眼内填充物(长效气体与硅油)对视网膜复位及黄斑裂孔闭合的影响。

在我们的研究中,采取 TA 玻璃体染色及黄斑内界膜剥除双重处理联合长效气体眼内填充,对于适度高度近视 MHRD 眼,由于解除了黄斑前玻璃体或黄斑前膜对黄斑垂直、切线方向的牵拉,首次手术后视网膜复位率达到 91.67%,黄斑孔闭合率达到 58.33%。说明该方法是治疗适度高度近视 MHRD 的有效方式。而在极端高度近视 MHRD 眼中,即使采取以上处理,首次手术后视网膜复位率为 64.71%,黄斑孔闭合率仅为 17.65%。

在我们的研究中,对极端高度近视 MHRD 眼,即使采取 TA 玻璃体染色及黄斑区内界膜撕除双重处理,完全地去除黄斑前玻璃体后皮质、黄斑前膜及视网膜表面细胞成分,视网膜复位率及黄斑孔闭合率仍较低。术后 40.00% 的 C_3F_8 填充眼发生视网膜再脱离,17.65%

的硅油填充眼在硅油取出后发生视网膜再脱离。无论是 C_3F_8 填充或者硅油填充,术后黄斑裂孔闭合率均较低(13.33% 和 29.41%)。

对于高度近视 MHRD 的上述分类,在实际操作中仍然存在问题,眼轴的长度、RPE 及脉络膜萎缩的程度和后巩膜葡萄肿的程度并不一致,难以准确的分类。近年来,我们参考 Ohno-Mastui K 的近视性黄斑病变分类,对高度近视 MHRD 作以下分类:

• 病理性近视 MHRD(分类 0):存在高度近视(屈光度 >–6.0D,眼轴 >26.5mm);近视性黄斑病变(分类 0);

• 病理性近视 MHRD(分类 1):存在高度近视(屈光度 >–6.0D,眼轴 >26.5mm);存在近视性黄斑病变(分类 1~ 分类 3);存在巩膜后葡萄肿;

• 病理性近视 MHRD(分类 2):存在高度近视(屈光度 >–6.0D,眼轴 >26.5mm);存在近视性黄斑病变(分类 3+CNV/ Fuchs 斑、分类 4);存在巩膜后葡萄肿。

这样的分类,可能更有利于手术方式的选择和对疾病愈后的预判。

对于分类 0 的病理性近视 MHRD,由于存在极高的视网膜复位和黄斑孔闭合率,可常规采取 TA 玻璃体染色及黄斑内界膜剥除双重处理联合长效气体眼内填充,以获得最好的治疗效果。对于分类 1 的病理性近视 MHRD,可采用内界膜翻转覆盖、内界膜填塞、晶状体囊膜或生物羊膜填塞等技术,联合长效气体或硅油眼内填充。对于分类 2 的 MHRD,黄斑孔的闭合率极低,即使裂孔闭合,视力预后也极差,黄斑内界膜撕除、内界膜翻转覆盖、内界膜填塞、晶状体囊膜填塞等技术仅仅为可选择技术,眼内填充以硅油为主。

术后黄斑孔闭合的患眼可能获得相对好的视力,故应避免在玻璃体视网膜手术中光凝黄斑孔边缘。长效气体填充眼的气体吸收后,如果视网膜再脱离,根据具体原因可选择再次注入长效气体或者硅油。硅油取出后如果视网膜再脱离,考虑内界膜填塞、晶状体囊膜填塞或生物羊膜填塞及视网膜移植等,如果中心视力无提高可能,可考虑光凝黄斑孔边缘。对 RPE 及脉络膜严重萎缩、后巩膜葡萄肿明显的患眼,黄斑孔边缘光凝无法完成,可考虑沿后巩膜葡萄肿边缘光凝。术后硅油长期填充,或者在后巩膜兜带术后,再考虑硅油取出。

小　结

1. 在高度近视眼中,可出现后巩膜葡萄肿及近视性黄斑病变。附着的玻璃体后皮质、黄斑前膜、刚性的内界膜和硬化的视网膜血管,与延伸的眼轴和后巩膜葡萄肿,形成向内向外的牵引,可导致近视性黄斑劈裂形成。

2. 近视性黄斑劈裂随着时间的推移可逐渐发展,可形成近视性黄斑裂孔,可导致黄斑裂孔性视网膜脱离发生,对视觉功能具有潜在的影响。

3. 近视性黄斑裂孔可由近视性黄斑劈裂发展而来,裂孔周围伴有视网膜劈裂,容易导致视网膜脱离的发生。不是近视性黄斑劈裂发展而来的黄斑裂孔,裂孔周围没有视网膜劈裂,裂孔边缘可能有囊泡存在(类似于特发性黄斑裂孔),发生视网膜脱离的风险相对较小。

4. 对近视性黄斑劈裂眼，采用保留中心凹内界膜的内界膜剥除术。对近视性黄斑裂孔眼，采用内界膜翻转覆盖、晶状体囊膜及生物羊膜技术。对于分类 0 的病理性近视 MHRD，可常规采取 TA 玻璃体染色及黄斑内界膜剥除双重处理联合长效气体眼内填充；对于分类 1 的病理性近视 MHRD，可采用内界膜翻转覆盖、内界膜填塞、晶状体囊膜填塞、生物羊膜填塞及视网膜移植等技术；对于分类 2 的病理性近视 MHRD，黄斑内界膜撕除、内界膜翻转覆盖、内界膜填塞、晶状体囊膜填塞等技术仅仅为可选择技术，眼内填充以硅油为主。

问题和展望

近视性黄斑劈裂眼可能发展成近视性黄斑裂孔，其形成虽然是该病的自然病程，但玻璃体视网膜手术可能加速自然病程的发展，在术中或术后形成黄斑裂孔，尤其在黄斑劈裂的外层已经出现裂孔，术后发生全层裂孔的风险加大。故应该慎重地选择手术，如果决定手术，术前和患者及其家属进行良好的沟通是必要的。

在高度近视黄斑裂孔性视网膜脱离眼中，采用内界膜翻转技术提高了黄斑裂孔闭合率，但术后最佳矫正视力仍不理想，而采用羊膜填塞是否能够得到一个更好的视觉质量，还需要进一步探索。

在分类 2 的病理性近视 MHRD 眼中，采用目前的玻璃体视网膜手术方式，并没有解决高度近视眼解剖结构变化对愈后的影响，术后仍需要硅油眼内长期填充，增加了对硅油的依赖性。是否联合黄斑巩膜外垫压术、后巩膜兜带术及巩膜缩短术，目前仍然没有达成共识。故未来的最终治疗将建立在对高度近视发病机制的认识上，从源头上彻底避免病理性近视的出现；而在这一时代到来之前，可长期填充的新型眼内填充物的研发，将是过渡时期最好的选择。

参 考 文 献

[1] Ruiz-Medrano J, Montero J A, Flores-Moreno I, et al. Myopic maculopathy：Current status and proposal for a new classification and grading system（ATN）. Prog Retin Eye Res, 2019, 69：80-115.

[2] Alkabes M, Mateo C. Macular buckle technique in myopic traction maculopathy：a 16-year review of the literature and a comparison with vitreous surgery. Graefes Arch Clin Exp Ophthalmol, 2018, 256（5）：863-877.

[3] Cheng C, Teo K, Tan C S, et al. Myopic retinoschisis in Asians：structural features and determinants of visual acuity and prognostic factors for progression. Retina, 2016, 36（4）：717-726.

[4] Gohil R, Sivaprasad S, Han L T, et al. Myopic foveoschisis：a clinical review. Eye（Lond）, 2015, 29（5）：593-601.

[5] Sun C B, Liu Z, Xue A Q, et al. Natural evolution from macular retinoschisis to full-thickness macular hole in highly myopic eyes. Eye（Lond）, 2010, 24（12）：1787-1791.

[6] Benhamou N, Massin P, Haouchine B, et al. Macular retinoschisis in highly myopic eyes. Am J

Ophthalmol,2002,133(6):794-800.

[7] Shimada N,Ohno-Matsui K,Baba T,et al. Natural course of macular retinoschisis in highly myopic eyes without macular hole or retinal detachment. Am J Ophthalmol,2006,142(3):497-500.

[8] Takahashi H,Inoue M,Koto T,et al. Inverted internal limiting membrane flap technique for treatment of macular hole retinal detachment in highly myopic eyes. Retina,2018,38(12):2317-2326.

[9] Zhu S Q,Pan A P,Zheng L Y,et al. Posterior scleral reinforcement using genipin-cross-linked sclera for macular hole retinal detachment in highly myopic eyes. Br J Ophthalmol,2018,102(12):1701-1704.

[10] Ho T C,Ho A,Chen M S. Vitrectomy with a modified temporal inverted limiting membrane flap to reconstruct the foveolar architecture for macular hole retinal detachment in highly myopic eyes. Acta Ophthalmol,2018,96(1):e46-e53.

[11] Sasaki H,Shiono A,Kogo J,et al. Inverted internal limiting membrane flap technique as a useful procedure for macular hole-associated retinal detachment in highly myopic eyes. Eye(Lond),2017,31(4):545-550.

[12] Kinoshita T,Onoda Y,Maeno T. Long-term surgical outcomes of the inverted internal limiting membrane flap technique in highly myopic macular hole retinal detachment. Graefes Arch Clin Exp Ophthalmol,2017,255(6):1101-1106.

[13] Siam A L,El Maamoun T A,Ali M H. Macular buckling for myopic macular hole retinal detachment:a new approach. Retina,2012,32(4):748-753.

[14] Chuang L H,Chen Y P,Wang N K,et al. Macular hole repair by vitrectomy and internal limiting membrane peeling in highly myopic eyes. Retina,2014,34(10):2021-2027.

[15] Meng L,Wei W,Li Y,et al. Treatment of retinal detachment secondary to macular hole in highly myopic eyes:pars plana vitrectomy with internal limiting membrane peel and silicone oil tamponade. Retina,2014,34(3):470-476.

[16] Mura M,Iannetta D,Buschini E,et al. T-shaped macular buckling combined with 25G pars plana vitrectomy for macular hole,macular schisis,and macular detachment in highly myopic eyes. Br J Ophthalmol,2017,101(3):383-388.

[17] Chen S N,Yang C M. Inverted internal limiting membrane insertion for macular hole-associated retinal detachment in high myopia. Am J Ophthalmol,2016,162:99-106.

[18] Yamashiro K,Kinoshita-Nakano E,Ota T,et al. Floating flap of internal limiting membrane in myopic macular hole surgery. Graefes Arch Clin Exp Ophthalmol,2018,256(4):693-698.

[19] Wei Y,Wang N,Zu Z,et al. Efficacy of vitrectomy with triamcinolone assistance versus internal limiting membrane peeling for highly myopic macular hole retinal detachment. Retina,2013,33(6):1151-1157.

[20] Sakaguchi H,Ikuno Y,Choi J S,et al. Multiple components of epiretinal tissues detected by triamcinolone and indocyanine green in macular hole and retinal detachment as a result of high myopia. Am. J. Ophthalmol,2004,138:1079-1081.

[21] Yamamoto N,Ozaki N,Murakami K. Triamcinolone acetonide facilitates removal of the epiretinal membrane and separation of the residual vitreous cortex in highly myopic eyes with retinal detachment due to a macular hole. Ophthalmologica,2004,218:248-256.

[22] Uemoto R,Yamamoto S,Tsukahara I,et al. Efficacy of internal limiting membrane removal for retinal detachments resulting from a myopic macular hole. Retina 2004,24:560-566.

［23］Hsiang H W,Ohno-Matsui K,Shimada N,et al. Clinical characteristics of posterior staphyloma in eyes with pathologic myopia. Am. J. Ophthalmol,2008,146:102-110.

［24］Kang S W,Ahn K,Ham D I. Types of macular hole closure and their clinical implications. Br. J. Ophthalmol,2003,87:1015-1019.

［25］Sonoda K H,Sakamoto T,Enaida H,et al. Residual vitreous cortex after surgical posterior vitreous separation visualized by intravitreous triamcinolone acetonide. Ophthalmology,2004,111:226-30.

［26］Sayanagi K,Ikuno Y,Tano Y. Macular hole diameter after vitrectomy for macular hole and retinal detachment. Retina,2005,25:608-11.

［27］Scholda C,Wirtitsch M,Biowski R,et al. Primary silicone oil tamponade without retinopexy in highly myopic eyes with central macular hole detachments. Retina,2005,25:141-146.

［28］Chen S N,Yang C M. Inverted internal limiting membrane insertion for macular hole-associated retinal detachment in high myopia. Am J Ophthalmol,2016,162:99-106.

［29］Ohno-Matsui K. Proposed classification of posterior staphylomas based on analyses of eye shape by three-dimensional magnetic resonance imaging and wide-field fundus imaging. Ophthalmology,2014,121(9):1798-1809.

［30］Ohno-Matsui K,Kawasaki R,Jonas J B,et al. International photographic classification and grading system for myopic maculopathy. Am J Ophthalmol,2015,159(5):877-883.

［31］Zheng Y,Kang M,Wang H,et al. Inverted internal limiting membrane insertion combined with air tamponade in the treatment of macular hole retinal detachment in high myopia:study protocol for a randomized controlled clinical trial. Trials,2018,19(1):469.

第十二章　眼　外　伤

第一节　眼外伤的基本概念和分区

在眼外伤中,眼球壁专指纤维膜即角膜和巩膜,不包括葡萄膜和视网膜。由此将眼外伤分为闭合性(closed-globe injury)和开放性眼球伤(open-globe injury)。闭合伤包括钝挫伤(contusion)和板层裂伤(lamellar laceration)。

开放性眼球伤为角、巩膜组织的全层开放性损伤。按致伤的不同机制将开放性眼球伤分成两种类型:破裂伤(rupture),即钝物施压眼球导致眼压急剧升高造成眼球壁全层损伤;裂伤(laceration),即锐物导致角巩膜全层损伤。进一步,又将裂伤分为眼内异物(intraocular foreign body)、穿通伤(penetrating injury)和贯通伤(perforating injury),穿通伤是只有入口没有出口的开放伤,贯通伤是由一个致伤物造成既有入口又有出口的开放伤。

单纯角膜损伤累及晶状体和虹膜的可能性更大,角巩缘后的损伤增加了房角及睫状体损伤的可能性;更靠后的巩膜损伤导致玻璃体基底部和视网膜损伤的可能性明显增加。为此国际眼外伤命名组织将外伤受累部位分为三区,局限于角膜和角巩缘定义为开放Ⅰ区;损伤范围位于角巩缘后 5mm 以内巩膜组织为开放Ⅱ区;角巩缘后 5mm 以后巩膜损伤为开放Ⅲ区。

第二节　眼球钝挫伤

钝挫伤是闭合性眼球伤的主要类型,是一类与开放伤性质不同的眼外伤,具有与开放伤不同的临床表现和处理方式。后节的钝挫伤主要包括视网膜震荡(commotio retinae),在检眼镜下表现为视网膜变白,可伴有视网膜水肿(Berlin's oedema),患者视力明显下降;数周后随着水肿的消退,大部分下降的视力可逐渐恢复,小部分患者由于黄斑萎缩或者黄斑裂孔形成,视力不能恢复。

外伤导致的玻璃体视网膜牵拉,可以导致外伤性黄斑裂孔的形成。外伤性黄斑裂孔有自行闭合的可能,多发生在外伤后 1 周~4 个月,比较小的黄斑裂孔(平均 245μm)且裂孔缘没有视网膜内囊肿形成的黄斑裂孔多能自行闭合,大的黄斑裂孔(>250μm),应观察 1~3 个月,如果黄斑裂孔继续扩大,或者出现视网膜内囊肿,可考虑行玻璃体视网膜手术,手术方法与特发性黄斑裂孔相同(详见特发性黄斑裂孔的治疗)。需要注意的是,外伤性黄斑裂孔常常合并其他组织的损伤,比如合并黄斑区脉络膜破裂,故术后视力是否提高决定因素较多,在采取玻璃体视网膜手术时应充分考虑。

除了外伤性黄斑裂孔,外伤导致的急性玻璃体视网膜牵拉,作用于玻璃体基底部,可以导致锯齿缘截离,或者在赤道部发生撕裂性质的视网膜裂孔(马蹄孔或有盖圆形裂孔)。一种特殊的情况,即在外伤即刻出现的大范围不规则视网膜裂孔,称为"弹伤性脉络膜视网膜病变(chorioretinitis sclopetaria)"或称作"急性视网膜坏死(acute retina necrosis)""外伤性视网膜病变(traumatic retinopathy)""挫伤性视网膜病变(contusive retinopathy)"。

锯齿缘截离常常发生在鼻上方和颞下方,颞下方常常是外伤受力的地方,重力对眼部的巨大冲击,如果没有导致眼球破裂,这种冲击力,将导致受力点及其对侧玻璃体基底部受到赤道部玻璃体的强力牵拉,导致锯齿缘截离的发生。由于玻璃体没有液化,锯齿缘截离导致的视网膜脱离发生缓慢,往往在数月或数年后才发生,其治疗和常规视网膜脱离相同,手术方法多选择巩膜扣带术(详见锯齿缘截离的治疗)。位于赤道部撕裂性质的视网膜裂孔,视网膜脱离发生较快,可根据眼部情况选择巩膜扣带术或者玻璃体视网膜手术(手术方式的选择同孔源性视网膜脱离)。弹伤性脉络膜视网膜病变一般不会导致视网膜脱离,其原因在于坏死视网膜边缘产生的炎症反应可导致视网膜脉络膜粘连,故不必采取预防性治疗措施,密切观察即可;即使视网膜脱离发生,也是在数周以后,可选择玻璃体视网膜手术,但术后视力恢复有限。

第三节　外伤性玻璃体积血

玻璃体积血可存在于闭合性及开放性眼外伤中。玻璃体积血的危害主要是对视力的影响,潜在影响是出现血影细胞性青光眼及促进增生性玻璃体视网膜病变(PVR)的发生和发展。

在闭合性眼球伤中,如无血影细胞青光眼及视网膜脱离的发生,成人的玻璃体积血可观察 3 个月,处于视力发育关键期的儿童可观察 1 个月,如积血没有吸收的可能,可考虑玻璃体视网膜手术。开放性眼球伤伤口位于 I 区及 II 区,早期的清创缝合术后如无血影细胞性青光眼及视网膜脱离的发生,伴随的玻璃体积血处理与闭合性眼球伤相同。如开放性眼球伤的玻璃体积血伴随着围绕直肌止点的巩膜伤口,眼球破裂伤直径 >10mm、贯通伤的出口位于锯齿缘后,都存在外伤性 PVR 发生的可能;此时的玻璃体积血在 PVR 发生发展中起到重要作用,适当时机的玻璃体视网膜手术和推迟的玻璃体视网膜手术预后不同;可在伤后 2 周内充分切除血性玻璃体以消除增生的支架组织;如 B 超提示已发生视网膜脱离,手术应尽早完成,但最好在受伤 1 周后进行,因为自发性玻璃体后脱离往往发生在受伤 1 周之后,同时,巩膜伤口的愈合在理论上也需要 1 周,对于巩膜贯通伤来说,入口容易缝合,而出口的缝合是比较困难,过度牵拉眼球,可能会导致视神经的损伤或眼内容物的脱出,故位于后极部的巩膜裂伤(出口)可以等待其自行愈合,这也需要等待至少 1 周。如 B 超提示存在脉络膜上腔出血,如果眼压能够控制,应将手术推迟到伤后 10~14 日,待脉络膜上腔出血接近完全液化,再行玻璃体视网膜手术,同时引流脉络膜上腔陈旧血液;如果眼压难以控制,应尽早行玻璃体视网膜手术,可在组织纤溶酶原激活剂(t-PA)辅助下引流脉络膜上腔凝血(具体手术方式见脉络膜上腔出血的处理)。

玻璃体积血如伴随视网膜下出血(出血性视网膜脱离),在玻璃体视网膜手术中应做相应处理。血液沉积于视网膜下间隙存在毒性:血中所含的铁对光感受器的毒性作用;凝血块对光感受器外节的牵拉机械性损伤;凝血块造成的视网膜神经上皮层和色素上皮层之间的机械屏障,24 小时后就可引起光感受器的不可逆损害。是否行视网膜切开放血应根据具体情况决定,如出血积存于视网膜下的时间、出血量及出血部位、有无视网膜裂孔。如为闭合性眼球伤,或开放性眼球伤伤口位于Ⅰ区及Ⅱ区且无视网膜裂孔,视网膜下出血未波及黄斑区,可不予处理;有时视网膜下出血虽然波及黄斑,但通过重水能将视网膜下出血挤压到周边,可在术毕注入空气或长效气体,术后俯卧 1~2 周,不必行视网膜切开放血。如开放性眼球伤伤口内口位于锯齿缘后,如视网膜下出血较多,血液呈液化状态且无凝血块者,可在上方视网膜无大血管区域,电凝后以切割头切开一小口,同时将重水注入后极部至切口后缘,从切口处引流大部分视网膜下积血;再联合气液交换,以笛针主动吸引方式,完全引流视网膜下积血。如手术时间距受伤时间超过 2 周,视网膜下出血量大,且以凝血为主,可在视网膜下注射 t-PA,待凝血溶解,有利于视网膜下积血的完全引流。如手术时间距受伤时间超过 1 个月或更长,视网膜下大片的凝血,此时以 t-PA 溶解凝血的效果不理想,可行视网膜 180°~360°切开,再以玻切头或超声粉碎头去除凝血块。

第四节　蛛网膜下腔出血合并玻璃体积血综合征

颅内出血可以是玻璃体积血的原因,这种眼 - 脑综合征称为蛛网膜下腔出血合并玻璃体积血综合征(Terson 综合征)。蛛网膜下腔出血可发生视网膜和视网膜前出血,严重时可合并玻璃体积血,可累及单侧,双侧出现也不少见。

玻璃体积血可在蛛网膜下腔出血的同时发生,也可在其后发生。由于眼内出血常常起因于颅内出血,当患者从昏迷状态清醒后,才发现单眼或双眼视力障碍。眼内出血程度可能与颅内出血快慢以及是否有脑水肿有关,而眼内不同的出血量决定了患眼不同程度的视力障碍。如仅有少量的视网膜层间出血,则视力下降不明显,如出血位于黄斑区或者大量出血进入玻璃体腔,则视力下降急剧。眼内出血可仅积聚于内界膜下,也可突破内界膜进入玻璃体腔,待内界膜下积血吸收,可见后极部内界膜与视网膜分离,范围可达血管弓甚至更为广泛,内界膜下可能残留一些沉积物。玻璃体积血多位于后极部,为不同程度的弥漫性红色混浊,有时周边玻璃体影响较轻,视网膜尚清晰。

如果患者有颅内出血的病史,在此期间发现视力下降,检查见玻璃体积血,可初步诊断;待玻璃体积血大部分吸收,或通过手术清除玻璃体积血,排除眼内其他疾病导致的出血,可确定诊断。

关于 Terson 综合征的发病机制:一种观点认为颅内压增高使蛛网膜下腔的出血通过筛板进入眼内;另一种观点认为颅内压的突然升高,压力传递到视网膜血管,视网膜小静脉破裂出血,导致内界膜与视网膜分离或劈裂,如出血量不多,血液可沉积于视网膜层间,如出血量大,造成内界膜破裂,积血可大量涌入玻璃体内,导致玻璃体积血。后一种观点已得到临床的证实。

成人的玻璃体积血可观察 1~3 个月,儿童可观察 1 个月(避免弱视的发生),如玻璃体积血无吸收迹象,可采取玻璃体视网膜手术。手术方式与一般的玻璃体积血手术相同,术中如果发现内界膜与视网膜分离,需要将分离的内界膜切除,以减少术后黄斑前膜产生的可能。

第五节　外伤性脉络膜上腔出血

严重的外伤性脉络膜上腔出血(SCH)是玻璃体视网膜手术的难点。外伤所致的 SCH 与青光眼、白内障和角膜移植手术术中发生的 SCH 不同,因前者常常伴有脉络膜组织的撕裂。由于脉络膜组织含有胶原纤维、弹性纤维和丰富的血管组织,致使撕裂的脉络膜组织发生短缩。短缩的脉络膜组织不像视网膜组织那样有良好的顺应性,难以被重水展平,导致表面的视网膜起伏、视网膜冗余,隐藏在凹处的视网膜难以完成光凝。术后,部分残留的脉络膜上腔出血通过脉络膜撕裂口流到玻璃体腔及前房,短期内可出现部分脉络膜展平,导致先前冗余的视网膜脱离,需要通过再次玻璃体视网膜手术使视网膜复位,预后难以估计。在这类手术中,大范围视网膜切开后,视网膜可能滑脱;另外,重水或硅油可能通过脉络膜撕裂口进入脉络膜上腔,导致伤眼的不良预后。故在这类手术中,首先需要引流脉络膜上腔积血,如果脉络膜上腔存在凝血,需要脉络膜上腔注入 t-PA,再从脉络膜撕裂口引流脉络膜上腔积血;靠前的脉络膜撕裂口,可以人工晶状体悬吊缝线的长针(双长针),从平坦部切口(脉络膜撕裂口对侧套管)进针,穿过玻璃体腔,在脉络膜撕裂口两端进针,从巩膜出针,在巩膜外结扎缝线,即采用跨巩膜缝合技术完成缝合;靠后的脉络膜撕裂口可以羊膜填塞。如果做视网膜切开,视网膜切开边缘应低于脉络膜撕裂口后缘,在注入重水时,应注意重水高于视网膜切开边缘低于脉络膜撕裂口后缘。

第六节　外伤性增生性玻璃体视网膜病变

在开放性眼外伤中，PVR 的发生是组织外伤后修复的一个自然过程，在这个过程中，玻璃体视网膜经历了炎症、增生和瘢痕塑形。但受累组织的异常修复，可导致组织结构紊乱，失去正常功能。通过适宜的玻璃体视网膜手术消除导致异常增生的因素，修复外伤导致的组织紊乱，从而终止 PVR 发生发展的程序化进程，避免视网膜脱离的发生，或使已经发生的视网膜脱离恢复正常结构，避免眼球萎缩的发生。

由于 PVR 的发生与手术时机密切相关，故开放性眼球伤的玻璃体视网膜手术时机对伤眼的预后具有重要的影响。在一些学者认为外伤后 2 周~1 个月行玻璃体视网膜手术的成功率，高于 2 周内和 1 个月后的手术成功率，故主张外伤后 2 周~1 个月内手术。另一些学者认为，外伤 2 周后行玻璃体视网膜手术、视网膜脱离发生和 PVR 是预后不良的三个危险因素，在外伤时已经发生视网膜脱离的眼，在 2 周后行玻璃体视网膜手术时可见典型的 PVR 改变，随着手术时间的进一步推迟，预后变得更加糟糕，故主张在伤后 2 周以内行玻璃体视网膜手术。

还有一些学者主张进行早期的玻璃体视网膜手术，即伤后 72 小时以内的玻璃体视网膜手术。他们认为，在外伤发生的早期，视网膜尚未脱离，PVR 尚未发生，此时如果行玻璃体视网膜手术，可避免因手术推迟而导致 PVR 的发生。然而，在眼外伤早期，常常有较严重的前房及玻璃体积血、视网膜及视网膜下出血、脉络膜及脉络膜上腔出血，立即手术常常会发生难以控制的出血而影响手术的处理。此外，伤口漏、角膜水肿及后弹力层皱褶等，都会影响玻璃体视网膜手术的操作。如外伤发生在年轻人，玻璃体后脱离尚未形成，立即行玻璃体视网膜手术会导致玻璃体后脱离难以完成，玻璃体残留可能导致术后玻璃体增生收缩。故推迟手术可能是一个比较明智的选择，一般推迟到伤后 7~14 日，此时玻璃体后脱离已部分或完全发生，手术变得安全且相对容易；如果存在视网膜脱离（非出血性视网膜脱离），应该在伤后 7 日尽快手术，如果存在出血性视网膜脱离或脉络膜上腔出血，可将手术推迟到伤后 10~14 日，此时凝血已大部分液化，有利于完全引流。严重的眼外伤手术时间不要超过伤后 14 日，因为眼内细胞增生在伤后 1 周开始，在 2 周时就有膜的形成，如已有视网膜脱离，可能在较短时间内形成漏斗状视网膜脱离，故不能将手术推迟太久；此外，初次玻璃体视网膜手术失败的无光感眼外伤患者，在伤后 14 日内摘除眼球，其交感性眼炎发生的风险将极大地减少。

第七节　玻璃体视网膜手术的关键技术和基本理念

后节的眼外伤常常伴随前节的损伤，比如角膜或角巩膜的裂伤、前房积血、虹膜的撕裂或虹膜根部离断、睫状体离断和睫状体脱离、晶状体破裂或脱位，均给玻璃体视网膜手术的完成带来困难。如果后节损伤需要尽快处理，这时候需要权衡，同时处理前后节损伤或者做分期处理。

角膜或角巩膜的裂伤一般在伤后即刻得到了缝合,在二期手术中,角膜或角巩膜伤口本身或形成的瘢痕,对后节手术会造成影响,故需要在接触式广角镜下完成玻璃体视网膜手术,或者采用人工角膜或内窥镜下手术。如果术中发现伤口漏,需要重新缝合,原则上不要从一期缝合的伤道取出异物。如果后节看不清,需要建立前房灌注,先处理前节损伤;伤口有虹膜嵌顿或虹膜前后粘连,可以分离粘连或以玻璃体切割头将其切断;前房积血以玻璃体切割头吸出,凝血块直接切除,如果有反复的出血,先注入黏弹剂,以保证可视性,在完成后节手术后再将黏弹剂吸出或适当保留;破裂的晶状体一般来说,容易以玻切头直接切除,如果存在硬核,需要超声乳化摘除;如果晶状体脱位,可以采取晶状体切除、重水辅助下超声乳化摘除或超声粉碎摘除;对于晶状体不全脱位,如果晶状体透明,悬韧带断裂程度不重,可以暂时不做处理;如果悬韧带断裂程度重,晶状体不稳定或者合并晶状体混浊,可以考虑摘除。可根据悬韧带断裂的程度和手术者的技术,选择超声乳化吸除联合囊袋张力环植入,同时植入人工晶状体,或者选择晶状体切除或超声粉碎吸除,二期植入人工晶状体。对于虹膜根部离断,如果不影响后节手术,可以二期处理,如果影响后节手术,或者需要同时摘除晶状体,可以考虑同时处理。睫状体离断常常伴随睫状体360°脱离,一般可观察1个月,是否早期处理取决于是否合并低压性黄斑病变,如果需要同时摘除晶状体,可以考虑同时处理,选择从内向外的缝合方法。

原则上,如果后节损伤迫切需要处理时,眼前节的损伤如果不影响后节手术,不影响视觉功能的最终恢复,可以延期再做处理。

在眼外伤的玻璃体视网膜手术中,还有一个关键步骤就是后节灌注的建立。在眼外伤中,可能存在睫状体的脱离,可能导致灌注进入脉络膜上腔,或者由于前PVR的存在,灌注进入视网膜下;同时由于23/25G玻璃体视网膜手术的灌注管道不缝合,后节灌注可能滑脱到脉络膜上腔,造成处理上的困难。

在开放性眼外伤中,伤道内口通常是由凝血块、嵌塞的玻璃体和/或视网膜、葡萄膜组织以及纤维素性渗出共同组成的复合体。随着修复过程的进行,这个复合体就构成了瘢痕性愈合过程的基础。伤道内部纤维细胞来源于伤道外口的巩膜组织,在经历巩膜缝合修复术后2周,伤道内部瘢痕修复可以伤道为中心向周围结构放射性增生,导致PVR的发生。

在严重并发症发生之前应当尽快采取玻璃体视网膜手术。在这种手术中,完全的玻璃体切除、彻底的视网膜前和视网膜下增生膜清除固然重要,但伤道的妥善处理,才是玻璃体视网膜手术最为关键的问题。

一种观点认为:在玻璃体视网膜手术中,除充分切除玻璃体以外,应将伤道附近的组织结构与伤道瘢痕隔离开来。具体来说,在玻璃体视网膜手术中,沿着伤道切开随玻璃体脱出嵌顿于伤道的视网膜,当周围短缩的视网膜退回原位之后,就会在切开缘与伤道间留出一道视网膜缺失的"隔离带",起到了正常视网膜与伤道之间相互隔离的作用。从而将伤道瘢痕修复与正常组织隔离开来,防止组织异常修复累及其他正常组织,起到预防PVR发生的作用。这种"隔离带"的建立,不仅仅是切除伤道周围的视网膜组织,还包括其下的脉络膜组织,称为脉络膜视网膜切除术(chorioretinectomy);具体的操作,是在伤道周围 1mm,电凝后先切开视网膜,再电凝后切除脉络膜;这一操作,可以在玻璃体视网膜手术的其他操作都完成以后,最后来完成。

另一种观点认为:在开放性眼外伤中,虽然存在视网膜损伤,仍然有一些伤眼在手术前后没有发生视网膜脱离;即使术中发现存在伤道周围局部浅的视网膜脱离,玻璃体视网膜手术联合巩膜扣带术也可确保手术的成功。在这类手术中,伤道内口附近的玻璃体往往难以切除干净,但巩膜扣带术能将伤道置于加压嵴上,并完成有效地光凝;从而缓解伤道瘢痕收缩导致视网膜的短缩,随着视网膜的复位,可终止 PVR 进程,达到稳定修复的目的。通过以上处理,大部分伤眼得到治愈。对于少数术后 PVR 仍在进展的伤眼,可将再次手术推迟到伤后 6~8 周,待巩膜伤口完全愈合、出血停止并完全吸收,视网膜增生膜成熟,再行视网膜切开或脉络膜视网膜切开,使手术的成功率大大提高。初次玻璃体视网膜手术中避免行视网膜切开,术后一旦发生增生,再次手术将变得非常困难,且预后极差。

第八节　眼内异物及其相关并发症

眼内异物伤对眼球的损害,一方面是异物对眼内不同组织的机械性损伤;另一方面是进入眼内异物本身的性质对眼内组织的化学性损伤,如铜质异物可能导致严重的急性眼内炎症反应,而铁质异物常常导致慢性的铁质沉着症。此外,还有两个重要的问题:一是异物进入眼内导致的创伤后感染性眼内炎,二是创伤后 PVR,适宜的手术时机、术者的经验和技术水平都决定了伤眼不同的预后(图 12-1 和图 12-2)。一些学者主张在一期伤口缝合后,眼内注射抗生素,起到预防感染性眼内炎发生的作用,避免眼内异物的一期取出,将玻璃体视网膜手术放到适当的时机,由熟练的术者来完成。但是,眼内注射抗菌药物可能存在药物视网膜毒性;另外在眼压极低的眼球破裂伤眼中,晶状体混浊、玻璃体积血或者脉络膜上腔出血都使眼内注射本身存在损伤眼内组织的风险。

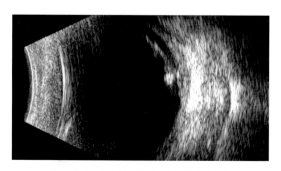

图 12-1　球内异物合并视网膜脱离

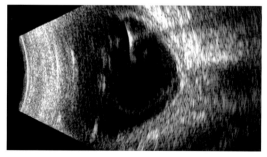

图 12-2　球内异物合并眼内炎

如果具备从外路取出眼内磁性或非磁性异物的条件和经验,可在一期缝合伤口的同时取出眼内异物;如不具备上述条件,可仅缝合角巩膜伤口。若存在严重的玻璃体炎或眼内感染,或铜含量 >85% 的铜质异物,立即行玻璃体视网膜手术取出眼内异物。如异物大,力量强,对视网膜、睫状体或脉络膜损伤较重,常常有严重的前房及玻璃体积血、视网膜及视网膜下出血、脉络膜及脉络膜上腔出血,立即手术常常会发生难以控制的出血而影响手术的处理。此外,伤口漏、角膜水肿、角膜条纹都会影响玻璃体视网膜手术的操作。眼内异物常常发生在年轻人,玻璃体后脱离未形成,立即行玻璃体视网膜手术会导致玻璃体后脱离难以完成,容易残留玻璃体,继而导致术后玻璃体增生收缩、视网膜脱离。

早期的文献认为,在外伤后 24 小时内取出眼内异物,其发生感染性眼内炎的机会远远小于 24 小时之后(3.5% vs. 13.4%,$P<0.001$),但我们不能由此得出结论,眼内异物需要尽早取出,因为伴随着早期的就诊和处理,更早地给予了全身和局部抗生素治疗。最近的报道指出,创伤后感染性眼内炎的发生率明显下降,和全身性抗生素的使用是有关系的。一项研究认为,创伤后感染性眼内炎的发生仅仅和推迟的一期伤口缝合、晶状体囊膜破裂和伤口污染相关,而和是否存在眼内异物没有太大的关系。

故对于没有合并感染性眼内炎的眼内异物患者,推迟手术可能是一个较明智的选择,一般推迟到伤后 7~10 日。此时,玻璃体后脱离已部分或大部分发生,手术变得容易且安全。此外,绝大多数眼内异物为铁、钢或其他合金,在短期内不会对眼内组织造成影响;眼内感染仅仅发生在 7% 的眼内异物眼,在一期开放性伤口缝合后,全身及局部给予广谱抗生素可减少眼内感染的发生,局部适当给予糖皮质激素可减轻眼内炎症。密切观察患眼,如无眼内感染的迹象,将二期手术推迟到 7~10 日是合理的。

对于眼内异物合并眼内炎,在给予积极的抗感染治疗同时,立即完成手术前的准备工作,立即进行玻璃体视网膜手术,术中灌注液可加入抗生素和激素。

眼内异物的处理,除手术时机的选择外,还要注意手术方式的选择,如较小的异物经过角膜进入眼内,角膜伤口闭合,小的晶状体囊膜撕裂口自行闭合,仅在周边出现局限性晶状体混浊;或异物经平坦部巩膜进入眼内,异物位于玻璃体腔而视网膜无损伤,可直接由平坦部取出异物,仅切除异物取出通道处的玻璃体,不必完全切除玻璃体及摘除晶状体。伴有玻璃体积血的眼内异物,可切除血性玻璃体,发现异物后,先取出异物再切除残余玻璃体,以避免异物在取出过程中滑脱对视网膜造成损伤。对形成纤维包裹的异物,先切开部分纤维包裹,暴露大部分异物(方便夹取),再以异物镊取出,最后切除纤维包裹及残余玻璃体。在取出异物之前,应清除异物取出通道处的玻璃体,抓住异物时避免同时抓住玻璃体,以避免牵拉视网膜。

如果异物已嵌入视网膜(无视网膜脱离),可先将玻璃体完全切除,光凝异物周围视网膜,最后将异物取出,一些学者认为,这种裂孔不必光凝,一般可瘢痕愈合。对于贯通伤异物,可联合玻璃体视网膜手术和异物眼外取出,对于后极部的贯通伤口,异物已大部分出巩膜,可直接将其推到球外而不必取出,后极部巩膜伤口可不缝合。

异物的大小和形状决定其取出途径,如异物比较大,形状不规则,可由角膜缘切口取出(有晶状体眼需要摘除晶状体)。取出前根据异物的大小完成角膜缘隧道切口(或扩大原超声乳化切口),注入黏弹剂填充前房;右手以异物镊夹取异物并递送到前房,如果残留有足够晶状体囊膜,可以将异物放在晶状体囊膜或虹膜上,如果没有晶状体囊膜,需要左手以另一器械从角膜缘切口进入,将右手送出的异物取出。如由平坦部巩膜取出,需根据异物的大小预先扩大巩膜切口,无论是角膜还是巩膜切口,应保证异物取出时有充分的空间,而避免异物滑脱或嵌顿;采用何种器械常根据异物的形状和大小决定。磁性异物可考虑磁棒取出,但磁棒需要有足够的磁力;对可能出现滑脱的异物,或异物已滑脱到后极部(黄斑和视乳头),不能直接以异物镊夹取,可注入重水或黏弹剂,使异物移位或与视网膜之间留出空间,再行夹取。

术后抗生素及激素继续使用,如无眼内感染,全身抗生素使用 3 日,如存在眼内感染,全身抗生素总疗程应该达到 7 日。

第九节　创伤后感染性眼内炎

创伤后感染性眼内炎在穿透性眼外伤的发生率为 2%~17%,在伤口污染、晶状体破裂及推迟的伤口处理(超过 24 小时)中发生率较高。常见的细菌感染包括:芽孢杆菌、链球菌和革兰氏阴性菌;蜡样芽孢杆菌感染在创伤后感染性眼内炎中占 25%~46%,是农村地区开放性眼外伤感染最常见的病原体。

对于创伤后感染性眼内炎,推荐全身和局部给予抗生素。连续 7 日全身给予第三代或第四代喹诺酮类药物如左氧氟沙星(500~750mg/d)或莫西沙星(500~750mg/d)。局部治疗常常联合万古霉素(1.0mg/0.1ml)和头孢他啶(2.0mg/0.1ml)眼内注射,如果治疗有效,可以在 48 小时后再次眼内注射。

创伤后感染性眼内炎如仅为单纯的眼内感染而无眼内异物,首先考虑眼内注射抗生素和激素。在注射之前,可抽取前房液(或积脓)或玻璃体腔液(或积脓),留作培养,同时行眼内注药(眼内注射的药物和剂量同术后感染性眼内炎)。如注射后效果明显,可隔日再次注射,如注射后无效果或效果不明显,需行积极的玻璃体视网膜手术。

玻璃体视网膜手术的选择取决于角膜外伤清创缝合术及眼内感染对角膜的影响,如果角膜混浊程度较重,可采用眼内窥镜或人工角膜来完成玻璃体视网膜手术。在玻璃体视网膜手术中,如屈光介质混浊,不能确定睫状体平坦部灌注是否位于眼内,可先置入前房灌注,清除前房积脓、渗出膜、晶状体及前部玻璃体。当确定睫状体平坦部灌注位于眼内后,再打开后灌注行玻璃体视网膜手术(手术具体步骤同术后感染性眼内炎)。

如合并眼内异物,需要取出(手术方式见眼内异物取出)。如合并视网膜裂孔或视网膜脱离,手术将变得更为复杂,玻璃体的机化条索需要剪断后切除。除视网膜裂孔外,视网膜坏死灶周围也需要激光光凝,如保留晶状体,周边裂孔可行巩膜外冷凝。一般来说,眼外伤所致的感染性眼内炎比常规内眼手术后发生的感染更为严重,术后出现PVR的概率更大;此外,一些学者认为硅油本身可抑制病原体生长,故建议在前者的玻璃体视网膜手术中,以硅油行眼内填充。术后抗生素及激素继续使用,全身抗生素总疗程应该达到7日。

问题和展望

眼外伤是一个复杂而又充满不确定因素的学科,玻璃体视网膜手术只是眼外伤处理中的一部分。更多的时候,需要眼科其他亚专业的联合治疗,甚至需要跨专业多学科的共同努力。在坚持一般处理原则基础上,个性化地处理不同伤情的外伤眼,最大限度地将伤害降到最低,以挽救残存的视力和濒临摘除的眼球。

参 考 文 献

［1］ Ludwig C A,Shields R A,Do D V,et al. Traumatic chorioretinitis sclopetaria:Risk factors,management,and prognosis. Am J Ophthalmol Case Rep,2019,14:39-46.

［2］ Yeung L,Chen T L,Kuo Y H,et al. Severe vitreous hemorrhage associated with closed-globe injury. Graefes Arch Clin Exp Ophthalmol,2006,244(1):52-57.

［3］ Kuhn F,Morris R,Witherspoon C D,et al. A standardized classification of ocular trauma. Ophthalmology,1996,103:240-243.

［4］ Blanch R J,Bishop J,Javidi H,et al. Effect of time to primary repair on final visual outcome after open globe injury. Br J Ophthalmol,2019,103(10):1491-1494.

［5］ Stryjewski T P,Andreoli C M,Eliott D. Retinal detachment after open globe injury. Ophthalmology,2014,121(1):327-333.

［6］ Zhang Y,Zhang M N,Jiang C H,et al. Endophthalmitis following open globe injury. Br J Ophthalmol,2010,94(1):111-114.

［7］ Fujikawa A,Mohamed Y H,Kinoshita H,et al. Visual outcomes and prognostic factors in open-globe injuries. BMC Ophthalmol,2018,18(1):138.

［8］ Lin H,Lema G M,Yoganathan P. Prognostic indicators of visual acuity after open globe injury and retinal detachment repair. Retina,2016,36(4):750-757.

［9］ Reed D C,Juhn A T,Rayess N,et al. Outcomes of retinal detachment repair after posterior open globe injury. Retina,2016,36(4):758-763.

［10］ Feng K,Hu Y T,Ma Z. Prognostic indicators for no light perception after open-globe injury:eye injury vitrectomy study. Am J Ophthalmol,2011,152(4):654-662.

［11］ Schmidt G W,Broman A T,Hindman H B,et al. Vision survival after open globe injury predicted by classification and regression tree analysis. Ophthalmology,2008,115(1):202-209.

［12］ Loporchio D,Mukkamala L,Gorukanti K,et al. Intraocular foreign bodies:A review. Surv Ophthalmol,

2016,61(5):582-596.

[13] Shiraki N,Wakabayashi T,Sato T,et al. Intraoperative B-scan ultrasonography and pars plana vitrectomy for severe open globe injury with hemorrhagic retinal and choroidal detachment. Graefes Arch Clin Exp Ophthalmol,2017,255(11):2287-2291.

[14] Rahman I,Maino A,Devadason D,et al. Open globe injuries:factors predictive of poor outcome. Eye (Lond),2006,20(12):1336-1341.

[15] Pieramici D J,MacCumber M W,Humayun M U,et al. Open globe injury. Update on types of injuries and visual results. Ophthalmology,1996,103:1798-1803.

[16] Winthrop S R,Cleary P E,Minckler D S,et al. Penetrating eye injuries:a histopathological review. Br. J. Ophthalmol,1980,64:809-817.

[17] Aylward G W,Cooling R J,Leaver P K. Trauma-induced retinal detachment associated with giant retinal tears. Retina 1993,13:136-141.

[18] Pieramici D J,Eong K G,Sternberg P,et al. The prognostic significance of a system for classifying mechanical injuries of the eye(globe)in open-globe injuries. J. Trauma,2003,54:750-754.

[19] Esmaeli B,Elner S G,Schork M A,et al. Visual outcome and ocular survival after penetrating trauma. A clinicopathologic study. Ophthalmology,1995,102:393-400.

[20] Billi B,Lesnoni G,Scassa C,et al. Copper intraocular foreign body:diagnosis and treatment. Eur. J. Ophthalmol,1995,5:235-239.

[21] Jonas J B,Knorr H L,Budde W M. Prognostic factors in ocular injuries caused by intraocular or retrobulbar foreign bodies. Ophthalmology,2000,107:823-828.

[22] Knox F A,Best R M,Kinsella F,et al. Management of endophthalmitis with retained intraocular foreign body. Eye,2004,18:179-182.

[23] Wani V B,Al-Ajmi M,Thalib L,et al. Vitrectomy for posterior segment intraocular foreign bodies:visual results and prognostic factors. Retina,2003,23:654-660.

[24] Cardillo J A,Stout J T,LaBree L,et al. Post-traumatic proliferative vitreoretinopathy. The epidemiologic profile,onset,risk factors,and visual outcome. Ophthalmology,1997,104:1166-1173.

[25] Ozdek S,Hasanreisoglu M,Yuksel E. Chorioretinectomy for perforating eye injuries. Eye (Lond),2013, 27(6):722-727.

[26] Sabti K A,Raizada S. Endoscope-assisted pars plana vitrectomy in severe ocular trauma. Br J Ophthalmol,2012,96(11):1399-1403.

[27] Wei Y,Zhou R,Xu K,et al. Retinectomy vs vitrectomy combined with scleral buckling in repair of posterior segment open-globe injuries with retinal incarceration. Eye(Lond),2016,30(5):726-730.

第一节　急性视网膜坏死综合征

急性视网膜坏死综合征（acute retinal necrosis syndrome，ARN）可发生于任何年龄，以成人多见。主要由水痘 - 带状疱疹病毒（varicella-zoster virus，VZV）感染所致（66.7%），也可以由单纯疱疹病毒（herpes simplex virus，HSV）感染所致。由 HSV-2 型感染的患者相对年轻（平均 21 岁），由 HSV-1 型病毒和 VZV 感染的患者年龄相对较大（平均 40 岁）。此外，其他病毒比如巨细胞病毒（cytomegalovirus，CMV）和 EB 病毒（epstein-barr vrus，EBV）感染比较罕见，人类疱疹病毒 6（human herpes virus 6，HHV-6）也可以引起 ARN 样眼底改变。

在未采用抗病毒治疗的 ARN 患者中，对侧眼发病率为 36%，常常发生在 ARN 发病后的 6 周内；在正规抗病毒治疗的 ARN 患者中，也有 3% 的对侧眼发生 ARN。故预防性抗病毒治疗的时间至少延续到 6~12 周。

早期 ARN 表现为明显的眼痛，可出现前葡萄膜炎、浅层巩膜炎或巩膜炎的体征；随后视力进行性下降，玻璃体明显混浊，坏死性视网膜炎，如果伴有视神经炎或缺血性视盘病变，视力急剧下降。

ARN 特征可归纳成：急性周边部坏死性视网膜炎，视网膜动脉炎和中到重度的玻璃体炎。具体表现为：1 个到多个局灶性、边界清楚的周边视网膜坏死灶，如果缺乏有效的抗病毒治疗，视网膜坏死可快速、环形地进展；闭塞性血管病变，主要累及小动脉；显著的玻璃体混浊和前房炎症反应（表 13-1）。此外，还可出现视乳头水肿、脉络膜增厚和视网膜出血等（图 13-1）。

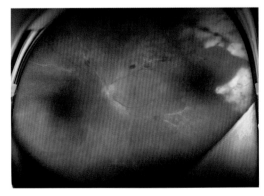

图 13-1　急性视网膜坏死

表 13-1　美国葡萄膜协会 ARN 诊断标准(1994)

临床必须标准	临床支持标准
1 个到多个局灶性、边界清楚的周边视网膜坏死灶	视神经病变 / 萎缩
如果缺乏有效抗病毒治疗,疾病可快速进展	巩膜炎
疾病环形进展	疼痛
闭塞性血管病变,主要累及小动脉	
玻璃体和前房显著的炎症反应	

　　在 ARN 的诊断标准里,主要依据临床表现来诊断,没有病理学证据的要求,也没有对患者的免疫状态提出明确的要求,故需要和 CMV 视网膜炎(cytomegalovirus retinitis)和进行性外层视网膜坏死(progressive outer retinal necrosis,PORN)鉴别。CMV 视网膜炎和PORN 多发生在人类免疫缺陷病毒(HIV)感染的患者,其玻璃体和前房缺乏明显的炎症反应;典型 CMV 视网膜炎表现为缓慢进展的视网膜坏死灶,病灶呈白色,可伴有或不伴有视网膜出血,可出现在眼底后极部、周边部或同时存在。PORN 早期表现为后极部多个斑块状视网膜外层坏死,逐渐扩展到全层视网膜坏死;病灶可由后极部迅速扩展到整个视网膜,导致广泛的视网膜坏死和萎缩。

　　ARN 的诊断标准依据的是临床表现,对于诊断困难的患者,可采取病原学检测。此外,病原学检测有利于早期诊断和明确病毒分型,有利于针对性的抗病毒治疗。目前 PCR 技术可对房水和玻璃体液进行病毒的病原学检测,房水标本可行前房穿刺抽取,简单易行;玻璃体标本的获取,可采用 23/25/27G 玻璃体切割系统,在有晶状体眼距透明角膜边缘 4mm、无晶状体眼或人工晶状体眼距透明角膜边缘 3.5mm 处,做巩膜切口,伸入玻璃体切割头,切除0.2~0.3ml 玻璃体,取出玻璃体切割头后,从管道内抽取 0.2ml 玻璃体标本。PCR 检测技术也可能出现假阴性结果,如果临床高度怀疑 ARN,可考虑视网膜活检。

　　未经治疗的 ARN 预后较差,75% 的患眼可发生孔源性视网膜脱离;仅仅 28% 的患者能保留 0.1 以上的视力,视力损害的原因主要是孔源性视网膜脱离、视神经病变和黄斑病变。越来越多的研究提示,早期积极的治疗,可获得更好的预后和视觉质量。

　　抗病毒治疗可采用阿昔洛韦(acyclovir)10mg/kg,每 8 小时静滴 1 次,持续 5~10 日,作为诱导治疗;后改为阿昔洛韦 800mg(总量)口服,5 次 /d,持续至少 6 周,在阿昔洛韦治疗期间,应密切监测肾脏功能。延长治疗的目的是减少对侧眼的发生率,其发病时间多为第一只眼发病后 6 周内,故推荐阿昔洛韦口服至少要延长到这个时间。在延长治疗期间,如果患眼复发或对侧眼发病,阿昔洛韦的治疗时间需要更长。伐昔洛韦[valaciclovir,1~2g(总量)口服,每日 3 次]和泛昔洛韦[famciclovir,500mg(总量)口服,每日 3 次],具有更大的生物利用度和生物系统穿透性,对 VZV 和 HSV 感染的 ARN 具有更好的治疗效果。缬更昔洛韦[valganciclovir,450~900mg(总量)口服,每日 2 次]对 VZV、HSV 和 CMV 更为敏感,但

FDA 仅仅批准应用于 CMV 视网膜炎。

在有效的抗病毒治疗后 24~48 小时,糖皮质激素应尽快使用,尤其在严重玻璃体炎症、动脉炎症或合并视神经病变的患眼中。激素使用量为 0.5~1mg/(kg·d),逐渐减量维持 2~6 周。

更昔洛韦(ganciclovir,2.0~4.0mg/0.1ml)和膦甲酸(foscarnet,2.4mg/0.1ml)可用于玻璃体腔内注射,如果眼内注射有效,可在 24~48 小时后再次注射,或者玻璃体腔内注射更昔洛韦缓释制剂。如果眼内注射无效,需要尽快采取玻璃体视网膜手术。局部(玻璃体腔给药)抗病毒治疗仅仅用于肝肾功能异常的患者,全身抗病毒治疗结合局部抗病毒治疗比单纯局部治疗有更好的视力结果和更低的视网膜脱离发生率。

视网膜光凝术对预防视网膜脱离的发生是否有效尚存在争议。一项研究认为,预防性视网膜光凝术对最后的视力恢复,降低孔源性视网膜脱离的发生还是有效的;但该研究也承认,能够完成预防性视网膜光凝术的患眼,玻璃体情况通常要好一些,即该项研究本身存在选择偏倚,影响了对最终结果的判断。近期的一项研究认为,预防性视网膜光凝术并不能降低视网膜脱离的发生(45.5%),因此不建议预防性视网膜光凝。

ARN 出现渗出性视网膜脱离比较罕见,常常是孔源性视网膜脱离和牵拉性视网膜脱离。对于 ARN 患者,如果全身和局部抗病毒治疗无效,视网膜坏死仍在进行性发展,应选择玻璃体视网膜手术。ARN 患者一旦出现视网膜脱离,应选择玻璃体视网膜手术。对于早期的 ARN,是否采取预防性玻璃体视网膜手术,仍存在争议。近期的一项研究认为,采用玻璃体视网膜手术(48 眼)和常规治疗(56 眼)相比,预后没有明显的提高。在笔者自己的病例中,采取早期玻璃体视网膜手术的患者,相对于晚期手术,甚至在视网膜脱离发生后再行玻璃体视网膜手术的患者,视力普遍较好。但由于缺乏和眼内注射更昔洛韦的随机对照研究,无法证明比非手术治疗有更好的术后视力。早期的玻璃体视网膜手术,术后问题也较多,术后炎症反应持续,黄斑水肿,玻璃体视网膜增殖,视网膜脱离,需要再次玻璃体视网膜手术。即使这样,最终保留的视力,还是优于晚期行玻璃体视网膜手术的患者。

临床中常常将 ARN 误诊为非感染性葡萄膜炎,给予大剂量激素治疗,而没有及时进行抗病毒治疗。这种情况下,患眼玻璃体炎症反应较轻,玻璃体视网膜牵拉不明显,周边视网膜瘢痕较少,坏死较为严重,裂孔大,视网膜脱离出现较早,主要是孔源性视网膜脱离。在玻璃体视网膜手术时,常常需要行全视网膜切开。

另外一种情况更为常见,首次诊断即确诊为 ARN,经过系统的抗病毒及激素治疗,视网膜脱离出现较晚,主要是孔源性视网膜脱离,同时伴有牵拉性视网膜脱离;玻璃体视网膜增生明显,周边视网膜瘢痕重,视网膜血管闭塞,裂孔呈渔网状。在玻璃体视网膜手术中,可考虑摘除晶状体,有利于彻底地切除玻璃体,彻底解除玻璃体视网膜牵拉,减少术后玻璃体视网膜增殖。

在 ARN 的玻璃体视网膜手术中,晶状体的切除有利于基底部玻璃体的清除,尤其存在前部增生性玻璃体视网膜病变(PVR)或基底部瘢痕时,采用巩膜压陷暴露玻璃体基底部区域,尽可能贴近视网膜切除玻璃体,包括出血、炎症细胞和瘢痕组织。如果周边增生难以完全解除或存在下方周边视网膜裂孔,可联合巩膜扣带术,外垫压物应采用宽的环形硅胶,前部到锯齿缘,后部到赤道部。严重的周边增生难以解除或存在广泛的周边视网膜裂孔,可行全视网膜切开术。

在 ARN 的玻璃体视网膜手术中,眼内灌注液中可加入更昔洛韦 $4\mu g/ml$,术毕眼内一般需要硅油填充,视网膜复位较好。ARN 术后,眼部炎症反应会持续较长时间,故术后除了抗病毒治疗持续 2 个月外,口服糖皮质激素需逐渐减量,持续时间应在 6~8 周,局部抗炎和散瞳治疗也应持续相同时间。

小　结

1. ARN 主要由 HSV-I 型和 VZV 感染所致,其特征为急性周边部坏死性视网膜炎、视网膜动脉炎和中到重度的玻璃体炎。

2. PCR 技术可检测 ARN 患眼房水和玻璃体中的病毒,进行快速检测,早期诊断。

3. ARN 采用抗病毒持续治疗的目的是减少对侧眼的发生率;更昔洛韦可用于玻璃体腔内注射。在抗病毒治疗 24 小时后,糖皮质激素应尽快使用。

4. 视网膜光凝术对预防视网膜脱离的发生是否有效,存在争议。但在玻璃体条件好的情况下,更多的选择玻璃体腔内注射更昔洛韦,或者预防性玻璃体视网膜手术。

5. ARN 常常发生孔源性视网膜脱离和牵拉性视网膜脱离,需要行玻璃体视网膜手术,在灌注液中可加入更昔洛韦,术毕以硅油眼内填充。

6. ARN 术后,除了抗病毒治疗持续至少 2 个月外,口服糖皮质激素、局部抗炎和散瞳治疗也应持续 6~8 周。

问题和展望

ARN 术后视力恢复多不理想,可能的原因是合并缺血性视神经病变或闭塞性血管炎。未来 ARN 的治疗,除更加有效的抗病毒药物眼内注射(缓释制剂)外,还应着重于治疗并发的缺血性视神经病变或闭塞性血管炎,以改善患者的预后。

第二节　感染性眼内炎

感染性眼内炎(infectious endophthalmitis)是指眼内组织被可复制的病原微生物侵入,导致眼内炎症反应,最终累及眼内所有组织的眼科急危重症。感染途径包括外源性和内源性,病原体包括细菌、真菌、原虫和寄生虫感染。

绝大多数感染性眼内炎发生在手术后,90% 为细菌感染所致。

一、术后感染性眼内炎

近 10 年来,虽然术后感染性眼内炎明显下降,但其比例仍然占全部感染性眼内炎的 2/3。感染性眼内炎可发生在白内障摘除术、穿透性角膜移植术、青光眼滤过手术、玻璃体视网膜手术、巩膜扣带术及眼内注药术后。常见的致病微生物包括葡萄球菌和链球菌、革兰氏阳性杆菌(芽孢杆菌属等)、革兰氏阴性球菌、革兰氏阴性杆菌,还有一些特殊的细菌(如放线菌属)及真菌感染等。

(一) 术后急性感染性眼内炎

白内障摘除术后感染性眼内炎的发生率为 0.04%~0.15%,主要发生在术中后囊膜破裂和术后切口闭合不好,提供了病原体进入眼内的通道。其中凝固酶阴性葡萄球菌感染占 70%,金黄色葡萄球菌感染占 10%,链球菌占 9%,肠球菌占 2%,革兰氏阴性菌占 6%。

穿透性角膜移植术后感染性眼内炎的发生率为 0.2%~0.4%,近 10 年来其发生率有所下降,但在永久性人工角膜移植术后的发生率达到 5.4%~7%。致病菌主要是革兰氏阳性菌,包括葡萄球菌和链球菌,不同于白内障摘除术术后,革兰氏阴性菌感染几乎占到了 20%。

青光眼滤过手术术后感染性眼内炎的发生率为 2.1%~2.6%,不同于白内障摘除术术后的感染性眼内炎,其眼内感染发生较晚,常常和后期滤过泡感染相关。青光眼滤过手术术中使用丝裂霉素和术后使用 5- 氟尿嘧啶,导致无血管的薄壁滤过泡形成,容易出现滤过泡漏,引起眼内感染。致病菌中链球菌感染占到了 25%,革兰氏阴性菌感染占到了 18%。

玻璃体视网膜手术术后感染性眼内炎的发生率,在 20G 玻璃体视网膜手术为 0.02%~0.04%,在 23G 玻璃体视网膜手术为 0.03%,在 25G 玻璃体视网膜手术为 0.01%~0.02%。葡萄球菌感染在感染性眼内炎中占到了 50%。

眼内注药术后感染性眼内炎的发生率为 0.02%~0.87%,眼内注射激素后感染性眼内炎发生率达到 0.87%,而注射抗 VEGF 药后感染性眼内炎发生率为 0.02%~0.08%。

不同的手术术后,不同的病原体感染,感染性眼内炎发生的时间和临床表现可不一样。急性感染可发生在术后 1~7 日。患者在术后出现突然的眼痛、眼分泌物增多的症状;检查发现眼睑充血、结膜充血水肿及结膜囊分泌物增多。角膜浸润水肿,严重时角膜混浊变白;角膜后KP;前房炎症、前房细胞、前房纤维渗出物及前房积脓;虹膜晶状体表面纤维渗出膜,人工晶状体可能被纤维渗出包裹;角巩膜切口可出现裂开、房水渗漏,玻璃体芯切口嵌顿等;玻璃体炎性混浊,眼底红光反射弱或消失,眼底窥不清(在玻璃体视网膜手术中会发现视网膜血管炎症,如血管扩张或白鞘,视网膜出血及坏死灶);严重时,可出现眼球壁破溃或合并眶蜂窝织炎等。

在不典型病例中,比如白内障摘除术术后发生的表皮葡萄球菌感染,早期症状和体征可能出现在术后 5 日或者更晚一些,其临床表现难以和术后炎症反应区分开来,应密切观察和治疗。

在眼内感染时,病原体导致视网膜损伤有两种情况:一种是病原体分泌的内毒素或外毒素对视网膜的毒性损伤;另一种是反应性的,如出现黄斑水肿或黄斑表面膜。病原体毒力越强,发病越迅速,对眼组织破坏越大;对于急性的感染性眼内炎,如治疗不及时,可导致患眼视力丧失,甚至眼球结构破坏。虽然涂片和培养是诊断感染性眼内炎的"金标准",但病原体培养结果滞后、存在假阴性,故感染性眼内炎的早期诊断和治疗常常根据病史、临床症状和体征来决定。

早期的术后感染性眼内炎,首先考虑眼内注射抗生素。在注射之前,可抽取前房液(或积脓)涂片和病原学培养。眼内注入抗生素的同时,也可联合激素眼内注射。如眼内注药后效果明显,可选择继续观察或再次注射,如效果不明显或无效,立即行玻璃体视网膜手术,在灌注液中可加入抗生素和激素。

眼内注射抗生素时,可选择1~2种药物联合注射。无论选择单一或联合药物眼内注射,都要考虑到每一种药物的抗菌谱和药物对视网膜的毒性。

万古霉素主要针对革兰氏阳性菌,几乎对所有的革兰氏阳性菌敏感,一项在246例革兰氏阳性菌致病的感染性眼内炎研究中发现,100%的患眼对万古霉素敏感。眼内注射1mg万古霉素,药物在眼内可以保持3~4日,眼内药物的最低抑菌浓度(MIC)的时间可以达到48小时。

头孢他啶主要针对革兰氏阴性菌,对大多数的革兰氏阴性菌敏感,一项在37例革兰氏阴性菌致病的感染性眼内炎研究中发现,80%的患眼对头孢他啶敏感。眼内注射2.0mg头孢他啶,眼内MIC时间可以持续48小时。

对于急性危重的感染性眼内炎,在眼内液培养结果出来之前,常常联合万古霉素和头孢他啶治疗,如果治疗有效,可以在48小时后再次眼内注射。

如果对上述药物过敏,可选用二线用药,如氨基糖苷类,包括阿米卡星和妥布霉素,虽然其视网膜毒性比庆大霉素弱,但如果加大眼内注射的剂量,仍然会导致视网膜血管的闭塞。由于药物有限的眼内注射量,导致眼内MIC时间仅仅持续24~36小时,需要更多次的眼内注射,加重了视网膜毒性。

第四代喹诺酮类药物如加替沙星和莫西沙星可能成为新的二线药物,静脉给予加替沙星和莫西沙星,可在眼内获得较高的浓度(玻璃体26.17%、房水21.01%)。超过了大多数病原体的MIC。但静脉给予加替沙星和莫西沙星,眼内仍然没有达到绿脓杆菌和拟杆菌需要的MIC。

眼内炎玻璃体视网膜手术研究组(EVS)认为全身给予抗生素治疗感染性眼内炎无效。而最近的一项研究发现,在感染性眼内炎动物模型中,全身给予抗生素联合眼内注射治疗感染性眼内炎,其治疗效果还是优于单独眼内给药。此外,全身给予万古霉素、头孢他啶、加替沙星和莫西沙星,均证实可以穿过血眼屏障,在眼内获得较高的抑菌浓度。故全身给予抗生素联合眼内注射治疗感染性眼内炎还是值得推荐的。

虽然头孢唑林的抗菌谱可以覆盖大多数革兰氏阳性菌和革兰氏阴性菌,但它的抗菌作用弱,此外耐药菌株也较多,故不作为一线治疗推荐。

表 13-2 列举了一些常用的眼内注射药物和剂量。

表 13-2 常用眼内注射药物和剂量

药物	剂量	药物	剂量
万古霉素	1.0mg/0.1ml	地塞米松	4.0mg/0.1ml
头孢他啶(三代)	2.0mg/0.1ml	两性霉素 B	5μg/0.1ml
头孢唑林(一代)	2.25mg/0.1ml	伏立康唑	0.1mg/0.2ml
阿米卡星	0.2~0.4mg/0.1ml		

如果眼内注射抗生素无效,或效果不确切,需要尽快行玻璃体视网膜手术,以免耽误治疗时机。

玻璃体视网膜手术方式的选择取决于角膜浸润水肿的程度。如果角膜混浊程度较重,可采用眼内窥镜来完成玻璃体视网膜手术;也可采用人工角膜完成玻璃体视网膜手术,联合一期角膜移植术;也可采用人工角膜完成玻璃体视网膜手术,再行二期角膜移植术。在玻璃体视网膜手术中,如屈光介质混浊,不能确定睫状体平坦部灌注是否位于眼内,可先植入前房灌注,清除前房积脓、渗出膜、混浊晶状体及前部玻璃体;确定睫状体平坦部灌注位于眼内后,再行玻璃体视网膜手术。如晶状体透明,可考虑保留晶状体,以黏弹剂置换前房水及渗出。人工晶状体眼如前房混浊,也可以黏弹剂置换前房水及渗出,清除人工晶状体表面沉积物;同时需要切除大部分后囊膜,以确保眼内灌注液进入囊袋;如人工晶状体囊袋内积脓,需要切除整个囊袋和取出人工晶状体。如青光眼滤过泡下有积脓,需清除,同时将巩膜瓣密闭缝合,如果存在角巩膜瘘口,需修补。由于玻璃体是病原体很好的培养基,在玻璃体视网膜手术中应尽可能彻底清除;而在眼内炎时,视网膜极为脆弱,尤其有坏死灶时,轻微的牵拉容易形成裂孔,故玻璃体清除应以切除为主,必须吸引时,应注意吸引的力度。眼内炎时,除了角膜混浊的影响外,由于玻璃体混浊、有脓液及炎性碎屑,术中能见度较差,应该小心分层切除玻璃体,可在鼻上方切开一小洞,以判断组织结构,再扩大切除。炎性碎屑一般较重,沉积在后极部视网膜表面,可以带硅胶头的笛针以吹吸结合的办法去除。手术的难点是清除未发生后脱离的玻璃体后皮质,制造后脱离时的吸力、切割头吸住视盘前玻璃体后牵拉的距离和速度都应控制在适当的范围。应密切观察视网膜的状况,视网膜隆起、视网膜颜色变淡都是出现医源性裂孔的前兆,应暂停或选择别的部位制造 PVD。在 PVD 接近视网膜坏死灶的部位时,不要做玻璃体后脱离,而应在其周围完成PVD 后,在视网膜坏死灶周围切断玻璃体后皮质,从而将视网膜坏死灶孤立出来,在其表面贴近视网膜切除炎性玻璃体及清除脓苔,再继续完成 PVD 直到玻璃体基底部。另外一个重点就是前部周边玻璃体的切除,因为外源性眼内炎主要在前部,前部残留过多的炎性玻璃体,导致术后前部玻璃体机化增生、睫状体前膜形成及收缩,术后出现视网膜脱离及低眼压。在无晶状体眼可在显微镜照明下,一手顶压巩膜,一手直接切除前部周边玻璃体,在切除时应采取高切速低负压,以避免对锯齿缘的牵拉,导致小的截离孔发生。除视网膜裂孔外,视网膜坏死灶周围也需要光凝,如保留晶状体,周边裂孔可行巩膜外冷凝。根据术中情况,可选择是否行长效气体、硅油填充。术后抗生素及激素继续使用,全身抗生素总疗程应该在 7 日。

术后感染性眼内炎早期,采用完全而彻底的玻璃体视网膜手术,绝大部分能挽救患眼,保存患眼视力,获得较好的预后。晚期的术后感染性眼内炎,角膜水肿,眼内能见度差,如果没有眼内窥镜或人工角膜,可采用姑息的手术方式(玻璃体部分切除术)。术中清除前房积脓,切除部分炎性玻璃体和玻璃体积脓,可结束手术。术后根据眼部情况,补充 1 次至数次眼内注药(抗生素 + 激素),全身抗生素总疗程应达到 7 日。通过这样的方法,也能挽救部分患眼,保存患者部分或大部分视力。

(二) 术后迟发性眼内炎

术后 6 周出现的慢性感染性眼内炎或称作迟发性感染性眼内炎,常常见于低毒性革兰氏阳性菌(如表皮葡萄球菌),其次是厌氧菌(痤疮丙酸杆菌),真菌(近平滑念珠菌)感染少见。术后切口漏、滤过泡漏和切口玻璃体芯嵌顿是主要原因。儿童白内障摘除术术后出现的感染性眼内炎,常常是葡萄球菌感染,和鼻泪管阻塞或者泪道感染相关。在成人,术后痤疮丙酸杆菌感染占到了 40%,常常发生在术后 4~8 周,表现为肉芽肿性葡萄膜炎,其特征性的表现是在晶状体囊袋周围形成白色机化膜包裹人工晶状体。痤疮丙酸杆菌生长极慢,故眼内液的培养至少需要 2 周。对于这样的患者,推荐手术治疗,而不仅仅是眼内注射抗生素,术中需要完全切除人工晶状体囊膜,同时更换人工晶状体,以控制眼内感染。

二、创伤后感染性眼内炎

详见眼外伤章节。

三、内源性眼内炎

在感染性眼内炎中,内源性眼内炎占到了 5%~7%。内源性眼内炎的感染灶多位于身体其他部位,由血液传播所致。真菌(主要是白念珠菌(candida albicans))是内源性感染最常见的病原菌,其次是革兰氏阴性菌和革兰氏阳性菌。长期接受抗肿瘤药物治疗、免疫抑制剂和广谱抗生素导致体内正常菌群失调;体内长期植入管道的患者,比如需要血液透析或肠道手术后需要静脉管饲营养及长期留置导尿管;采用未经消毒的注射针头或针管,尤其以柠檬汁稀释毒品,皮下注射,而柠檬皮表面常常有白念珠菌沾染。其他潜在因素包括:化脓性关节炎、尿道感染、感染性心内膜炎、肝脓肿、皮肤化脓性感染等。

不同程度和不同病原体导致的内源性感染,患眼可能出现不同程度的眼痛、视力下降和眼分泌物等。前节可出现前房炎症、前房细胞、前房纤维渗出物及前房积脓;后节可出现玻璃体炎性混浊、视网膜脉络膜炎症、视网膜血管炎症,严重时可出现眼球壁破溃或合并眶蜂窝织炎等。在不典型的病例中,常常需要和非感染性葡萄膜炎鉴别,仔细地询问病史和全面的检查非常重要。必要行时房水病原学 PCR 检测,以确定诊断。

(一) 真菌感染

真菌感染主要是白念珠菌(candida albicans),其次是曲霉菌(aspergillus),隐球菌(cryptococcus)感染比较少见。

内源性感染的真菌沿血流在脉络膜滞留,随后累及视网膜、玻璃体。依照时间顺序,眼底可表现为:视网膜脉络膜炎、视网膜血管炎和玻璃体炎。在白念珠菌感染中,后极部视网膜脉络膜呈现小的单发或多发、圆形或类圆形、边界模糊的黄白色奶油状渗出灶;玻璃体也可出现黄色或绒白色混浊,有时候呈现出棉球状(cotton ball)或串珠样(string of pearl)混浊团块。白念珠菌感染还可导致前房积脓,视网膜下脓肿等。曲霉菌感染典型的表现为黄斑区视网膜脉络膜炎性损害,还可导致视网膜血管堵塞、脉络膜血管堵塞、渗出性视网膜脱离和弥散性出血性视网膜坏死等。隐球菌感染常常表现为非特异性眼部炎症,还可以表现为多灶性视网膜脉络膜炎。

前房穿刺、玻璃体抽吸、玻璃体切除物直接涂片,经 10% 氢氧化钾处理后找孢子及真菌菌丝,同时培养,查到真菌可明确诊断。但一般情况下,菌丝常存在于玻璃体白色球形混浊团块中,前房穿刺、玻璃体抽吸的标本甚至玻璃体切除物中往往难以找到菌丝,故需要收取玻璃体切割液,离心处理后检测,才能获得明确诊断。

对于真菌导致的内源性感染性眼内炎,全身抗真菌治疗是必要的。氟康唑(fluconazole)属于氮二烯五环(Azoles)类药物,对大多数白念珠菌、曲霉菌或隐球菌都敏感,氟康唑有较好的胃肠吸收性,可口服或静滴,每日 400~1 600mg 用于治疗全身感染;此外,氟康唑还有极好的眼部穿透性。伏立康唑(voriconazole)属于第二代 Azoles 类药物,对大多数白念珠菌、曲霉菌或隐球菌都敏感,可口服或静滴,每日 6mg/kg,有报道称,可单纯口服和静脉滴注治疗感染性眼内炎。两性霉素 B(Amphotericin B)每日 0.6~1mg/kg 静脉滴注,虽然两性霉素 B 对白念珠菌、曲霉菌或隐球菌都敏感,但其眼部穿透性却很差;此外,还有较大的肾毒性,在内源性感染性眼内炎的全身治疗中不作首选。

在治疗真菌感染导致的内源性感染性眼内炎,当单纯全身治疗无效时,可考虑局部治疗(眼内注药)或平坦部玻璃体视网膜手术。

局部治疗:可采用两性霉素 B 5~10μg/0.1ml,或伏立康唑 0.1mg/0.2ml 玻璃体腔内注射;5~10μg 的两性霉素 B 对视网膜没有毒性,而 100μg 的伏立康唑在眼内比 5~10μg 的两性霉素 B 对视网膜的毒性更低,而且敏感性更好,是一种较好的眼内治疗药物。

对于全身或局部药物治疗无效的真菌性眼内炎,如玻璃体混浊明显或出现视网膜坏死和视网膜脱离时,需要尽快行玻璃体视网膜手术,切除感染的玻璃体,术毕玻璃体腔内注入两性霉素 B 或伏立康唑。

(二) 细菌感染

革兰氏阳性菌和革兰氏阴性菌均可通过血液循环进入脉络膜和视网膜,在毛细血管处停留,形成化脓性病灶,进一步可扩散到房水和玻璃体。眼前节表现为虹膜睫状体炎,可出现虹膜结节、纤维素性渗出或前房积脓。局部眼底感染的病灶局限、呈黄白色浸润灶,玻璃体轻度混浊。弥散性眼底感染的病变严重而广泛,玻璃体混浊程度重,可出现玻璃体脓肿;视网膜血管炎,视网膜有出血、棉絮斑及弥漫水肿,严重时可出现视网膜坏死。发病迅猛者起病后很快发展为化脓性全眼球炎,难见其眼底表现。此外,亚急性感染可导致玻璃体内大量机化膜形成,出现增生性玻璃体视网膜病变,导致牵拉性视网膜脱离。依据病史、全身其他部位的感染灶及治疗史可协助诊断,实验室检查可明确诊断。

对患者的血、尿标本,皮肤化脓性标本、脓肿穿刺标本,前房及玻璃体标本进行细菌培养及药物敏感试验,以确定诊断或选用敏感的抗生素,治疗应持续 2~3 周。如不能确定感染源,可根据经验给药,万古霉素每 12 小时 1g 和三代头孢菌素每 12 小时 1g,静脉滴注。如为弥散性眼底感染或局部眼底感染,给予全身治疗如无好转迹象,可眼内注射抗生素。在有效抗细菌的同时,可以考虑玻璃体腔注射激素,以减轻玻璃体炎症反应。如病情无好转,需要立即行玻璃体切除术。严重病例可行眼内容剜除术或眼球摘除术。

小　结

1. 感染性眼内炎可发生在白内障摘除术、青光眼滤过手术、玻璃体视网膜手术以及眼内注药术后。引起手术后感染性眼内炎的常见微生物是表皮葡萄球菌、金黄色葡萄球菌和链球菌。

2. 早期的术后感染性眼内炎,首先考虑眼内注射抗生素。在注射之前,可抽取前房液(或积脓)或玻璃体腔液(或积脓),留作培养。如眼内注药后效果明显,可选择观察或再次注射,如效果不明显或无效,行积极的玻璃体视网膜手术。

3. 玻璃体视网膜手术的选择取决于角膜浸润水肿的程度,如果角膜混浊程度较重,可采用眼内窥镜或人工角膜来完成玻璃体视网膜手术,同时联合角膜移植术或二期行角膜移植术。如果没有眼内窥镜镜或人工角膜,可采用姑息的手术方式(玻璃体部分切除术)。术后补充 1 至数次眼内注药(抗生素＋激素),全身抗生素总疗程为 7 日。

4. 痤疮丙酸杆菌感染常发生在术后 4~8 周(迟发性感染性眼内炎),以晶状体囊袋周围形成白色机化膜包裹人工晶状体为特征。需要完全切除人工晶状体囊膜,更换人工晶状体,以控制眼内感染。

5. 白念珠菌感染是内源性感染最常见的原因,玻璃体呈黄色或绒白色混浊,后极部视网膜脉络膜黄可见白色奶油状渗出灶。前房穿刺、玻璃体抽吸标本和玻璃体切除物直接涂片查找孢子及真菌菌丝,同时培养以查找真菌,可明确诊断。

6. 针对内源性真菌感染,全身治疗可选择氟康唑、伏立康唑或两性霉素 B;局部治疗可选择伏立康唑或两性霉素 B 玻璃体腔内注射;如果药物治疗无效,需尽快行玻璃体视网膜手术。

问题和展望

总而言之,在玻璃体视网膜手术时代,过去那些曾导致灾难性后果的手术并发症,绝大部分能得到妥善的处理。但这些复杂并发症的危害仍然存在,需要我们时时提高警惕,注意高危因素,以减少和避免这些复杂并发症的发生。

眼内感染,是眼科中的急症,其病情变化快,毒性强的致病菌能在极短时间内破坏眼球,故一旦确诊,应立即治疗。未来对所有眼内病原体感染,均能采用 PCR 技术快速检测,可以提高诊断的准确性和治疗的及时性。

第三节　Eales 病

Eales 病(Eales disease)是一种特发性、闭塞性影响周边视网膜的血管周围炎(perivasculitis),导致视网膜无灌注,新生血管形成和反复的玻璃体积血。Eales 病多见于印度和中东地区,常常发生在年轻男性,50%~90% 为双侧发病,一般发病年龄多在 20~30 岁,早期的年龄可在 15 岁,晚期的年龄可在 40 岁。随着全球结核病发病率的下降,Eales 病的发病率呈逐年下降的趋势。

玻璃体反复积血是该病最重要的特点,出血主要是由于视网膜和视盘新生血管破裂所致,也可在急性炎症期由于大的静脉或毛细血管破裂所致;早期无症状,一些患者可出现眼前黑影,视物模糊及视物遮挡;视力可由正常到手动甚至光感。一般不会出现葡萄膜炎及玻璃体炎的表现;黄斑改变不常见(18%),主要为黄斑水肿、渗出、黄斑前膜、黄斑前积血、黄斑孔和黄斑下纤维化;周边视网膜新生血管较为常见(36%~84%),视盘新生血管较为少见(9%)。

荧光素眼底血管造影可用于疾病的鉴别,也可用于确定无灌注区的范围,确定视网膜新生血管及黄斑水肿的存在。在屈光介质混浊的患眼,B 超可确定是否存在玻璃体视网膜牵拉及视网膜脱离。

Eales 病是一种特发性的闭塞性视网膜血管炎,其诊断需要排除其他引起视网膜血管炎的疾病。首先要排除非炎症性视网膜血管疾病,如视网膜分支静脉阻塞、增殖性糖尿病视网膜病变等;其次,在炎症性视网膜血管疾病中需要排除继发于全身的感染性(结核、梅毒等)和非感染性疾病(结节病、白塞氏病等),或继发于眼部疾病(中间部葡萄膜炎等)的视网膜血管疾病;然后,在排除这些疾病之后,原发的炎症性视网膜血管疾病才考虑为特发性视网膜血管炎(idiopathic retinal vasculitis)或 Eales 病;最后,如果视网膜血管炎的病灶接近后极部、呈扇形分布或为渗出性,视网膜新生血管、玻璃体积血和反复发作不常见,以及是女性患者,更倾向于诊断为特发性视网膜血管炎;发生在周边的闭塞性视网膜血管周围炎,导致视网膜无灌注,新生血管形成和反复的玻璃体积血的年轻男性,更倾向于诊断为Eales 病。

虽然 Eales 病的病因仍然不清楚,但一些学者倾向于结核分枝杆菌或结核蛋白导致的超敏反应,其理由是通过 PCR 技术在 Eales 病的玻璃体和视网膜前膜中检测到结核基因(*MPB64*),从而证实 Eales 病和结核病存在一定的相关性。

Eales 病按病程分为炎症期、缺血期(周边视网膜毛细血管无灌注)和增生期(视网膜、视盘新生血管)。在同一眼的不同部位,有时可见三个时期的改变。Saxena 和 Kumar 对Eales 病的分级更加具体,对 Eales 病的治疗具有一定的指导作用(表 13-3)。

表 13-3　Eales 病分级

分级	描述
I	血管周围炎伴随浅表视网膜出血,根据血管管径分为(Ia,小血管)和(Ib,大血管)
IIa	毛细血管无灌注
IIb	视网膜新生血管 / 视盘新生血管形成
IIIa	纤维血管增殖
IIIb	玻璃体积血
IVa	牵引 / 合并孔源性视网膜脱离
IVb	虹膜红变、新生血管性青光眼、并发性白内障和视神经萎缩

Saxena S, Kumar D. A new staging system for idiopathic retinal periphlebitis. *Eur J Ophthalmol*. 2004; 14(3):236-239.

Eales 病的治疗包括:观察、药物、光凝、抗 VEGF 治疗及玻璃体视网膜手术,具体治疗主要由病因及分级确定,无论是否有明确的结核病史和结核病家族史,常规的结核检查是必要的,如存在活动性结核,首先进行正规的抗结核治疗,同时进行眼部治疗。对于结核菌素试验阳性的 Eales 病,虽然没有活动性结核的证据,在采用糖皮质激素治疗时,仍需要抗结核治疗。

在 I 期,以观察和糖皮质激素治疗为主,不宜行视网膜光凝,因为血管因子的释放可能加速新生血管的形成。单眼病变可考虑球旁注射糖皮质激素(曲安奈德 40mg);双眼或严重的单眼病变可口服泼尼松[1mg/(kg·d)],1~2 周后逐渐减量,持续 6~8 周,一些患者可能需要以 15~20mg 剂量维持 1~2 个月。如果伴有黄斑囊样水肿,可考虑糖皮质激素玻璃体腔内注射(曲安奈德 2~4mg)。如果患者对糖皮质激素治疗无反应,或者难以接受激素带来的不良反应,可以考虑免疫抑制剂(环孢素或硫唑嘌呤)。

在Ⅱa、Ⅱb和Ⅲa期,可进行视网膜光凝治疗。光凝可破坏无灌注区视网膜组织,减少其血供,间接增加健康视网膜的血供,减少血管增生因子的释放,避免新生血管的发生,或者使发生的新生血管消退,同时消除视网膜微血管异常导致的渗漏。对小面积的毛细血管无灌注可随访观察,合并血管炎症可给予局部或全身糖皮质激素治疗;对于大面积的毛细血管无灌注和视网膜新生血管发生,可行病灶区播散光凝;如广泛的血管受累或视盘出现新生血管,可考虑全视网膜光凝。除了激光以外,近年来,有学者采用抗VEGF药物眼内注射以消除眼内新生血管,但在已经发生纤维血管增殖的Ⅲa期,眼内注射抗VEGF药物容易加重纤维血管膜收缩,诱发或加重牵拉性视网膜脱离,应慎用。

在Ⅲb期,对于初期出现的玻璃体积血,可以观察4~6周,患者需要在睡眠时保持头高位,一般积血在6~8周吸收,在此期间应该定期行B超检查,如果玻璃体积血在1~3个月不吸收并遮挡中心视力,可考虑玻璃体视网膜手术。在观察期间,如果反复出血,或B超检查提示存在玻璃体视网膜牵拉及发生视网膜脱离,可行玻璃体视网膜手术。

在Ⅳa期,纤维血管增生导致牵拉性视网膜脱离,或牵拉性合并裂孔性视网膜脱离,需要行玻璃体视网膜手术。

Ⅳb期的治疗,需要在术前1~5日眼内注射抗VEGF药物,具体手术可参考第九章第五节虹膜红变与新生血管性青光眼。

一般来说,玻璃体积血在3~6个月内行玻璃体视网膜手术效果优于6个月以上。此外,Eales病合并黄斑前膜或玻璃体黄斑牵拉,也需要行玻璃体视网膜手术。玻璃体视网膜手术中,如果周边玻璃体视网膜增生广泛,玻璃体难以切除干净,术中激光难以完成,可考虑联合巩膜扣带术,术眼常以硅油填充,眼内注射曲安奈德。术后待血管炎症消退,再补充视网膜光凝,FFA检查确定Eales病稳定,可考虑硅油取出。

小　结

1. Eales病按病程分为炎症期、缺血期和增生期,在同一眼的不同部位,有时可见三个时期的改变。Saxena和Kumar的分级对Eales病的治疗具有一定的指导作用。

2. 在Ⅰ期,以观察和糖皮质激素治疗为主。

3. 在Ⅱa、Ⅱb和Ⅱa期,可进行视网膜光凝治疗及抗VEGF治疗。已经发生纤维血管增殖的Ⅲa期,应慎用抗VEGF治疗。

4. 在Ⅲb期,不能吸收或反复发生的玻璃体积血,需要行玻璃体视网膜手术。

5. 在Ⅳa期,出现牵拉性视网膜脱离,或牵拉性合并裂孔性视网膜脱离,需要行玻璃体视网膜手术。

问题和展望

在部分Eales病中,即使已行玻璃体视网膜手术,眼内广泛光凝后,新的病灶还会反复出现。仔细地全身检查,查找可能存在的潜在结核病灶是有必要的。在结核病灶得到有效处理后,眼部病灶将很快痊愈。在 Eales 病和结核病之间仍然存在一定的联系,未来需要更多的证据来确定。

第四节　眼弓蛔虫病

眼弓蛔虫病(ocular toxocariasis)是人类接触被犬弓蛔虫(T. canis)卵或猫弓蛔虫(T. cati)卵污染的土壤或沙粒,导致弓蛔虫幼虫(larvae)侵犯眼内组织引起的感染性疾病。狗、猫是弓蛔虫的天然宿主,弓蛔虫在其肠道内发育成成虫,交配后产卵,并随狗和猫的粪便排出体外,儿童如果接触被虫卵污染的土壤或沙粒,虫卵可污染食物而被感染。

一、全身感染

弓蛔虫感染人体,成虫寄生在小肠可引起蛔虫病。幼虫在人体内移行可以引起内脏幼虫移行症(visceral larval migrans,VLM),VLM 是一种自限性疾病,发病年龄在 6 个月 ~4 岁,常影响 2 岁左右儿童,主要表现为嗜酸性粒细胞增多,其他包括厌食、乏力、消瘦、发热及肝脏肿大等,极少数患儿可出现肺炎、充血性心衰和惊厥,严重者可导致生命危险。在 VLM 患儿中,仅仅 5% 的患儿出现眼部感染的症状。

二、眼部感染

发病年龄在 2~30 岁,常发生在 8 岁左右的儿童,单眼发病。早期的眼弓蛔虫病表现为葡萄膜炎症状,常常当成结膜炎或虹膜睫状体炎处理,或未作处理。当患儿视力明显下降,出现白瞳征或斜视时才就诊,此时可出现特征性的眼部表现:如周边部肉芽肿性病变、后极部肉芽肿性病变、慢性眼内炎和非典型表现。

在疾病的不同时期,患儿前房和玻璃体腔呈现不同的表现。在疾病活动期,前房和玻璃体可出现明显的炎症反应,甚至出现眼内炎的表现,玻璃体呈现致密的混浊和炎性细胞浸润。在瘢痕期,前房和玻璃体的炎症反应明显减轻甚至消失,仔细的裂隙灯检查,玻璃体腔可见极少量的浮游细胞,眼底检查可见肉芽肿性病变。肉芽肿性病变是眼弓蛔虫病的特征性病变,可呈白色或灰色的炎性团块,位于周边或后极部视网膜,如肉芽肿性病变位于周边视网膜,可伴有玻璃体炎症、玻璃体黄斑牵拉、黄斑前膜;视网膜内或视网膜表面牵拉,可出现牵拉性或裂孔性视网膜脱离。如肉芽肿性病变位于后极部,多位于视网膜表面,也可位于视网膜内或视网膜下,其周围的机化条带收缩可牵拉周围视网膜,导致黄斑移位或变形,导致牵拉性或裂孔性视网膜脱离;视网膜内或下可出现大量渗出,呈现类 Coats 病样表现;晚期可能发生视网膜新生血管,导致玻璃体积血。在非典型表现患儿,可出现视神经肉芽肿病变、视神经炎症或活动性视网膜下线虫等非特征性改变(图 13-2)。

实验室检查如下：

1. 血清学检查 酶联免疫吸附试验（ELISA）测定抗弓蛔虫抗体，血清 IgG、IgM、IgE 通常升高。

2. 眼内液（房水、玻璃体）抗弓蛔虫抗体的测定 当弓蛔虫特异性抗体阳性时，可计算房水抗体效价与血清抗体效价的 Goldmann-Witmer 系数。当 Goldmann-Witmer 系数超过 4 时，可确诊为眼弓蛔虫病；系数在 1~4，为可疑眼弓蛔虫病；系数 <1 时为阴性。

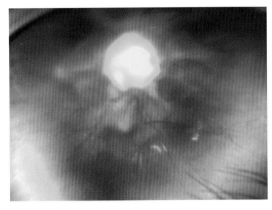

图 13-2 眼弓蛔虫病（后极部肉芽肿伴牵拉性视网膜脱离）

3. 眼内液检测到嗜酸性粒细胞，可考虑为眼弓蛔虫病。

4. 对玻璃体视网膜手术中获得的组织做病理检查，偶尔可检测到残留的弓形虫组织。

根据流行性病学特征、病史、眼部表现及实验室检查，可确定眼弓蛔虫病诊断。需要和视网膜母细胞瘤（RB）、感染性眼内炎、葡萄膜炎和 PHPV 相鉴别。

治疗如下：

● 重在预防，避免接触被弓蛔虫卵污染的土壤或砂箱，养成饭前洗手的卫生习惯。

● 可给予抗蠕虫药口服治疗，如噻苯哒唑、阿苯达唑、甲苯哒唑。常选择阿苯达唑 200mg，每日 2 次，持续 1 个月。

● 在活动性炎症期可局部或全身给予糖皮质激素，以减轻前房和玻璃体炎症，减轻玻璃体视网膜增殖。

● 存在白内障、玻璃体混浊、玻璃体视网膜增殖、玻璃体黄斑牵拉、牵拉性视网膜脱离者，可考虑玻璃体视网膜手术。

眼弓蛔虫病的玻璃体视网膜手术：眼弓蛔虫病患者多为儿童，应尽量保留晶状体。在睫状体平坦部置入灌注后，首先在气体下行玻璃体视网膜切除，以获取更多的玻璃体标本，行眼内炎症因子检测和病理检查。然后在平衡盐溶液（BSS）下行玻璃体视网膜手术，术中彻底清除玻璃体，包括存在的玻璃体积血或视网膜表面积血，剥除存在的黄斑前膜，解除玻璃体黄斑牵拉。手术难点是剥除肉芽肿性病变：位于后极部的肉芽肿性病变，常常牵拉周围视网膜，导致视网膜变形或脱离，需要剥除；如果后极部的肉芽肿病变导致视网膜下大量渗出或者出血，也需要剥除；位于极周边部孤立的肉芽肿性病变，如对周围视网膜无牵拉，不必强行剥除。可采用单手（垂直剪结合玻璃体切割头）剥除，或双手（吊顶灯下一手以镊子抓持组织、一手以水平剪或以玻璃体切割头剥离）剥除。剥除时应该小心和仔细，避免损伤视网膜或对视网膜过多的牵拉，导致视网膜裂孔的发生。对没有剥除的肉芽肿性病变，采用Ⅳ级光斑、长时长（600~900 毫秒）激光凝固之。如无视网膜裂孔，不需要眼内填充气体或硅油。

参 考 文 献

［1］ Schoenberger S D,Kim S J,Thorne J E,et al. Diagnosis and treatment of acute retinal necrosis:a report by the american academy of ophthalmology. Ophthalmology,2017,124(3):382-392.

［2］ Li A L,Fine H F,Shantha J G,et al. Update on the management of acute retinal necrosis. Ophthalmic Surg Lasers Imaging Retina,2019,50(12):748-751.

［3］ Carifi G,Onyema L. Acute retinal necrosis. Ophthalmology,2010,117(8):1659-1661.

［4］ Heath G,Depledge D P,Brown J R,et al. Acute retinal necrosis caused by the zoster vaccine virus. Clin Infect Dis,2017,65(12):2122-2125.

［5］ Witmer M T,Pavan P R,Fouraker B D,et al. Acute retinal necrosis associated optic neuropathy. Acta Ophthalmol,2011,89(7):599-607.

［6］ Risseeuw S,de Boer J H,Ten Dam-van Loon N H,et al. Risk of rhegmatogenous retinal detachment in acute retinal necrosis with and without prophylactic intervention. Am J Ophthalmol,2019,206:140-148.

［7］ Immonen I,Laatikainen L,Linnanvuori K. Acute retinal necrosis syndrome treated with vitrectomy and intravenous acyclovir. Acta Ophthalmol.(Copenh)1989,67:106-108.

［8］ McDonald H R,Lewis H,Kreiger A E,et al. Surgical management of retinal detachment associated with the acute retinal necrosis syndrome. Br. J. Ophthalmol,1991,75:455-458.

［9］ Blumenkranz M,Clarkson J,Culbertson W W,et al. Vitrectomy for retinal detachment associated with acute retinal necrosis. Am. J. Ophthalmol,1988,106:426-429.

［10］ Ahmadieh H,Soheilian M,Azarmina M,et al. Surgical management of retinal detachment secondary to acute retinal necrosis:clinical features,surgical techniques,and long-term results. Jpn. J. Ophthalmol,2003,47:484-491.

［11］ Akpek E K,Kent C,Jakobiec F,et al. Bilateral acute retinal necrosis caused by cytomegalovirus in an immunocompromised patient. Am. J. Ophthalmol,1999,127:93-95.

［12］ Daien V,Nguyen V,Essex R W,et al. Incidence and outcomes of infectious and noninfectious endophthalmitis after intravitreal injections for age-related macular degeneration. Ophthalmology,2018,125(1):66-74.

［13］ Fan J C,Niederer R L,von Lany H,et al. Infectious endophthalmitis:clinical features,management and visual outcomes. Clin Exp Ophthalmol,2008,36(7):631-636.

［14］ Grzybowski A,Turczynowska M,Kuhn F. The treatment of postoperative endophthalmitis:should we still follow the endophthalmitis vitrectomy study more than two decades after its publication? Acta Ophthalmol,2018,96(5):e651-e654.

［15］ Jackson T L,Paraskevopoulos T,Georgalas I. Systematic review of 342 cases of endogenous bacterial endophthalmitis. Surv Ophthalmol,2014,59(6):627-635.

［16］ Storey P P,Tauqeer Z,Yonekawa Y,et al. The impact of prefilled syringes on endophthalmitis following intravitreal injection of ranibizumab. Am J Ophthalmol,2019,199:200-208.

［17］ Borkar D S,Wibbelsman T D,Buch P M,et al. Endophthalmitis rates and clinical outcomes following penetrating and endothelial keratoplasty. Am J Ophthalmol,2019,205:82-90.

[18] Zheng C X,Moster M R,Khan M A,et al. Infectious endophthalmitis after glaucoma drainage implant surgery:clinical features,microbial spectrum,and outcomes. Retina,2017,37(6):1160-1167.

[19] Behlau I,Martin K V,Martin J N,et al. Infectious endophthalmitis in Boston keratoprosthesis:incidence and prevention. Acta Ophthalmol,2014,92(7):e546-e555.

[20] Choi E Y,Han J Y,Lee H,et al. Impact of antibiotic resistance of pathogens and early vitrectomy on the prognosis of infectious endophthalmitis:a 10-year retrospective study. Graefes Arch Clin Exp Ophthalmol,2019,257(4):805-813.

[21] Chersich M F,Takkinen J,Charlier C,et al. Diagnosis and treatment of listeria monocytogenes endophthalmitis:a systematic review. Ocul Immunol Inflamm,2018,26(4):508-517.

[22] Weiss S J,Adam M K,Gao X,et al. Endophthalmitis after pars plana vitrectomy:efficacy of intraoperative subconjunctival antibiotics. Retina,2018,38(9):1848-1855.

[23] Cunningham E T,Flynn H W,Relhan N,et al. Endogenous endophthalmitis. Ocul Immunol Inflamm,2018,26(4):491-495.

[24] Durand M L. Bacterial and fungal endophthalmitis. Clin Microbiol Rev,2017,30(3):597-613.

[25] Jackson T L,Eykyn S J,Graham E M,et al. Endogenous bacterial endophthalmitis:a 17-year prospective series and review of 267 reported cases. Surv. Ophthalmol,2003,48:403-423.

[26] McDonald H R,de Bustros S,Sipperley J O. Vitrectomy for epiretinal membrane with Candida chorioretinitis. Ophthalmology,1990,97:466-469.

[27] Hidalgo J A,Alangaden G J,Eliott D,et al. Fungal endophthalmitis diagnosis by detection of Candida albicans DNA in intraocular fluid by use of a species-specific polymerase chain reaction assay. J. Infect. Dis,2000,181:1198-1201.

[28] Jaeger E E,Carroll N M,Choudhury S,et al. Rapid detection and identification of Candida,Aspergillus, and Fusarium species in ocular samples using nested PCR. J. Clin. Microbiol,2000,38:2902-2908.

[29] Biswas J,K R R,Pal B,et al. Long-term outcomes of a large cohort of patients with Eales' disease. Ocul Immunol Inflamm,2018,26(6):870-876.

[30] Das T,Pathengay A,Hussain N,et al. Eales' disease:diagnosis and management. Eye(Lond),2010,24(3): 472-482.

[31] Biswas J,Ravi R K,Naryanasamy A,et al. Eales' disease-current concepts in diagnosis and management. J Ophthalmic Inflamm Infect,2013,3(1):11.

[32] Madhavan H N,Therese K L,Gunisha P,et al. Polymerase chain reaction for detection of Mycobacterium tuberculosis in epiretinal membrane in Eales' disease. Invest Ophthalmol Vis Sci,2000,41(3):822-825.

[33] Das T,Pathengay A,Hussain N,et al. Eales' disease:diagnosis and management. Eye (Lond),2010,24 (3):472-482.

[34] Saxena S,Kumar D. A new staging system for idiopathic retinal periphlebitis. Eur J Ophthalmol,2004,14 (3):236-239.

[35] Biswas J,Sharma T,Gopal L,et al. Eales disease--an update. Surv Ophthalmol,2002,47(3):197-214.

[36] Purdy K S,Langley R G,Webb A N,et al. Cutaneous larva migrans. Lancet,2011,377(9781):1948.

[37] Inagaki K,Kirmse B,Bradbury R S,et al. Case report:ocular toxocariasis:a report of three cases from the mississippi delta. Am J Trop Med Hyg,2019,100(5):1223-1226.

[38] Shields JA. Ocular toxocariasis. A review. Surv Ophthalmol, 1984, 28(5): 361-381.

[39] Bertelmann E, Velhagen K H, Pleyer U, et al. Okuläre toxocariasis. Diagnostische und therapeutische optionen [Ocular toxocariasis. Diagnostic and therapeutic options]. Ophthalmologe, 2003, 100(11): 950-954.

第十四章　儿童及伴有眼底先天异常的玻璃体视网膜疾病

第一节　早产儿视网膜病变（ROP）

早产儿视网膜病变（retinopathy of prematurity，ROP）是未成熟或低体重出生婴儿的增生性视网膜病变。鼻侧周边视网膜血管化在妊娠8个月完成，而颞侧周边视网膜血管化在分娩后1个月才完成；如果在妊娠8个月提前出生，并给予高浓度吸氧，将抑制颞侧周边视网膜血管化，致使颞侧周边视网膜缺血，产生血管内皮生长因子（vascular endothelial growth factor，VEGF），导致ROP的发生。

一、ROP 的分期

ROP 根据病程可分为：急性期、退行期及瘢痕期。

（一）急性 ROP 的国际分期

急性期 ROP 涉及疾病严重性、定位、程度、"Plus"病变四个参数和侵袭性后极部 -ROP（aggressive posterior ROP，AP-ROP）。

1. 疾病严重性（图 14-1）

- 1 期：分界线
- 2 期：嵴
- 3 期：嵴伴随视网膜血管增生
- 4 期：部分视网膜脱离（视网膜脱离一般从嵴开始）
    - ✓ 4A：视网膜脱离未累及黄斑中心凹
    - ✓ 4B：视网膜脱离累及黄斑中心凹
- 5 期：全视网膜脱离
    - ✓ 5A：宽漏斗状视网膜脱离
    - ✓ 5B：闭合漏斗状视网膜脱离

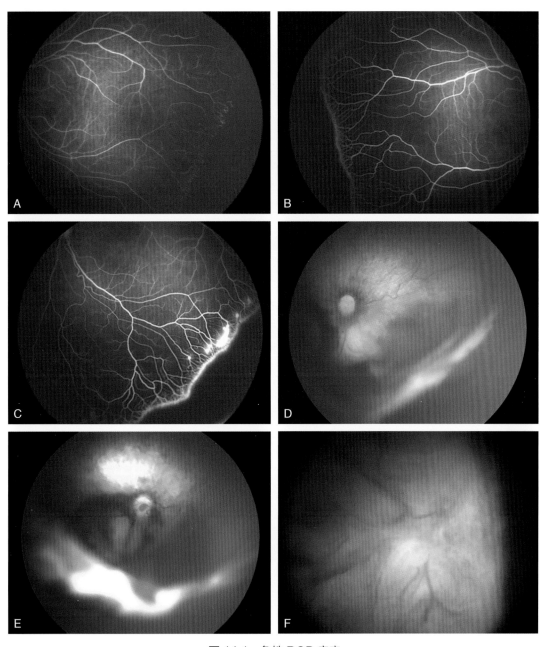

图 14-1　急性 ROP 疾病

A：分界线；B：嵴；C：嵴伴视网膜血管增生；D：视网膜脱离未累及黄斑；E：视网膜脱离累及黄斑；F：全视网膜脱离

2. 定位 以视盘为中心将视网膜分为三区(图 14-2)。

- 1 区:以视盘为中心,视盘到中心凹 2 倍距离为半径的圆形区域。
- 2 区:以视盘为中心,视盘到鼻侧锯齿缘的距离为半径的除去 1 区以外的环形区域。
- 3 区:视网膜除去 1 区及 2 区区域外的月牙形区域。

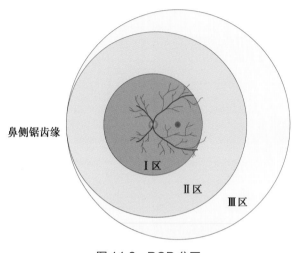

鼻侧锯齿缘

I 区

II 区

III 区

图 14-2 ROP 分区

3. 程度 以时钟 12 点标明视网膜病变所涉及的范围。

4. "Plus"病变 "Plus"病变定义为后极部出现至少 2 个象限的血管扩张和迂曲,同时周边有 ROP 的改变。"Plus"病变早期在后极部出现血管的扩张和迂曲,后期可出现虹膜血管的扩张,瞳孔强直不易散大,玻璃体混浊,视网膜前及玻璃体积血。

"Plus"病变提示为严重的 ROP 病变,需要进行立即的治疗。

"Pre-plus"病变定义为后极部血管异常,但动脉迂曲和静脉扩张的程度还没有达到"Plus"病变的程度。

5. AP-ROP 定义为后极部(1 区或者 2 区后部)重度的血管扩张和迂曲,AP-ROP 在后极部呈现显著的"Plus"病变表现,而在周边血管和无血管交界区仅表现为良性的血管异常(图 14-3)。

(二)退行和缓解

ROP 退行(regression)的最初信号是"Plus"病变开始缓解(resolution),紧接着嵴开始变薄和中断,血管通过嵴导致周边无血管区血管化。1 期和 2 期的所有 ROP 都能

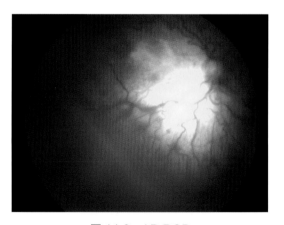

图 14-3 AP-ROP

完全缓解,3 期 ROP 能否缓解取决于疾病的严重性。

(三) 瘢痕期

大约 20% 的 ROP 从急性期发展到瘢痕期,瘢痕期可分为:

- 1 期:近视合并轻微的周边视网膜色素紊乱及玻璃体基底部混浊;
- 2 期:颞侧玻璃体视网膜纤维化,牵拉黄斑及视盘,呈现大的 kappa 角可导致假性外斜视;
- 3 期:周边纤维化进一步加重并收缩,形成束状视网膜折叠,进一步牵拉黄斑及视盘;
- 4 期:晶状体后部分环状纤维血管增生及视网膜部分脱离;
- 5 期:晶状体后完全的环状纤维血管增生及视网膜全脱离;由于晶状体虹膜隔前移或虹膜后粘连可导致继发性青光眼。

进展的瘢痕期改变如果累及前部玻璃体和视网膜,可能使晶状体 / 虹膜隔前移,导致前房变浅、青光眼和角膜失代偿,需要行晶状体(包括晶状体囊膜)切除,以降低眼压。

二、ROP 的筛查

孕周≤31 周,体重≤1.5kg 的早产儿;或者出生体重在 1.5~2kg 之间,但全身情况不稳定的早产儿;需要在出生后 4~7 周进行 ROP 的筛查,以 0.5% 的环戊酮或 2.5% 的去氧肾上腺素散瞳后,行 RetCam 检查,也可以 28D 间接检眼镜进行检查。依据眼底病变的严重程度,随诊间隔为 1~2 周,直到视网膜血管化达到 3 区。

三、ROP 的治疗

在确定哪些 ROP 病变需要治疗时,我们首先要明确几个概念。

阈值病变:连续 5 个钟点或累计 8 个钟点的 3 期病变,病变位于 1 区或者位于 2 区伴有 "Plus" 病变。

阈值前病变:

- 所有不到阈值病变的 1 区病变;
- 2 期病变伴有 plus 病变、3 期病变不伴有 "Plus" 病变的 2 区病变;
- 不到阈值病变的 3 期病变,伴有 "Plus" 病变。

阈值前病变又分成两种类型:1 型病变需要早期的治疗,2 型病变需要密切观察,如果进展到 1 型,或进展到阈值病变,需要积极的治疗。

1 型病变定义为:

- 伴有 "Plus" 病变的所有 1 区病变;
- 1 区的 3 期病变,伴有或不伴有 "Plus" 病变;
- 2 区的 2 期或 3 期病变,伴有 "Plus" 病变。

2 型病变定义为:

- 1 区的 1 期或 2 期病变,不伴有 "Plus" 病变;
- 2 区的 3 期病变,不伴有 "Plus" 病变。

实际上,在 ROP 筛查过程中,仅仅 8% 的患者需要治疗。简单来说,2 型阈值前病变需要密切随访,所有的阈值病变或 1 型阈值前病变需要立即的治疗;再简洁一些,不伴有 "Plus" 病变 1 区的 1 期或 2 期病变、2 区的 3 期病变需要密切的随访,所有的阈值病变、所有的 "Plus" 病变和 AP-ROP,以及 1 区的 3 期病变,需要在 48~72 小时内进行治疗。

治疗包括:巩膜外冷凝、间接检眼镜激光光凝及抗 VEGF 治疗。

巩膜外冷凝可以避免 50% 的患眼发展成视网膜折叠或视网膜脱离,光凝可以使 85% 的患眼获得治愈,光凝比巩膜外冷凝对患眼具有更好的解剖结构和视觉功能的恢复。

抗 VEGF 药物贝伐单抗(bevacizumab,avastin,0.625mg/0.025ml)和雷珠单抗(ranibizumab,lucentis,0.25mg/0.025ml)近期获得美国 FDA 的批准用于治疗 ROP,可以单独使用或者联合光凝及玻璃体视网膜手术。但需要注意抗 VEGF 药物的用量和次数,因为药物可以进入全身循环,可能对新生儿全身 VEGF 的表达产生抑制作用。

当病变发展到 4A~5B 期时,需要行手术治疗。治疗包括巩膜扣带术、玻璃体视网膜手术。由于在这个时期,眼球较小且缺乏睫状体平坦部,早期选择开放式玻璃体切除术(open-sky vitrectomy),此后又发展了保留晶状体的术式。术中主要切除晶状体后和视网膜之间的增生膜,解除玻璃体视网膜牵拉,促进视网膜复位,视网膜下积液可采用巩膜外引流或等待其自行吸收,术毕可以透明质酸钠填充玻璃体腔。术中出现的医源性裂孔往往导致手术失败,故手术者需要较高的剥膜技术,不建议该手术在基层医院开展。

总体来说,ROP 玻璃体视网膜手术术后的预后较差,4A 期的效果优于 4B 及 5 期,如合并 "Plus" 病变,预后更差。一般来说,对于时间太久的复发性视网膜全脱离,再次手术视网膜很难复位;如果复发性视网膜全脱离是由于增生膜未剥除干净,导致周边局部视网膜脱离,可考虑再次手术。

小　　结

1. ROP 根据病程分为:急性期、退行期及瘢痕期。急性 ROP 的国际分期涉及疾病严重性、定位、程度和 "Plus" 病变四个参数,以及 AP-ROP。

2. ROP 的筛查:孕周≤31 周,体重≤1.5kg 的早产儿,需要在出生后 4~7 周进行 ROP 的筛查。依据眼底病变的严重程度,随诊间隔为 1~2 周,直到视网膜血管化达到 3 区。

3. ROP 的治疗:不伴有 "Plus" 病变 1 区的 1 期或 2 期病变、2 区的 3 期病变需要密切的随访;所有的阈值病变、所有的 "Plus" 病变和 AP-ROP 以及 1 区的 3 期病变,需要在 48~72 小时内进行治疗。

近年来眼内注射抗 VEGF 药物治疗 ROP 有增加趋势。在婴幼儿,眼内注射抗 VEGF 药物存在的最大问题,就是对视网膜血管发育及全身其他脏器发育的潜在影响,这需要长期的观察和更多的数据来确定。

第二节 Coats 病

Coats 病(Coats disease)又名外层渗出性视网膜病变,好发于婴幼儿和青少年,男性多见,多为单眼发病;常因视力下降、斜视、白瞳征就诊。以视网膜毛细血管扩张(telangiectasia)为特征,病变处血管内皮细胞及周细胞丧失,视网膜血屏障破坏,血管渗透性增强,血浆成分进入血管周围视网膜,导致广泛的渗出。

临床特征:视网膜可见异常毛细血管,包括:毛细血管扩张、瘤样血管扩张(light bulb)以及微血管瘤,视网膜内及视网膜下大量白色或黄白色渗出,可伴有胆固醇结晶及出血,严重时导致渗出性视网膜脱离、虹膜红变、新生血管性青光眼及前房胆固醇结晶沉着。

Coats 病分为 5 期(Shield),具体分期如下:

- 1 期:只有视网膜毛细血管扩张
- 2 期:视网膜毛细血管扩张及渗出
  - ✓ A:中心凹外渗出
  - ✓ B:中心凹渗出
- 3 期:渗出性视网膜脱离
  - ✓ A:次视网膜脱离
  - ✓ A1:未累及黄斑区
  - ✓ A2:累及黄斑区
  - ✓ B:全视网膜脱离
- 4 期:视网膜脱离合并新生血管性青光眼
- 5 期:终末期

Coats 病的早期治疗包括观察、光凝、冷凝、玻璃体视网膜手术及眼球摘除。早期患眼的治疗目的是消除视网膜异常血管,以促进渗出的吸收,挽救残存的视力。而在晚期患眼,其治疗目的是消除眼部疼痛和保留眼球。近期的研究发现,Coats 病眼内 VEGF 水平增高,故在 Coats 病的治疗中,眼内注射抗 VEGF 药物可作为辅助治疗,以减少渗出、促进新生血管消退。

Shield 的分期对 Coats 病的治疗有一定指导作用,对于 1 期和 2A 期局限性视网膜毛细血管扩张、仅有少许视网膜渗出的患眼,尤其年龄 >15 岁,进一步渗出发展成为渗出性视网膜脱离的可能性小,应以观察为主;5期视力丧失,但患眼比较安静,没有不适症状,也可以观察为主。

视网膜光凝主要针对仅有视网膜渗出而无视网膜脱离的患眼(2期),也可以选择视网膜冷凝治疗;3个月后做荧光素眼底血管造影检查,如果异常毛细血管没有消退,或者有新的异常毛细血管出现,需要再次治疗。激光治疗可以在门诊完成,对于不能配合的患儿,需要在全麻下,以间接检眼镜激光治疗。可选择近红外激光(810nm)或绿色二极管激光(532nm),直接光凝异常毛细血管,以光凝时血管漂白为有效,同时对无灌注区采取播散性光凝。在首次治疗3个月后,可选择再次治疗。对于存在中心凹渗出(2B期)的患者,可选择视网膜光凝联合抗VEGF治疗,抗VEGF药物可选择贝伐单抗(bevacizumab,avastin)1.25mg/0.05ml(14~17岁),2.5mg/0.1ml(6个月~12岁),或者选择雷珠单抗(ranibizumab,lucentis)0.5mg/0.05ml。

针对毛细血管扩张合并广泛渗出的视网膜脱离眼(3A期),可选择视网膜冷凝(巩膜外冷凝)治疗,冷凝治疗采用二次冻融技术处理异常血管,即冷冻—融化—冷冻—融化,以视网膜出现白色冷凝斑为有效;如果视网膜毛细血管扩张广泛(4个象限),可选择分次治疗(2次,中间间隔4周),以避免大范围冷凝加重渗出性视网膜脱离。针对3A期患眼,还可以先以抗VEGF药物眼内注射,1周后根据视网膜下积液吸收的情况,选择视网膜光凝或冷凝治疗。3A期患眼如果视网膜下积液较多,可选择巩膜外引流视网膜下积液,联合间接检眼镜激光光凝或者巩膜外冷凝,也可同时联合抗VEGF药物眼内注射。再次治疗选择在术后3个月。

合并球形视网膜脱离(3B期)需选择玻璃体视网膜手术(图14-4)。3B期的玻璃体视网膜手术,需行玻璃体切除,术中如果做玻璃体后脱离困难,不必强行完成,巩膜外引流视网膜下积液,眼内光凝或巩膜外冷凝异常毛细血管;如无视网膜裂孔,一般不需注入眼内填充物;如有医源性裂孔,需要尽量切除全部玻璃体,激光封闭裂孔,以硅油行眼内填充。如果视网膜脱离过高,向前贴近晶状体后囊,在置入灌注时容易损伤视网膜,应考虑摘除透明晶状体;或者首先置入前房灌注,行巩膜外引流视网膜下积液,使视网膜大部分平复,再完成上述操作,可保留透明晶状体。此外,对于3B期患眼,也可选择两切口非玻璃体切除的治疗方法,首先置入前房灌注,选择视网膜脱离最高处,将静脉导管针从巩膜外(跨结膜)以30°斜行插入(视网膜下),见黄绿色视网膜下积液流出即停止,再抽出针芯,仅留下外面的软

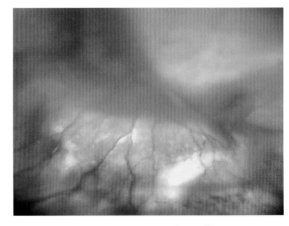

图 14-4 Coats 病 3B 期

管,持续引流视网膜下液,待视网膜平复,以间接检眼镜激光完成光凝,或者行巩膜外冷凝;也可选择在吊顶灯下完成,可以在广角镜下观察引流针进入视网膜下的情况,可以在直视下完成巩膜外冷凝、跨巩膜激光光凝或眼内激光光凝;同时可联合抗 VEGF 药物眼内注射。再次治疗选择在术后 3 个月。

4 期视网膜脱离合并新生血管性青光眼(图 14-5),术前 1 周可考虑前房内注射抗 VEGF 药物,联合局部降眼压药控制眼压。待虹膜新生血管消退,眼压恢复正常或下降,角膜水肿消退,角膜恢复透明,可行玻璃体视网膜手术,手术方法同前。根据术前眼压控制情况,决定在玻璃体视网膜手术中是否联合睫状体光凝术,以达到控制眼压的目的。

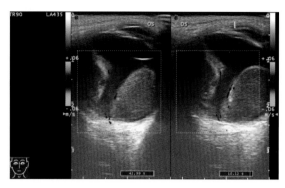

图 14-5　Coats 病 4 期彩超

小　结

1. Coats 病以视网膜毛细血管异常扩张为特征,Shield 的分期对 Coats 病的治疗有一定指导作用。

2. Coats 病的治疗包括观察、光凝、冷凝、抗 VEGF 治疗、玻璃体视网膜手术及眼球摘除。治疗的目的是消除视网膜异常毛细血管,挽救残存的视力。晚期治疗以消除症状和保留眼球为目的。

3. 3B 期的治疗,玻璃体是否切除不是重点,巩膜外引流视网膜下积液,再行光凝或巩膜外冷凝,也可联合抗 VEGF 治疗。再次治疗的时间是术后 3 个月。

4. 4 期视网膜脱离合并新生血管性青光眼,术前 1 周前房内注射抗 VEGF 药物,待虹膜新生血管消退,行玻璃体视网膜手术。根据术前眼压控制情况,决定是否联合睫状体光凝术。

问题和展望

Coats 病的光凝、冷凝治疗,一般需要多个疗程,视网膜异常毛细血管才能完全消退。采用眼内注射抗 VEGF 药物,并不能缩短视网膜异常血管消退的时间;但对于严重的 Coats 病,眼内注射抗 VEGF 药物,有利于视网膜下液的吸收,也有利于以光凝而不是冷凝来治疗合并视网膜脱离的患眼,可避免严重视网膜脱离的发生及虹膜新生血管的形成。

第三节　眼底先天异常合并视网膜脱离

一、脉络膜缺损

脉络膜缺损（choroidal coloboma）是较常见的先天性眼底异常。在胚胎 5~7 周，胚裂的不全闭合导致脉络膜缺损，可伴有虹膜缺损、小眼球、小角膜、视盘缺损等其他组织的缺损和发育异常。

脉络膜缺损在正常人群中的发生率为 0.14%，常为双眼发病。脉络膜缺损患者的视力取决于缺损区的位置，远离黄斑区的单纯脉络膜缺损尚有较好的中心视力，而黄斑区脉络膜缺损或伴有视盘缺损，患眼视力极差，常伴有斜视或眼球震颤。

脉络膜缺损常常位于视盘下方，有时视盘位于脉络膜缺损边缘或其间。脉络膜缺损通常为直立的钝三角形，也可为盾形或椭圆形，缺损区内看不到脉络膜毛细血管，有时可见脉络膜大血管。缺损区的边缘常常界限清晰，部分边缘较为模糊，下部边界常常有一宽窄不等的正常脉络膜区带（图 14-6）。

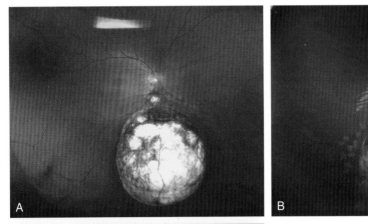
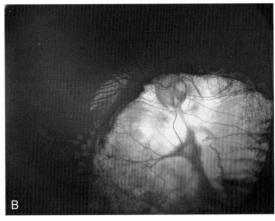
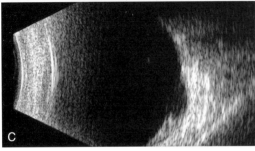

图 14-6　脉络膜缺损

A：脉络膜缺损；B：脉络膜缺损涉及视盘和黄斑；C：脉络膜缺损 B 超

在组织学上，脉络膜缺损区域缺乏正常的脉络膜、视网膜色素上皮和视网膜。在脉络膜缺损边缘，视网膜神经上皮层由内核层，或外丛状层，或包括这两层之间分开，分开后外层向后反转，融合在视网膜色素上皮层，称为最小抵抗部（locus minoris resistentiae），内层在脉络膜缺损区域延续为间质膜（intercalary membrane，ICM），覆盖整个脉络膜缺损区域。间质膜实际上是由胚裂闭合时由原始神经母细胞内层（inner neuroblastic layer）分化来的视网膜节细胞、无长突细胞和 Müller 胶质细胞组成。视网膜神经上皮层延续为 ICM 后变薄，常常和巩膜直接相连且 ICM 血管直接出入巩膜，在脉络膜缺损区可伴随后巩膜葡萄肿出现。

脉络膜缺损常常合并孔源性视网膜脱离（23%~40%）。视网膜裂孔大多出现在脉络膜缺损区（ICM 裂孔），少数出现在脉络膜缺损区之外的正常脉络膜区域。ICM 裂孔可出现在脉络膜缺损区域边缘或中央，可存在一个到数个裂孔，裂孔一般较小，裂孔也可能出现在最小抵抗部，术前难以发现。由于 ICM 下空间和视网膜下空间存在交通，故发生在 ICM 的裂孔也会导致视网膜脱离。

在正常脉络膜区域发生的视网膜裂孔及孔源性视网膜脱离，其处理同一般的视网膜裂孔及孔源性视网膜脱离。而 ICM 裂孔、ICM 脱离及视网膜脱离处理比较困难。发生在 ICM 的裂孔，尚无 ICM 脱离或 ICM 脱离较浅，尚未波及正常脉络膜组织处的视网膜，可以激光沿脉络膜缺损边缘正常脉络膜组织光凝 1 周，从而产生一个围绕脉络膜缺损缘的脉络膜视网膜粘连，一般以 2~3 排光凝完成。

没有处理的 ICM 裂孔及 ICM 脱离可进一步发展，导致正常脉络膜组织处的视网膜脱离，此时需行玻璃体视网膜手术。术中可保留或不保留晶状体；切除前部及中轴部玻璃体，完成玻璃体后脱离（PVD），彻底切除后极部及基底部玻璃体；剥除视网膜表面膜及视网膜下膜，不影响视网膜复位的视网膜下膜可不必处理；术中一般能够发现 ICM 边缘小的裂孔或位于最小抵抗部的裂孔，从 ICM 裂孔引流视网膜下液，以眼内激光沿脉络膜缺损边缘正常脉络膜组织光凝 1 周，可将脉络膜缺损区域隔离开来。如果存在严重的 PVR，ICM 增生短缩，将影响脉络膜正常区域视网膜的复位，可在术中将全部 ICM 切除，以确保视网膜的复位。术毕以硅油眼内填充。

术后视网膜一般复位良好，脉络膜缺损区 ICM 可能存在较浅的脱离，但长期观察无变化，且术后 PVR 发生较少，不影响硅油的取出。

如果脉络膜缺损缘恰好通过黄斑，此处光凝无疑会损伤到乳斑束，对术后视力有一定的影响。一些学者推荐术后以二极管激光或氩激光对该处进行补充，但是由于术后该处存在裂隙样脱离，或合并小角膜、虹膜缺损、斜视或眼球震颤，以及患儿不能配合，激光常常不能完成。

在这些患者中，由于黄斑区脉络膜缺损或伴有视盘缺损，其视力自幼就极差，故当视网膜脱离发生在视力相对好的眼，患者就诊一般比较及时，反之则较晚。多数患者无法确切地说出视网膜脱离发生的时间，故就诊时多已伴有不同程度的 PVR 及晶状体混浊。故对这类患者,术中完成整个脉络膜缺损边缘的光凝,保存患眼尤为重要。当然,最好以二极管激光或氪激光而不是氩激光来完成光凝,尽量减少激光量,在保证视网膜复位的基础上,最大限度保留视功能也是必需的。

在这些患者中,大部分具有不完全的 PVD,玻璃体和 ICM 粘连紧密,难以剥除;即使 PVD 完成,部分患者 ICM 增生短缩,ICM 及视网膜仍难以复位。由于视网膜延续到脉络膜缺损区的 ICM 是没有功能的,故术中可将大部分 ICM 切除,仅保留部分黄斑区附近的 ICM,将黄斑区的视网膜连同残留的 ICM 向正常脉络膜区域稍做移位,使激光光凝在 ICM 和部分黄斑上,从而既能避免伤及整个乳斑束,同时又保证了比较充分的光凝。

在具体操作时,先将颞侧视网膜切开,注入少量重水,展平黄斑区视网膜和残留的 ICM,以带硅胶头的笛针将黄斑区的视网膜向正常脉络膜区域移位一些,继续注入重水,沿黄斑区脉络膜缺损边缘及视网膜切开缘完成光凝,同时完成整个脉络膜缺损边缘的光凝。通过这个技术,在尽量减少激光对乳斑束损伤的同时,获得一个比较充分的光凝。

小　结

1. 胚胎 5~7 周,胚裂的不全闭合导致脉络膜缺损,可伴有虹膜缺损、小眼球、小角膜、视盘缺损等其他组织的缺损和发育异常。如果黄斑区脉络膜缺损或伴有视盘缺损,患眼视力极差,常伴有斜视或眼球震颤。

2. 视网膜神经上皮层在脉络膜缺损区域边缘分成两层,其内层延续为间质膜(ICM),覆盖整个脉络膜缺损区域。视网膜裂孔除少数出现在脉络膜缺损区之外的正常脉络膜区域,多数出现在脉络膜缺损区(ICM 裂孔)边缘,在 ICM 的裂孔也会导致视网膜脱离。

3. 发生在 ICM 的裂孔,尚无 ICM 脱离或 ICM 脱离较浅,尚未波及正常脉络膜组织处的视网膜,激光可沿脉络膜缺损边缘正常脉络膜组织光凝 1 周,从而产生一个围绕脉络膜缺损缘的脉络膜视网膜粘连。

4. 未处理的 ICM 裂孔及 ICM 脱离可进一步发展,导致正常脉络膜组织处的视网膜脱离,此时需行玻璃体视网膜手术。术中以眼内激光沿脉络膜缺损边缘正常脉络膜组织光凝 1 周,可将脉络膜缺损区域隔离开来。术后脉络膜缺损区 ICM 可能存在浅浅的脱离,长期观察无变化。

5. 如果脉络膜缺损缘恰好通过黄斑,术中可将大部分 ICM 切除,仅保留部分黄斑区附近的 ICM,将黄斑区的视网膜连同残留的 ICM 向正常脉络膜区域稍做移位,光凝在 ICM 和部分黄斑上,从而既能避免其伤及整个乳斑束,同时又保证了比较充分的光凝。

问题和展望

脉络膜缺损具有较高的孔源性视网膜脱离发生率,而 ICM 裂孔难以发现,因而常常丧失激光治疗机会。对脉络膜缺损眼,需要仔细进行 OCT 扫描检查,以确定是否存在 ICM 裂孔,从而决定是否需对整个脉络膜缺损边缘采用光凝治疗。要减少脉络膜缺损患眼的发病率,未来需要在优生方面做得更好一些。

二、视盘先天异常

(一) 视盘小凹

视盘小凹(optic nerve pit)是一种比较少见的视盘发育不良,由胚裂上端闭合缺陷导致的视盘先天异常所致,视盘小凹多为单眼发病,双眼发病仅为 15%,大约 25%~75% 的视盘小凹眼可发生黄斑区的浆液性视网膜脱离,其发病年龄常常在 30~40 岁。

单侧的视盘小凹眼的视盘比健侧视盘略大,小凹一般呈现小的,无色素的,灰色、白色或黄色的,圆形或椭圆形的凹陷,可位于视盘的任何地方,以颞下方较为常见;荧光素眼底血管造影显示小凹在造影早期(动脉期和静脉早期)呈低荧光,晚期呈现高荧光(静脉晚期)。未出现黄斑浆液性视网膜脱离时,患者无症状,可于眼底检查时偶然发现;当出现黄斑浆液性视网膜脱离时,患眼视力急剧下降伴有视物变形。

合并浆液性视网膜脱离的视盘小凹眼,其视网膜下液可能来源于玻璃体腔、蛛网膜下腔、小凹底部血管或围绕硬脑膜的眶腔。在正常情况下,视网膜下腔与视盘周围有一系列胶质细胞组织维持其封闭状态,视盘小凹表面有膜;如果这些结构的连接状态不正常或缺失,则脑脊液、血管的渗漏液或液化的玻璃体均有机会由此进入视网膜下腔。当玻璃体后脱离时,牵拉视盘周围的胶样组织和小凹表面的膜样组织,牵拉损伤后上述液体均可由此进入视网膜下。

视盘小凹并发的黄斑浆液性视网膜脱离,常常表现为内层视网膜的分开,形成劈裂样的脱离,常常和视盘小凹沟通。视盘小凹合并黄斑浆液性视网膜脱离眼中,25% 患者的视网膜下积液可自行吸收,但如果黄斑浆液性视网膜脱离超过 6 个月,即使视网膜下积液自行吸收,也可发生永久性视力丢失。

治疗上,可选择激光、玻璃体视网膜手术。

在既往的治疗中,推荐二极管激光或氩激光来完成光凝,沿颞侧视盘边缘光凝,尽量减少激光量。如果加大激光量患眼激光反应仍然不好,或浆液性视网膜脱离高且患眼激光无反应,可行眼内注入 C_3F_8 0.25ml,严格俯卧位 3~7 日后行视盘颞侧边缘激光,光凝后继续俯卧位 1 周,成功率为 25%~35%。单纯激光治疗效果较差的主要原因,是激光难以消除浆液性视网膜脱离的劈裂腔。

目前,多数学者主张玻璃体视网膜手术,手术中首先切除前部及中轴部玻璃体,完成玻璃体后脱离。如在视盘小凹处发现裂孔,引流视网膜下液,行视盘颞侧边缘光凝。如视盘小凹处未发现裂孔,可在重水下完成视盘颞侧边缘光凝,术毕以长效气体眼内填充,成功率为 50%~70%。

一些学者发现,视盘小凹合并黄斑浆液性视网膜脱离,行玻璃体视网膜手术,术中是否完成颞侧边缘光凝,和视网膜复位没有相关性,即单纯完成玻璃体视网膜手术即可。他们认为:视盘小凹合并黄斑浆液性视网膜脱离,是由于玻璃体黄斑牵引导致液体由视盘小凹处进入黄斑下空间,其理由是合并黄斑浆液性视网膜脱离的视盘小凹眼均未发生 PVD,而发生 PVD 的视盘小凹眼,黄斑浆液性视网膜脱离能自行复位。

目前,多数学者在玻璃体视网膜手术中,在完成玻璃体切除后,以自体巩膜、鼻侧的内界膜和羊膜做视盘小凹的填塞或覆盖,以提高术后视网膜复位率。

此外,在填充物的选择上,有报道以硅油做眼内填充的视盘小凹眼,硅油可进入视网膜下,故以长效气体做眼内填充是视盘小凹玻璃体视网膜手术最好的选择。

(二) 牵牛花综合征

牵牛花综合征(morning glory anomaly)是一种比较少见的先天性视盘发育不全,是由于胚裂闭合失败导致视盘及盘周组织向后脱入,但这种理论目前存在广泛的争议,一些学者更倾向于中胚层发育过程中出现异常所致。患者多为女性,单眼发病为主,双眼发病罕见,呈散发性,无家族遗传倾向,可伴有面部异常。

牵牛花综合征的视盘比正常视盘大 2~4 倍,呈橘红色或粉色,底部呈漏斗状凹陷。凹陷中央被一团白色胶质束遮盖,多支分支血管穿过胶样组织由视盘边缘爬出,辐射状向周边走行,难以区分动脉和静脉;视盘周围围绕一环状的视网膜脉络膜色素紊乱(如果其外围下方见 V 形或舌形白色巩膜带,提示可能合并基底膜脑疝),酷似一朵盛开的牵牛花。B 超检查提示视盘缺损,荧光素血管造影早期可在缺损处见低荧光,晚期全乳头高荧光,外围还有强荧光晕。

30% 牵牛花综合征的患者合并视网膜脱离,裂孔多位于视盘边缘或视杯之中,视网膜脱离一般局限在视盘周围,可自愈,也可反复发作,范围逐渐扩大。其视网膜下液可能来源于脑脊液,也可能来源于玻璃体。甲泛糖胺脑池造影术证实染色剂可进入视网膜下积液中;视神经开窗术时,硬脑膜部分去除也会导致视网膜脱离,说明蛛网膜下腔和视网膜下空间之间存在沟通。在牵牛花综合征的玻璃体视网膜手术后,气体或硅油可进入视网膜下,说明玻璃体腔和视网膜下空间之间存在液体交流。

如果牵牛花综合征的患者合并面部异常:如宽额头、宽眼距、扁平鼻、上唇中部缺损或者合并上颚中部缺损,有可能合并基底膜脑疝,应做头颅 MRI 证实。此外,牵牛花综合征可能合并单侧颅内血管发育不全,故牵牛花综合征眼底血管的异常可能是一种原发性血管发育不全,是区域性中胚层发育不全的一部分。这也是一些学者倾向于牵牛花综合征是由中胚层异常所致的原因。

牵牛花综合征的患者合并视网膜脱离,多采用玻璃体视网膜手术,在玻璃体切除后,行气体 - 液体交换,由盘周或视盘裂孔引流视网膜下液,联合视盘周围光凝,以长效气体做眼内填充,以阻断玻璃体腔或蛛网膜下腔与视网膜下空间之间的液体交流,术中尽量不要用重水,术毕尽量不要以硅油做眼内填充,重水和硅油有进入视网膜下,甚至有进入蛛网膜下腔的可能。

（三）视盘缺损

视盘缺损（optic disc coloboma）可能为散发病，也可能为常染色体显性遗传，多为双眼发病；表现为视盘的部分或全部缺损，视盘呈漏斗状凹陷，视盘可扩大但视网膜血管系统可正常；荧光素血管造影：缺损处早期低荧光，晚期高荧光。多合并小眼球、虹膜缺损、视网膜脉络膜缺损；可出现黄斑区浆液性视网膜脱离，合并视网膜脉络膜缺损的患眼可出现孔源性视网膜脱离（图 14-7）。

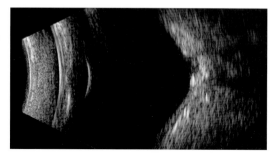

图 14-7　视盘缺损

视盘缺损一般视力极差，部分缺损可以保留一些残存视力，合并视网膜脱离时，部分患者能感觉到视力进一步下降。出现黄斑区浆液性视网膜脱离时，是否手术取决于患者的症状（视物变形及视力下降），先观察一段时间，如无好转则需行玻璃体视网膜手术，具体方法同视盘小凹；合并视网膜脉络膜缺损一般为孔源性视网膜脱离，视网膜脱离程度重，具体手术方法见脉络膜缺损性视网膜脱离。

小　结

1. 视盘小凹和视盘缺损，常常和胚裂上端闭合缺陷导致的视盘先天异常有关，一些学者认为，视盘小凹可能是一种变异的视盘缺损。牵牛花综合征虽然表现为视盘的缺陷，但和视盘缺损不同，目前更倾向是中胚层发育过程缺陷所致。三者均容易合并黄斑浆液性视网膜脱离。

2. 黄斑区浆液性视网膜脱离的视网膜下积液多来源于玻璃体、也可来源于脑脊液。由于玻璃体腔常常和蛛网膜下腔相通，故在玻璃体视网膜手术中，术中尽量不要使用重水，术毕不要以硅油做眼内填充。

3. 视盘小凹、牵牛花综合和视盘缺损，其黄斑浆液性视网膜脱离常常和玻璃体黄斑牵引相关，在视盘边缘视网膜和视盘表面隔膜上存在裂孔，导致液体进入黄斑下空间。故这类疾病主要行玻璃体视网膜手术，在视盘颞侧边缘或围绕整个视盘行光凝治疗，可考虑以自体巩膜、内界膜或生物羊膜来填塞视盘的缺陷，术毕以长效气体做眼内填充。

问题和展望

由于视盘发育缺陷合并黄斑浆液性视网膜脱离发病率低，目前对该病的认识仍然不够。单纯玻璃体切除术是否足够，是否需要对视盘缺陷进行填塞，才能够达到治疗目的，还需要一个多中心的随机对照研究来进一步确定。

三、家族性渗出性玻璃体视网膜病变

家族性渗出性玻璃体视网膜病变（family exudative vitreoretinopathy，FEVR）表现为双眼周边部视网膜未完成血管化，主要发生在颞侧周边部，也可累及上方及下方周边部。

周边部无血管化的视网膜和血管化的视网膜之间形成交界，交界区可有异常血管、视网膜新生血管及纤维血管膜形成；视网膜内和视网膜下渗出；纤维血管膜可牵拉黄斑向颞侧周边，纤维血管增殖加重并收缩，可形成束状视网膜折叠，进一步牵拉黄斑和视盘；可发生玻璃体积血；还可导致渗出性、牵拉性或孔源性视网膜脱离（图14-8）。

FEVR可表现为常染色体显性遗传、常染色体隐性遗传和性连锁遗传，也可以没有家族遗传性。迄今为止，已发现6个致病基因与FEVR有关，包括常染色体隐性遗传或散在遗传基因 *LRP5*，常染色体显性或隐性遗传基因 *FZD4*、*TSPAN12*，常染色体显性遗传基因 *ZNF408*，X连锁隐性遗传基因 *NDP*，以及近来发现的与小头畸形 - 淋巴水肿 - 脉络膜视网膜发育异常相关的基因 *KIF11*。由于Wnt信号通路缺陷及增加的眼内VEGF水平导致异常的血管发育和继发的异常血管化，导致了FEVR的纤维血管增殖，其眼底表现类似于ROP的表现，但FEVR患儿多足月出生无低体重史，而且病变发展缓慢，病灶最初在周边难以发现，在较大年龄或成年时，因为发生视网膜脱离才得以诊断。广角荧光血管造影显示周边视网膜血管异常，可见颞侧周边血管化的视网膜和未血管化的视网膜形成交界，交界区血管迂曲，晚期血管着染或渗漏，也还可出现毛细血管扩张、毛细血管异常及新生血管形成。

FEVR的治疗和ROP相同，早期采用视网膜光凝或视网膜冷凝，破坏周边无血管区域，减少渗出，也可以辅以抗VEGF治疗。有学者最近提出，在FEVR周边的无血管区，视网膜菲薄，采用光凝容易形成医源性裂孔，建议在视网膜有血管区域光凝，避免医源性裂孔和视网膜脱离的发生。但对视网膜无血管区充分的光凝，才能做到降低眼内VEGF浓度，减轻血管的渗漏和异常血管的形成。故在治疗上，可考虑视网膜无血管区冷凝联合视网膜有血管区光凝；或者分次光凝，第一次光凝在视网膜有血管区，形成一个屏障，避免视网膜脱离，可同时眼内注射抗VEGF药物，以减轻渗出和消退新生血管；2周以后，对视网膜无血管区行播散光凝，可以避免医源性裂孔的产生。

FEVR如果出现牵拉性或孔源性视网膜脱离，需要考虑巩膜扣带术，尽量将无血管区放在外加压嵴上，一方面缓解玻璃体视网膜牵拉，另一方面避免光凝导致的裂孔形成。如果巩膜扣带术失败，或者纤维血管增殖明显尤其是增殖靠近后极部，需要行玻璃体视网膜手术，术中剥除纤维血管膜，解除牵拉，平复视网膜，完成光凝；如果纤维血管增殖难以去除完全，可以考虑玻璃体视网膜手术联合巩膜扣带术。

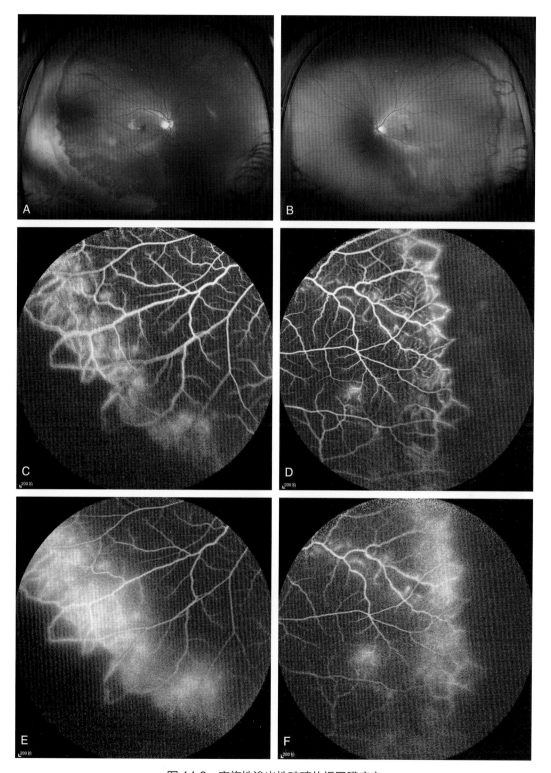

图 14-8 家族性渗出性玻璃体视网膜病变

A,B:右眼巩膜扣带术后;C~F:FFA 提示双眼颞侧周边视网膜无灌注,晚期血管见荧光渗漏

四、先天性性连锁视网膜劈裂

先天性性连锁视网膜劈裂（congenital X-linked retinoschisis）是一种与 X 染色体上 *RS1* 基因有关的隐性遗传的视网膜劈裂，患病率为 1/25 000~1/5 000，是男性青少年黄斑变性的常见原因之一，女性携带者常为正常表型。其特征是 Müller 细胞缺陷导致视网膜内层分开形成劈裂腔。典型的临床特征是黄斑囊样病变，伴有颞下方周边视网膜劈裂，可并发玻璃体积血和视网膜脱离。

单纯的先天性性连锁视网膜劈裂不需要治疗，如果出现难以吸收的致密玻璃体积血，或者发生孔源性视网膜脱离，需要行玻璃体视网膜手术。而对于大的劈裂腔积血、快速进展的周边视网膜劈裂累及黄斑、视网膜劈裂合并牵拉性视网膜脱离，以及视网膜劈裂合并黄斑前膜是否需要行玻璃体视网膜手术存在争议，需要根据患者的视力下降程度、玻璃体视网膜增殖情况来决定。

周边视网膜劈裂合并内层裂孔和外层裂孔，会导致孔源性视网膜脱离的发生，其治疗首先选择巩膜扣带术。在吊顶灯下，仔细寻找到外层裂孔，广角镜下定位并以冷凝封闭外层裂孔，再根据裂孔的数量、是否存在周边视网膜变性及玻璃体视网膜牵拉，选择巩膜外垫压术或巩膜环扎外垫压术。如果巩膜扣带术失败，再考虑玻璃体视网膜手术，术中如果完成玻璃体后脱离困难，可切除视网膜劈裂的内层，以缓解玻璃体视网膜牵拉。

五、原始玻璃体持续增生症

原始玻璃体持续增生症（persistent hyperplastic primary vitreous，PHPV）也称为持续胚胎血管化（persistent fetal vasculature，PFV），是原始玻璃体及玻璃体动脉不退化或退化不完全形成的一种眼部发育异常。多为单眼发病，表现为小眼球、白瞳征、斜视等，视力较差。根据眼内病变所涉及的部位分为前部 PHPV、后部 PHPV 和混合型 PHPV 三种类型（图 14-9）。

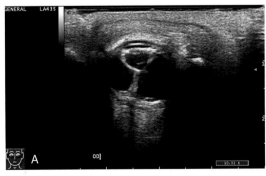
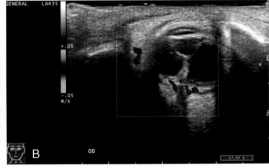

图 14-9　PHPV
A：B 超图；B：彩超图

前部 PHPV 的晶状体后纤维膜增生与睫状突相连,可拉长睫状突,于散瞳后可窥见。纤维增生膜收缩可导致前房进行性变浅,最终导致继发性闭角型青光眼。纤维增生膜收缩还可以导致白内障、广泛的虹膜前后粘连等。

后部 PHPV 可单独存在,也可与前部 PHPV 共同存在。单纯后部 PHPV 的前房正常、晶状体透明,不合并晶状体后纤维增生膜,纤维血管组织呈"花梗样"由视盘发出,向前延伸,常常合并视网膜皱襞及视网膜前膜,可导致牵拉性视网膜脱离。如合并黄斑或视盘的发育异常,患眼视力极差。

PHPV 的手术指征包括:进行性前房变浅,浅前房导致的难以控制的高眼压,致密的晶状体后纤维增生膜,反复发作或严重的玻璃体积血,以及视网膜脱离。

早期手术处理,有利于终止 PHPV 病程发展。对于前部 PHPV,可更早地完成晶状体切除,晶状体后纤维增生膜切除及前部玻璃体切除,术后配戴角膜接触镜和弱视治疗,可避免青光眼的发生和获得一定的视力。手术由角膜缘后虹膜根部附着处进入,与常规的平坦部切口相比,选择的位置偏前,这是因为 PHPV 的晶状体后纤维增生膜收缩,可导致玻璃体基底部和周边视网膜前移,常规的手术切口可能导致视网膜损伤。对于前部 PHPV,可采用两切口玻璃体手术,首先切除晶状体,术中不保留晶状体囊膜,电凝晶状体后纤维增生膜表面的血管,以水平剪从睫状突表面切除晶状体后纤维增生膜后,再切除前部玻璃体。也可以在透明晶状体和晶状体后纤维增生膜之间,以黏弹剂分开,再以玻璃体切割头或水平剪从睫状突表面切除晶状体后纤维增生膜,这样就可以保留透明晶状体;这需要从平坦部切口伸入黏弹剂针头,小心地进入两者之间的潜在空间,但对于致密的纤维增生膜,针头不太容易进入,强行进入容易损伤晶状体,需要做晶状体切除。

对于后部 PHPV,由于存在黄斑和视盘的异常,视力一般较差。如果视网膜皱襞及视网膜前膜较轻,可随诊观察。如果视网膜皱襞及视网膜前膜较重,黄斑明显牵拉移位,或出现视网膜裂孔及牵拉性视网膜脱离,可采用玻璃体视网膜手术治疗。采用经平坦部三切口玻璃体视网膜手术,手术切口尽量偏前,术中切除玻璃体,接近视盘处电凝"花梗样"纤维血管组织并切除。如果合并视网膜皱襞、视网膜前膜及牵拉性视网膜脱离,需要剥除视网膜前膜以解除牵拉,术毕以长效气体眼内填充。通过玻璃体视网膜手术,可避免自发性眼内出血和眼球痨,但最终视力的恢复较差。

小　结

1. PHPV 是原始玻璃体及玻璃体动脉不退化或退化不完全形成的一种眼部发育异常。PHPV 分为前部 PHPV、后部 PHPV 和混合型 PHPV 三种类型。

2. 前部 PHPV 的纤维增生膜收缩可导致前房进行性变浅,最终导致继发性闭角型青光眼。后部 PHPV 常常合并视网膜皱襞及视网膜前膜,可导致牵拉性视网膜脱离。后部 PHPV 可单独存在,也可与前部 PHPV 共同存在。

3. 对于前部 PHPV,可于出生后早期完成晶状体切除,晶状体后纤维增生膜切除及前部玻璃体切除,术后配戴角膜接触镜和弱视治疗。

4. 对于后部 PHPV,如果视网膜皱襞及视网膜前膜轻,可随诊观察。如果视网膜皱襞及视网膜前膜重,黄斑明显牵拉移位,或出现视网膜裂孔及牵拉性视网膜脱离,可行玻璃体视网膜手术治疗。

问题和展望

PHPV 如果不治疗,可导致前房进行性变浅、继发性青光眼、角膜混浊、反复的自发性眼内出血,最终因为难以控制的青光眼疼痛和眼球痨导致眼球摘除。故临床上应该加强对 PHPV 及其后果的认识,做到早诊断早治疗,以保存患眼及保留残存视力。此外,在临床上,PHPV 需要和其他白瞳征相鉴别,包括先天性白内障、Coats 病、视网膜母细胞瘤、ROP、Norrie 病及眼内炎等。

第四节　真性小眼球并发脉络膜渗漏

真性小眼球(nanophthalmos)是指胚裂闭合后眼球发育停滞,眼球体积较正常小但形态正常,无其他眼部或全身先天畸形。真性小眼球以散发病例存在,或者以常染色体隐形或显性遗传。双侧性,无性别差异,患病率约 0.06%~0.1%。

目前国际上尚无真性小眼球诊断的统一标准。Duke-Elder 将小眼球定义为眼球体积小于正常的 2/3,眼轴长度 16.0~18.5mm。也有研究将标准放宽至眼轴长度 <20.5mm。还有学者认为眼轴长度 < 同龄人眼轴平均值的 2 个标准差即可诊断。

真性小眼球除了眼轴短,其角膜直径小(<10.5mm),晶状体属正常大小甚至略大一些,晶状体 / 眼球容积比值增高为 10%~25%(正常为 3%~4%),真性小眼球中央和周边前房浅,虹膜前移,高度远视,厚巩膜,自发性 / 术后发生脉络膜渗漏(图 14-10)。

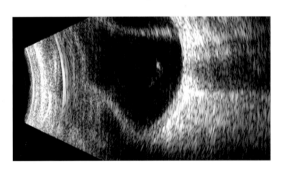

图 14-10　脉络膜脱离

真性小眼球在 40~60 岁时常常发生闭角型青光眼,瞳孔阻滞可能是眼压升高的一个因素,但并不是最重要的原因,因为大多数患者行激光虹膜周切术效果并不理想;如行常规小梁切除术,常常会导致严重的并发症:如脉络膜渗漏、非孔源性视网膜脱离、白内障和恶性青光眼。而对脉络膜渗漏采用常规的玻璃体视网膜手术效果并不理想。

真性小眼球是因巩膜先天结构与成分异常,巩膜异常增厚,涡静脉发育不良,影响眼内蛋白液外流,聚集高蛋白液于脉络膜,形成高渗状态,进而发生脉络膜增厚,睫状体及脉络膜上腔积液、脱离,后进一步溢至视网膜下,造成视网膜脱离。由于脉络膜渗漏的发展,使睫状体前旋,周边虹膜前移,悬韧带松弛,晶状体前移,导致房角关闭眼压升高。

由于巩膜异常是真性小眼球发生脉络膜渗漏的重要原因,采取大面积的巩膜板层切除联合巩膜开窗术,手术安全且效果明显。对于合并眼压升高的脉络膜渗漏,可联合颞下或鼻下象限的巩膜板层切开 + 巩膜开窗术,一般术后眼压可恢复正常;术后如果眼压仍高,存在房角粘连,可考虑常规抗青光眼手术。

该手术的原理是通过大面积的切除板层巩膜以减少巩膜的厚度,降低涡静脉血流阻力,使眼内蛋白液外流增加;同时行巩膜开窗以利于引流脉络膜高渗状态的蛋白液。由于脉络膜厚度的减少,使前旋的睫状体,前移的周边虹膜和晶状体恢复正常解剖位置,重新开放房角、降低眼压。

1. 巩膜板层切除联合巩膜开窗术

(1)适应证

1)真性小眼球脉络膜渗漏者;

2)非真性小眼球脉络膜渗漏厚巩膜患者。

(2)手术方法

1)球结膜 360°环形切开,分离至赤道后;

2)四直肌套线牵引,注意观察涡静脉的位置、数目;

3)于直肌止点线至赤道后,两直肌之间切除板层巩膜;

4)4 象限做穿通巩膜咬切;

5)缝合结膜切口。

2. 巩膜板层切除 + 巩膜板层切开 + 巩膜开窗术

(1)适应证

真性小眼球脉络膜渗漏高眼压患者。

(2)手术方法

1)球结膜 360°环形切开,分离至赤道后;

2)四直肌套线牵引,注意观察涡静脉的位置、数目;

3)于直肌止点线至赤道后,两直肌之间切除板层巩膜;

4)颞下或鼻下象限,做以角膜缘为基底的巩膜瓣;

5)4 象限做穿通巩膜咬切,巩膜瓣下也做一穿通巩膜咬切;

6)缝合结膜切口。

(3)手术注意事项

1)避免损伤涡静脉;

2)避免损伤脉络膜;

3）需要足够切除巩膜组织。

（4）手术并发症

1）损伤涡静脉：在切除板层巩膜之前，观察涡静脉的位置、数目非常重要，以避免涡静脉损伤；如果术中不慎损伤涡静脉，可暂时加压止血，继续手术；术毕可不作处理，不能做涡静脉结扎及烧灼。

2）切穿巩膜：术中小心切除板层巩膜非常重要，如不慎切穿巩膜，切口不大则不需要处理；如果切口太大，可缝合之。

3）损伤睫状体 / 脉络膜：术中小心切除板层巩膜非常重要，不慎损伤睫状体 / 脉络膜，如睫状体 / 脉络膜损伤后出血不多，可继续手术；如出血量较大，可改为穿通巩膜咬切引流。术后对症处理，根据情况再决定是否行二期手术。

4）损伤视网膜：一般来说，这种手术不会损伤视网膜，如不慎损伤视网膜，出现裂孔，需要行玻璃体切除术。

小　结

1. 真性小眼球眼轴短、角膜直径小，晶状体 / 眼球容积比值增高，容易并发脉络膜渗漏。

2. 真性小眼球中央和周边前房浅，虹膜前移，常发生闭角型青光眼，以及自发性 / 术后发生脉络膜渗漏；如果行小梁切除术或玻璃体视网膜手术，将导致严重的并发症。

3. 真性小眼球因巩膜先天结构与成分异常，巩膜异常增厚，涡静脉发育不良；如果并发脉络膜渗漏，需采取大面积的巩膜板层切除联合巩膜开窗术。对于合并眼压升高的脉络膜渗漏，可联合颞下或鼻下象限的巩膜板层切开 + 巩膜开窗术；术后如果眼压仍高，存在房角粘连，可考虑常规抗青光眼手术。

问题和展望

真性小眼球并发的脉络膜渗漏需要和大泡性视网膜脱离及原田病鉴别，尤其当患者的眼球偏小时，容易混淆。通过荧光素眼底血管造影和吲哚青绿血管造影进行鉴别。当鉴别困难时，也可给予糖皮质激素进行诊断性治疗，原田病对糖皮质激素治疗反应良好，而脉络膜渗漏无反应，大泡性视网膜脱离有加重趋势。

参 考 文 献

［1］Hartnett M E. Advances in understanding and management of retinopathy of prematurity. Surv Ophthalmol, 2017,62（3）:257-276.

［2］Broxterman E C,Hug D A. Retinopathy of prematurity:a review of current screening guidelines and treatment options. Mo Med,2016,113（3）:187-190.

［3］International Committee for the Classification of Retinopathy of Prematurity. The International Classification of Retinopathy of Prematurity revisited. Arch Ophthalmol,2005,123(7):991-999.

［4］Dogra M R,Katoch D,Dogra M. An update on retinopathy of prematurity(ROP). Indian J Pediatr,2017,84(12):930-936.

［5］Hartnett M E,Penn J S. Mechanisms and management of retinopathy of prematurity. N Engl J Med,2012,367(26):2515-2526.

［6］Trese M T. Subjectivity in retinopathy of prematurity screening. Am J Ophthalmol,2015,160(3):406-407.

［7］Drenser K A,Trese M T,Capone A Jr. Aggressive posterior retinopathy of prematurity. Retina,2010,30(4 Suppl):S37-S40.

［8］Hardy R J,Palmer E A,Dobson V,et al. Risk analysis of prethreshold retinopathy of prematurity. Arch Ophthalmol,2003,121(12):1697-1701.

［9］Sen M,Shields C L,Honavar S G,Shields JA. Coats disease:An overview of classification,management and outcomes. Indian J Ophthalmol,2019,67(6):763-771.

［10］Yang X,Wang C,Su G. Recent advances in the diagnosis and treatment of Coats' disease. Int Ophthalmol,2019,39(4):957-970.

［11］Shields C L,Udyaver S,Dalvin L A,et al. Coats disease in 351 eyes:Analysis of features and outcomes over 45 years(by decade)at a single center. Indian J Ophthalmol,2019,67(6):772-783.

［12］Ong S S,Cummings T J,Vajzovic L,et al. Comparison of optical coherence tomography with fundus photographs,fluorescein angiography,and histopathologic analysis in assessing coats disease. JAMA Ophthalmol,2019,137(2):176-183.

［13］Chen K J,Wang N K,Wu W C. Coats disease in a young adult man. JAMA Ophthalmol,2018,136(12):e183146.

［14］Ong S S,Buckley E G,McCuen B W 2nd,et al. Comparison of visual outcomes in Coats' disease:a 20-year experience. Ophthalmology,2017,124(9):1368-1376.

［15］Li A S,Capone A Jr.,Trese M T,et al. Long-Term outcomes of total exudative retinal detachments in stage 3B Coats disease. Ophthalmology,2018,125(6):887-893.

［16］Zhang L,Ke Y,Wang W,et al. The efficacy of conbercept or ranibizumab intravitreal injection combined with laser therapy for Coats' disease. Graefes Arch Clin Exp Ophthalmol,2018,256(7):1339-1346.

［17］Suzani M,Moore A T. Intraoperative fluorescein angiography-guided treatment in children with early Coats' disease. Ophthalmology,2015,122(6):1195-1202.

［18］Zhao Q,Peng X Y,Chen F H,et al. Vascular endothelial growth factor in Coats' disease. Acta Ophthalmol,2014,92(3):e225-e228.

［19］Ray R,Barañano D E,Hubbard G B. Treatment of Coats' disease with intravitreal bevacizumab. Br J Ophthalmol,2013,97(3):272-277.

［20］Jerry A. Shield S,Carol L,et al. Clinical variations and complications of coats disease in 150 cases:the 2000 Sanford Gifford Memorial Lecture. Am J Ophthalmol,2001,131:561-571.

［21］Jerry A. Shield S,Carol L,et al. Classification and management of coats disease:the 2000 Proctor Lecture. Am J Ophthalmol,2001,131:572-583.

［22］Bergstrom C S,Hubbard G B Ⅲ. Combination intravitreal triamcinolone injection and cryotherapy for exudative retinal detachments in severe Coats disease. Retina,2008,28(suppl):S33-37.

［23］Kase S, Rao N A, Yoshikawa H, et al. Expression of vascular endothelial growth factor in eyes with Coats' disease. Invest Ophthalmol Vis Sci, 2013, 54: 57-62.

［24］Schubert H D. Choroidal coloboma. Ophthalmology, 2007, 114(12): 2369.

［25］Hocaoglu M, Karacorlu M, Ersoz MG, et al. Outcomes of vitrectomy with silicone oil tamponade for management of retinal detachment in eyes with chorioretinal coloboma. Retina, 2019, 39(4): 736-742.

［26］Mohamed A, Chaurasia S, Ramappa M, et al. Lenticular changes in congenital iridolenticular choroidal coloboma. Am J Ophthalmol, 2014, 158(4): 827-830.

［27］Grewal D S, Tran-Viet D, Vajzovic L, et al. Association of pediatric choroidal neovascular membranes at the temporal edge of optic nerve and retinochoroidal coloboma. Am J Ophthalmol, 2017, 174: 104-112.

［28］Tansu E, Serhad N. Optical coherence tomography after pars plana vitrectomy for retinal detachment related to choroidal coloboma. Retina, 2010, 30(7): 1078-1083.

［29］Wei Y, Li Y, Chen F. Vitrectomy treatment of retinal detachments related to choroidal coloboma involving the disk. Retina, 2014, 34(6): 1091-1095.

［30］Uhumwangho O M, Jalali S. Chorioretinal coloboma in a paediatric population. Eye (Lond), 2014, 28(6): 728-733.

［31］Gopal L, Khan B, Jain S, et al. A clinical and optical coherence tomography study of the margins of choroidal colobomas. Ophthalmology 2007, 114(3): 571-580.

［32］Gopal L. A clinical and optical coherence tomography study of choroidal colobomas. Curr Opin Ophthalmol, 2008, 19(3): 248-254.

［33］Tansu E, Serhad N. Optical coherence tomography after pars plana vitrectomy for retinal detachment related to choroidal coloboma. Retina, 2010, 30(7): 1078-1083.

［34］Bloch E, Georgiadis O, Lukic M, et al. Optic disc pit maculopathy: new perspectives on the natural history. Am J Ophthalmol, 2019, 207: 159-169.

［35］Georgalas I, Ladas I, Georgopoulos G, et al. Optic disc pit: a review. Graefes Arch Clin Exp Ophthalmol, 2011, 249(8): 1113-1122.

［36］Bottoni F, Cereda M, Secondi R, et al. Vitrectomy for optic disc pit maculopathy: a long-term follow-up study. Graefes Arch Clin Exp Ophthalmol, 2018, 256(4): 675-682.

［37］Nawrocki J, Bonińska K, Michalewska Z. Managing optic pit. The right stuff! Retina, 2016, 36(12): 2430-2432.

［38］Cavuoto K M, Chang T C. Echographic assessment of optic nerve pit. JAMA Ophthalmol, 2017, 135(6): e170673.

［39］Karacorlu M, Sayman Muslubas I, Hocaoglu M, et al. Long-term outcomes of radial optic neurotomy for management of optic disk pit maculopathy. Retina, 2016, 36(12): 2419-2427.

［40］Rayat J S, Rudnisky C J, Waite C, et al. Long-term outcomes for optic disk pit maculopathy after vitrectomy. Retina, 2015, 35(10): 2011-2017.

［41］Garcia A J, Guraya B C, Espax A B, et al. Optical coherence tomography in optic pit maculopathy managed with vitrectomy-laser-gas. Graefes Arch. Clin. Exp. Ophthalmol, 2004, 242: 819-826.

［42］Lincoff H, Kreissig I. Optical coherence tomography of pneumatic displacement of optic disc pit maculopathy. Br. J. Ophthalmol, 1998, 82: 367-372.

［43］Hirakata A, Okada A A, Hida T. Long-term results of vitrectomy without laser treatment for macular detachment associated with an optic disc pit. Ophthalmology,2005,112:1430-1435.

［44］Arlow T,Arepalli S,Flanders A E,et al. Morning glory disc anomaly with Chiari type I malformation. J Pediatr Ophthalmol Strabismus,2014,51:e22-e24.

［45］Lenhart P D,Lambert S R,Newman N J,et al. Intracranial vascular anomalies in patients with morning glory disk anomaly. Am J Ophthalmol,2006,142(4):644-650.

［46］Hope-Ross M,Johnston S S. The Morning Glory syndrome associated with sphenoethmoidal encephalocele. Ophthalmic Paediatr Genet,1990,11(2):147-153.

［47］Cennamo G,de Crecchio G,Iaccarino G,et al. Evaluation of morning glory syndrome with spectral optical coherence tomography and echography. Ophthalmology,2010,117(6):1269-1273.

［48］Haik B G,Greenstein S H,Smith M E,et al. Retinal detachment in the morning glory anomaly. Ophthalmology,1984,91:1638-1647.

［49］Chang S,Haik B G,Ellsworth R M,et al. Treatment of total retinal detachment in morning glory syndrome. Am. J. Ophthalmol,1984,97:596-600.

［50］Irvine A R,Crawford J B,Sullivan J H. The pathogenesis of retinal detachment with morning glory disc and optic pit. Retina,1986,6:146-150.

［51］Coll G E,Chang S,Flynn T E,et al. Communication between the subretinal space and the vitreous cavity in the morning glory syndrome. Graefes Arch. Clin. Exp. Ophthalmol,1995,233:441-443.

［52］Stark W J,Lindsey P S,Fagadau W R,et al. Persistent hyperplastic primary vitreous. Surgical treatment. Ophthalmology,1983,90(5):452-457.

［53］Khokhar S,Tejwani L K,Kumar G,et al. Approach to cataract with persistent hyperplastic primary vitreous. J Cataract Refract Surg,2011,37(8):1382-1385.

［54］Hunt A,Rowe N,Lam A,et al. Outcomes in persistent hyperplastic primary vitreous. Br J Ophthalmol, 2005,89(7):859-863.

［55］Dass A B,Trese M T. Surgical results of persistent hyperplastic primary vitreous. Ophthalmology,1999, 106(2):280-284.

［56］Khurana S,Gupta P C,Vaiphei K,et al. A clinicopathological study of persistent fetal vasculature. Indian J Ophthalmol,2019,67(6):785-787.

［57］Jinagal J,Gupta P C,Ram J,et al. Outcomes of cataract surgery in children with persistent hyperplastic primary vitreous. Eur J Ophthalmol,2018,28(2):193-197.

［58］Laatikainen L,Tarkkanen A. Microsurgery of persistent hyperplastic primary vitreous. Ophthalmologica, 1982,185:193-198.

［59］Bawa D,Michael T T. Surgical results of persistent hyperplastic primary vitreous. Ophthalmology,1999, 106:280-284.

［60］Silbert M,Gunvood S A. Persistent hyperplastic primary vitreous. Clinical eye and vision care,2000,12: 131-137.

［61］Gilmour D F. Familial exudative vitreoretinopathy and related retinopathies. Eye(Lond),2015,29(1):1-14.

［62］Tauqeer Z,Yonekawa Y. Familial exudative vitreoretinopathy:pathophysiology,diagnosis,and management. Asia Pac J Ophthalmol(Phila),2018,7(3):176-182.

［63］Hull S,Arno G,Ostergaard P,et al. Clinical and molecular characterization of familial exudative vitreoretinopathy associated with microcephaly. Am J Ophthalmol,2019,207:87-98.

[64] Chen K J, Wang N K, Wu W C. Familial exudative vitreoretinopathy. JAMA Ophthalmol, 2017, 135(4): e165487.

[65] Liche F, Majji A B. Familial exudative vitreoretinopathy. Ophthalmology, 2012, 119(5): 1093.

[66] Fei P, Yang W, Zhang Q, et al. Surgical management of advanced familial exudative vitreoretinopathy with complications. Retina, 2016, 36(8): 1480-1485.

[67] Singh O S, Simmons R J, Brockhurst R J, et al. Nanophthalmos: a perspective on identification and therapy. Ophthalmology, 1982, 89(9): 1006-1012.

[68] Neelakantan A, Venkataramakrishnan P, Rao B S, et al. Familial nanophthalmos: management and complications. Indian J Ophthalmol, 1994, 42(3): 139-143.

[69] Ryan E A, Zwaan J, Chylack L T Jr. Nanophthalmos with uveal effusion: clinical and embryologic considerations. Ophthalmology, 1982, 89(9): 1013-1017.

[70] 陈春丽, 赵培泉, 李筱荣. 家族性渗出性玻璃体视网膜病变 34 个家系的基因型与临床表型队列研究. 中华眼底病杂志, 2020, 36(03): 184-191.

[71] 蔡博, 刘洋, 朴顺玉, 等. RS1 基因突变的 X 连锁视网膜劈裂症家系基因型和表型分析. 中华实验眼科杂志, 2020, 38(04): 322-330.

[72] 汤悠, 张美霞. 真性小眼球研究现状与进展. 中华眼底病杂志, 2020, 36(05): 400-403.

第一节　视网膜母细胞瘤

一、视网膜母细胞瘤的诊断

视网膜母细胞瘤(retinoblastoma,RB)是婴幼儿最常见的眼内恶性肿瘤,多在4岁前发病,由视网膜发育过程中不成熟的视网膜母细胞导致的视网膜原发恶性肿瘤。

30%~40%的RB患儿属于遗传性,发病较早,多为双眼发病。位于13号染色体的*RB1*基因(肿瘤抑癌基因)突变是肿瘤发生的关键,可发生三侧性(trilateral)肿瘤(双眼视网膜母细胞瘤同时伴发颅内松果体瘤或蝶鞍区原发性神经母细胞瘤)。60%~70%为非遗传性,多为单眼发病。

由于RB患儿发病较早,不易发现,常常出现白瞳征(leucocoria)(56%),或者发生外斜,甚至出现眼红眼痛时才来就诊。

对于初次就诊的RB患者,我们并不知道是否存在*RB1*基因突变,虽然眼眶CT可以很好地显示眼内钙化物质的存在,但暴露在射线下,增加了未来发生其他肿瘤的风险。B超可显示2mm以上的肿物,也能证实钙质引起的高反射声影,可作为RB患儿的首选检查(图15-1A)。此外,MRI可以确定有无视神经浸润和是否存在三侧性肿瘤,故当临床高度怀疑RB,尤其是双眼RB时,需要常规做此项检查。因此,B超和MRI是RB患儿的标准检查项目。

对于初步确诊RB的患儿,需要在全麻下进行双眼前后节的检查。散瞳后以RetCam,或者以间接检眼镜结合巩膜压陷,对整个视网膜做详细检查(图15-1B,C)。一般来说,检查和治疗可以同时完成,即检查的同时,完成光凝、冷凝或者眼内注药治疗。

间接检眼镜下可见灰白色肿瘤结节,白色钙质沉积物,严重者有渗出性视网膜脱离。播散到玻璃体腔时可在玻璃体内看到混浊物;播散于前房时,可形成前房积脓。

RB需要和PHPV、Coats病、弓蛔虫病等疾病鉴别。

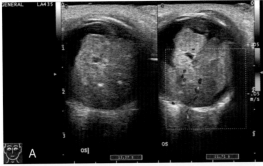

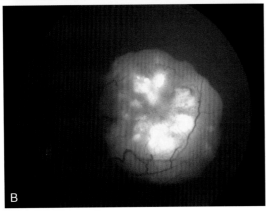

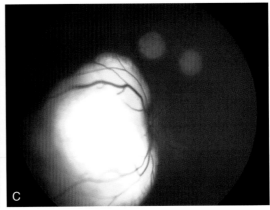

图 15-1 视网膜母细胞瘤

A:眼内巨大占位,肿瘤内显示囊性暗区和钙斑,CDI 可见肿瘤内动静脉血流信号;B:RB;C:RB

二、RB 的分期和治疗

1. 眼内 RB 的国际分期

A 组(Group A)—— 极低风险

远离黄斑中心凹和视盘的小的分散性视网膜内肿瘤:

- 肿瘤最大直径≤3mm、局限在视网膜
- 肿瘤远离黄斑 3mm、远离视盘 1.5mm

B 组(Group B)——低风险

没有种植的分散性视网膜肿瘤:

- 局限在视网膜的非 A 组肿瘤
- 没有玻璃体和视网膜下种植,肿瘤位于视网膜
- 可有浅的视网膜下积液(距离肿瘤边缘 3mm)

C 组(Group C)——中等风险

分散的局部肿瘤伴有最小的局部视网膜下和玻璃体种植:

- 必须是分散的肿瘤
- 视网膜下积液达到 1 个象限
- 局部视网膜下和玻璃体种植,距离肿瘤 3mm 内

D 组（Group D）——高风险

弥散性肿瘤伴有明显的视网膜下和玻璃体种植：

- 巨大或弥散性肿瘤

- 视网膜下积液，1 个象限到完全的视网膜脱离

- 弥散性视网膜下种植包括视网膜下斑块和肿瘤结节

- 弥散性或巨大的玻璃体疾病、可能出现"油脂样"种植或无血管肿瘤团块

E 组（Group E）——极高风险

存在以下特征之一：

- 肿瘤接触晶状体

- 新生血管性青光眼

- 肿瘤浸润前节：前房、虹膜或睫状体

- 弥散浸润性 RB

- 玻璃体血性混浊

- 肿瘤坏死合并无菌性眶蜂窝织炎

- 眼球痨

2. RB 的治疗　根据 RB 的国际分期，可选择光凝、冷凝、化疗、放射治疗及眼球摘除等治疗。

（1）全身化疗（chemotherapy）：眼内 RB 的综合治疗多采用"化疗减容"（chemoreduction），即全身化疗结合局部光凝、冷凝或巩膜外敷贴治疗。

全身化疗常用的药物包括：卡铂（carboplatin）、依托泊苷（etoposide）和长春新碱（vincristine），即 CEV 三联治疗，每 3 周或 4 周 1 个疗程。C 组和 D 组 RB 患者需要 4~6 个疗程，B 组患者可给予 2~3 个疗程。

（2）局部化疗：化疗最大的风险是可能导致急性粒白血病（AML）的发生，故一些学者采用选择性眼动脉灌注（SOAI）或眼内动脉化疗（IAC）治疗单眼 D 组 RB，但这种治疗具有极大的挑战性，同时存在争议，因为该方法存在脑卒中和死亡的风险。

（3）眼内注射化疗药物：采用玻璃体腔内注射化疗药物的最大风险就是肿瘤的眼外扩散，采用改进后的注射方法，即前房穿刺放液、细针注药和注射点冷凝，降低了 RB 眼外扩散的风险，使其成为逐渐推广的治疗方法，用于治疗 C 组和 D 组 RB 患者。

主要采用美法仑（melphalan）眼内注射，剂量：20~30μg，每 4~6 周注射 1 次，一般需要 4.5~6.5 个疗程。83%~100% 的 RB 眼能成功保留眼球。

（4）光凝：主要是针对 2mm 以内的无钙化扁平病灶。常用 532nm 和 810nm 激光（810nm 激光穿透性更好），两个光凝斑之间需要 1/3 重叠，所有光凝斑覆盖整个瘤体。光凝主要用于 A 组 RB 眼，或者在 1~2 次化疗后瘤体缩小的 B 组 RB 眼。

（5）冷凝：冷凝主要用于 3mm 以上的肿瘤，采用三次冻融技术，冷凝斑需包裹整个瘤体。

对于大的肿瘤,需要多次冷凝治疗。冷凝主要用于 B 组 RB 眼,或者在 2 次化疗后瘤体缩小的 C 组 RB 眼。

(6) 放射治疗:远程放射治疗(external beam radiotherapy,EBR)可能导致遗传性 RB 发生第二恶性肿瘤(SMN),还可能导致眼眶发育畸形,故放射治疗仅仅用于肿瘤扩散到眼眶组织,或者用于其他治疗失败的唯一有视力眼。

眼内 RB 的放射治疗,更多采用巩膜外敷贴(brachytherapy),放射源常采用碘 -125(美国)和钌 -106(欧洲),治疗瘤体远离后极部的 B 组和 C 组 RB 眼。

(7) 眼球摘除(enucleation):眼球摘除应该是眼内 RB 治疗的最后选择。但对眼球的摘除,一定要在和患儿父母充分沟通和知情同意的情况下才能实施,RB 可通过视神经向颅内转移,可侵犯脉络膜、巩膜向眼眶转移,延迟的治疗会导致高的致死率。故在确定后应尽快施行眼球摘除,不要超过 7~10 日。

眼球摘除指征:视力极低的单侧进展性肿瘤(广泛的种植 D 组和 E 组 RB);在化疗或放疗后复发的没有视力的 RB 眼;双侧进展性 RB,一眼恢复视力的可能性极小;高度怀疑存在视神经、巩膜、脉络膜或前节的浸润。

小 结

1. *RB1* 基因突变的 RB 患儿多为双眼发病,可发生三侧性肿瘤,故应避免 CT 检查和放射治疗。非遗传性 RB 多为单眼发病。

2. B 超和 MRI 是 RB 患儿的标准检查项目。对于初步确诊 RB 的患儿,需要在全麻下对整个视网膜做详细检查,同时完成光凝、冷凝、眼内注药或眼球摘除等治疗。

3. 眼内 RB 的国际分期:A 组和 B 组为局限在视网膜的肿瘤,C 组和 D 组伴有视网膜下和玻璃体种植,E 组肿瘤呈弥散浸润性,或肿瘤浸润前节,或合并新生血管性青光眼,或合并无菌性眶蜂窝织炎、甚至出现眼球痨。

4. A 组 RB 采用光凝治疗;B~D 组 RB 采用"化疗减容",即全身性化疗结合局部光凝、冷凝或巩膜外敷贴治疗,全身化疗采用 CEV 三联治疗,B 组需要 2~3 个疗程,C 组和 D 组需要 4~6 个疗程,E 组 RB 需要摘除眼球。

5. 美法仑眼内注射是治疗 RB 的新方法,用于治疗 C 组和 D 组 RB,每 4~6 周注射 1 次,一般需要 4.5~6.5 个疗程。

第二节 视网膜毛细血管瘤

视网膜毛细血管瘤(retinal capillary hemangioma)可孤立存在(80%),如果合并神经系统或其他器官血管瘤则称为 Von Hippel-lindau 综合征(VHL)(20%),VHL 为常染色体显性遗传(位于 3 号染色体短臂的 Von Hippel-lindau 肿瘤抑制基因 VHL 突变,3p25~26),由此可将视网膜毛细血管瘤分为 VHL 和非 VHL。在 VHL 中,单侧视网膜毛细血管瘤为 42%,双侧为 58%;85% 视网膜毛细血管瘤单独位于周边,8% 单独位于视盘,还有 7% 可同时存在于周边和视盘旁。

视网膜毛细血管瘤可单发,也可呈多发性,眼底多发性肿瘤常常出现在 VHL,平均发病年龄为 36 岁;眼外肿瘤包括:中枢神经系统(大脑和脊髓)毛细血管瘤、肾细胞癌、嗜铬细胞瘤、胰腺囊肿、胰腺腺瘤、胰岛细胞瘤等。而非 VHL 多表现为眼底单发性肿瘤,平均发病年龄为 48 岁,晚于 VHL。

大多数瘤体位于颞侧周边部视网膜,病变呈慢性进行性,故早期多无自觉症状,晚期多因视力减退就诊。眼底表现为细小密集成团状的毛细血管扩张,逐渐生长,形成典型的饱满、迂曲及扩张的暗红色或灰色瘤体,有两条滋养血管吻合;在多发性血管瘤的每一个肿瘤上,均有一对迂曲扩张的滋养血管,故诊断较为容易。此时,荧光素眼底血管造影(FFA)可准确显示血管瘤的位置、大小、渗漏的程度,鉴别滋养动脉及回流静脉。

视网膜毛细血管瘤周围可出现视网膜内渗出,或视网膜下渗出导致渗出性视网膜脱离,还可出现黄斑星芒状硬性渗出,应与视网膜大动脉瘤、Coats 病相鉴别。此外,视网膜毛细血管瘤可出现玻璃体视网膜胶质增生,导致黄斑前膜和牵拉性视网膜脱离。视网膜毛细血管瘤出现玻璃体积血比较少见,诊断较为困难。

视网膜毛细血管瘤的自然病程为:进展、稳定和自行消退。目前的处理方法包括:观察、光凝、冷凝、巩膜外敷贴及玻璃体视网膜手术。

治疗:由于大的视网膜毛细血管瘤难以处理,一些专家主张一旦发现小的肿瘤,立即进行治疗。直径 <500μm 的视网膜毛细血管瘤,瘤体周围没有视网膜渗出或视网膜下液,或瘤体位于鼻侧远离黄斑,对中心视力不构成潜在影响,可以随诊观察。血管瘤周围出现纤维鞘,滋养血管缺如,FFA 无渗漏,表明视网膜毛细血管瘤处于静止期,可能自行消退,应以观察为主。

1. 光凝治疗　早期位于后极部小的血管瘤(<1 500μm)、瘤体周围没有视网膜下液,可以氩激光、氪激光、黄色染料激光或二极管激光治疗,以大光斑、长时间(0.2~0.4 秒)直接光凝瘤体和滋养动脉。对大的血管瘤(>1 500μm),直接光凝瘤体有玻璃体积血和渗出性视网膜脱离的风险,应该首先光凝滋养动脉以减少瘤体的血供,待瘤体体积缩小再行瘤体的光凝。首次治疗 4~6 周后决定是否再次治疗,治疗有效包括:视网膜下积液吸收、瘤体缩小、瘤体颜色由红色变为苍白、滋养血管收缩。一般情况下,视网膜毛细血管瘤需要重复治疗。视盘外的血管瘤、可采用 PDT 治疗,也可采用经瞳孔温热疗法(TTT),以半导体近红外激光、大光斑、长时间近红外光照射。

2. 冷凝治疗　对于大的瘤体(1.5~4.5mm),瘤体位于周边,瘤体周围存在浅的渗出性视网膜脱离,或瘤体表面有出血或有纤维血管组织,光凝难以完成,需要冷凝治疗。球周麻醉后,双目间接检眼镜直视下行巩膜外冷凝。瘤体小,1 个冷凝斑就足够,如果瘤体较大,需要多个冷凝斑完全包裹瘤体,可反复冻融 2 次。3 个月后根据眼底情况决定是否再次治疗。

3. 放射治疗　对于直径 >4.5mm 的瘤体,无论光凝或冷凝治疗,效果均不好,可以采用巩膜外敷贴放射治疗。

4. 玻璃体视网膜手术　对于玻璃体积血、牵拉性视网膜脱离、严重的渗出性视网膜脱离的患眼,需要行玻璃体视网膜手术。术中清除血性玻璃体和积血,剥除视网膜前膜,解除牵拉,对位于后极部或小的瘤体行眼内光凝(包括滋养血管),对位于周边部大的瘤体行巩膜外冷凝,对位于视网膜表面孤立的瘤体可以直接剥除。渗出性视网膜脱离需要行巩膜外引流放液,再处理血管瘤。如存在视网膜裂孔,需光凝封闭裂孔,以长效气体或硅油眼内填充。

小　结

1. 视网膜毛细血管瘤如果合并神经系统或其他器官血管瘤则称为 Von Hippel-lindau 综合征(VHL),由此可将视网膜毛细血管瘤分为 VHL 和非 VHL。

2. 大多数瘤体位于颞侧周边部视网膜,有两条滋养血管吻合。视网膜毛细血管瘤周围可出现视网膜内渗出,或视网膜下渗出导致渗出性视网膜脱离。视网膜毛细血管瘤还可发生玻璃体视网膜胶质增生,导致黄斑前膜和牵拉性视网膜脱离。

3. 位于后极部小的血管瘤(<1 500μm)、瘤体周围没有视网膜下积液,可以氩激光、氪激光、黄色染料激光或二极管激光治疗。对大的血管瘤(>1 500μm),首先光凝滋养动脉以减少瘤体的血供,待瘤体缩小再行瘤体的光凝。

4. 位于周边部比较大的瘤体(1.5~4.5mm),周围存在浅的渗出性视网膜脱离,或瘤体表面有出血或有纤维血管组织,光凝难以完成,需要冷凝治疗。

5. 瘤体 >4.5mm,可以采用巩膜外敷贴放射治疗。

6. 对于玻璃体积血、牵拉性视网膜脱离、严重的渗出性视网膜脱离的患眼,需要行玻璃体视网膜手术。

第三节　脉络膜黑色素瘤

一、概述

脉络膜黑色素瘤(choroidal melanoma)是成人最常见的眼内恶性肿瘤,其发病率居眼内恶性肿瘤的第二位,仅次于视网膜母细胞瘤。在美国每 100 万人群中有 5.1 个患者,其发病率随着年龄的增加而增加,而在中国和日本等亚洲人群,其发病率极低。

目前认为,*RAS* 和 *BRAF* 肿瘤基因突变激活 MEK1/ERK 通路(MAPK 通路),促进肿瘤细胞无限增殖,是脉络膜黑色素瘤发病的基本机制。研究证实生殖细胞系 BRCA- 相关蛋白 1 表达基因(*BAP1*)突变和脉络膜黑色素瘤发病相关。3 号染色体 *BAP1* 基因突变的脉络膜黑色素瘤患者,是肝脏转移的高危人群,其愈后极差。和 G-α 蛋白突变相关的突变基因 *GNAQ* 和 *GNA11* 至少存在于 84% 的脉络膜黑色素瘤患者中,和肿瘤的发展相关。在脉络膜黑色素瘤患者,3 号染色体的改变(3 号染色体丢失 1 个副本或原本就是单体 3)或 8 号染色体改变(获得的染色体 8*q*),提示脉络膜肿瘤的预后不好,如果同时出现,提示脉络膜肿瘤具有高的转移性。而 6 号染色体改变(获得的染色体 6*P*)却提示一个好的脉络膜肿瘤预后。

怀疑脉络膜黑色素瘤,需要做眼底血管造影(包括 FFA 及 ICGA)、超声波(包括 CDI 及超声造影)、CT 扫描及 MRI 检查,以初步确定诊断。超声检查提示脉络膜黑色素瘤常常呈现蘑菇状或半球形的外观,可出现"脉络膜凹陷或挖空征",CDI 可提示肿瘤内血流,超声造影可以更好地诊断脉络膜黑色素瘤。FFA 及 ICGA 显示"双循环征"以及肿瘤内血管渗漏,提示为脉络膜黑色素瘤可能性大。MRI 显示 T_1 加权成像高信号,T_2 加权成像低信号,提示脉络膜黑色素瘤可能性大。

而最终的组织病理学检查,包括:针吸活检技术(跨巩膜、跨玻璃体、跨前房肿瘤活检),25G 玻璃体切割脉络膜肿瘤活检和完整切除肿瘤活检,才是脉络膜黑色素瘤诊断的"金标准"。

对于拟定诊断或确定诊断的脉络膜黑色素瘤,需要做全身检查,包括:肝脏功能检查、肝脏超声检查、肝脏 MRI 和胸部 CT,以确定是否存在肿瘤转移。

脉络膜黑色素瘤分类:

(1)脉络膜黑色素瘤按病程分类:眼内期、青光眼期、眼外蔓延期、全身转移期。

(2)眼内脉络膜黑色素瘤根据瘤体大小分为:①小,直径 <10mm,厚度 <3mm;②中,直径 10~15mm,厚度 3~5mm;③大,直径 >15mm,厚度 >5~10mm。

就 5 年死亡率来讲,小的肿瘤为 15%,大的肿瘤为 54%,故肿瘤大小是重要的预后因素,早期发现脉络膜黑色素瘤尤其重要。

早期小的脉络膜黑色素瘤和脉络膜痣相似,如何区分呢?

国外采用"TFSOM"归纳了如何诊断小的脉络膜黑色素瘤。TFSOM:to find small ocular melanoma(去发现小的眼内肿瘤),每一个单词的第一个字母代表一个危险因素。

- T:thickness(厚度)>2mm
- F:fluid(subretinal)(视网膜下液)
- S:symptoms(typically flashes or floater)(典型的"闪光"和"飞蚊"症状)
- O:orange pigment over the lesion(病灶上橘红色色素)
- M:margin of tumor≤3mm from the optic disc.(肿瘤边缘距离视盘≤3mm)

对于 <3mm 的病变,OCT 有利于发现视网膜下液,有助于鉴别是脉络膜肿瘤或是脉络膜痣。

(3)1983 年修改的 Callender 分类,将脉络膜黑色素瘤分成三类:梭形细胞型(spindle B cell)、上皮样细胞型(epithelioid cell)和混合细胞型(mixed-cell type),仍然是普遍接受的病理分类。

脉络膜黑色素瘤的主要细胞类型可以描述为:梭形细胞 A(spindle A cell)、梭形细胞 B (spindle B cell)、上皮样细胞(epithelioid cell)、中间细胞(intermediate cell, small epithelioid cell)

在不同的病理类型中,梭形细胞型预后最好,上皮样细胞型预后最差。

脉络膜黑色素瘤主要转移到肝脏(90%),以及肺、骨、皮肤和脑。在 5 年、15 年、25 年和 35 年各自的转移率分别为 62%、90%、98% 和 100%。出现眼外转移,生存率不超过 7 个月。

二、治疗

(一) 眼球摘除术

眼球摘除术为传统治疗脉络膜黑色素瘤的主要手段。初期发现眼球摘除并不能避免转移,甚至可能有助于肿瘤的播散;其后对眼球摘除术做了许多改进,仍不能证实其死亡率的减少。不同瘤体大小的患者行眼球摘除术后 5 年死亡率分别为:小,16%;中,32%;大,53%。1998 年 COMS(Collaborative Ocular Melanoma study)的一个数据表明,对超过 1 000 例的大脉络膜黑色素瘤行眼球摘除术并不能提高生存率,提示肿瘤转移的发生可能先于眼球摘除。

患眼摘除术还可能导致非恶性肿瘤眼的摘除。美国的研究表明:30 年前,大约 20% 摘除眼球为良性病变;20 世纪 70—80 年代,误诊率从 12.5% 下降到 1.4%;美国和加拿大一个多中心研究表明,误诊率为 0.48%,是迄今报道的最低误诊率。

近 10 年,针对脉络膜黑色素瘤的处理出现更多的选择,包括:定期观察、光凝治疗、放射治疗、局部切除术。眼球摘除术仅仅用于大的肿瘤和没有希望恢复视力的眼球;而在不影响生命的前提下,尽可能保存患眼及挽救残存的视力。

(二) 放射治疗

放射治疗,常用放射源包括碘 -125(Iodine-125)、钌 -106(ruthenium-106)等;碘 -125 是当前最常用的巩膜外敷贴放射性核素。

(1) 优点:容易获得、适度的半衰期、容易屏蔽及组织穿透性好。

(2) 预后:COMS 对 1 300 例中等大小脉络膜黑色素瘤随机行眼球摘除和巩膜外敷贴,随访 5~10 年,其生存率相同;碘 -125 治疗 5 年后复发率为 4.2%,具有宽基底的肿瘤更易复发;复发肿瘤 5 年生存率为 58%,未复发的肿瘤 5 年生存率为 82%。根据不同的文献报道,巩膜外敷贴治疗的失败率在 0~27%,钌 -106 与碘 -125 相比局部治疗失败率更高。

(3) 并发症:主要是放射性视网膜病变和放射性视神经病变。其他包括:视神经萎缩、黄斑囊样水肿、白内障、玻璃体积血、中央视网膜静脉阻塞、巩膜坏死、继发性斜视等。

放射性视网膜病变的发生和放射剂量相关,在巩膜外敷贴治疗后 5 年,放射性视网膜病变发生率达到 42%,放射性视网膜病变的眼底改变类似于糖尿病视网膜病变,早期为非缺血性病变,后期可转化成缺血性病变,FFA 检查可发现无灌注区和出现的视网膜或视盘新生血管。治疗上可行全视网膜光凝和抗 VEGF 治疗。

放射性视神经病变常常发生在巩膜外敷贴治疗后 3 个月 ~8 年,临床表现为突然发生的单眼无痛性视力丧失,早期眼底无明显改变,晚期可出现视神经萎缩,其愈后极差。

(三) 脉络膜黑色素肿瘤的带电粒子照射技术

脉络膜黑色素肿瘤的带电粒子照射技术:在肿瘤所在部位的巩膜表面放置一钽夹,利用光子,从前路直接照射肿瘤。目前多采用光子放疗技术[立体定位,伽马刀,强调放疗(IMRT)]可以获得比较高的剂量分布。

(1) 优点:在治疗区剂量分布比较均匀;有利于处理视盘和黄斑附近的肿瘤处理。

(2) 5 年生存率为 89%~99%,眼球保留 >90%,视功能保留 >50%。

(3) 并发症:放射性视网膜病变(39%)、白内障(20%)、葡萄膜炎症(17%)、放射性视神经病变(16%)、黄斑病变(4%)。

(四) 经瞳孔温热治疗

经瞳孔温热治疗(TTT):利用波长为 780~880nm、低于光凝能量水平的激光照射肿瘤组织,在肿瘤组织内部产生 45~60℃的热量,导致肿瘤细胞膜损伤,即蛋白变性、染色体损伤和线粒体破裂,从而导致肿瘤组织坏死。理论上治疗深度可达到 6mm,实际上使用 810nm 的二极管激光,肿瘤组织坏死的深度仅能达到 3.9mm。

(1) TTT 治疗参数:光斑大小 3mm,曝光时间 60 秒;一般需要 3~4 个治疗周期。

(2) 优点:局部麻醉,不用住院,门诊即可完成。治疗后,肿瘤组织立即坏死,肿瘤消退快。对脉络膜的损伤低于巩膜外敷贴治疗。

(3) 缺点:TTT 可导致治疗范围内光感受器和神经纤维的损伤;可导致渗出性视网膜脱离、血管阻塞和牵拉性视网膜脱离。

(4) 禁忌证:瞳孔不能散大;肿瘤靠近周边,其前缘不能看见;屈光介质不清楚;视网膜下液超过 3mm 及肿瘤厚度在 6mm 以上。

(5) 预后:一般肿瘤在治疗后 6~9 个月消退,形成一平的脉络膜视网膜瘢痕。TTT 治疗的长期结果是令人失望的,其局部控制率低和视功能恢复并不满意;控制失败的脉络膜黑色素瘤,其死亡率增加 4 倍以上。

总体来说,单纯 TTT 治疗失败率比较高,TTT 可用于巩膜外敷贴治疗失败的病例,TTT 也可联合巩膜外敷贴治疗,这种技术称为"三明治"治疗技术。

(五) 局部切除术

局部切除术包括跨巩膜切除术和眼内肿瘤摘除术

1. 术前检查 眼底血管造影:包括 FFA 及 ICGA,可显示肿瘤内血管(双重显影);超声检查;CDI 检查:可在瘤体基底部见到明显的静脉型血流信号;CT 扫描;MRI;眼压等。因脉络膜黑色素瘤最易经血液循环向肝脏转移,术前肝功能及肝脏 B 超检查是必要的。另还需行胸部 X 线片。

2. 跨巩膜切除术 1986 年,Foulds 和 Damato 推荐局部切除直径 10~15mm 和超过

15mm 的大肿瘤,术后 19% 的病例发生视网膜脱离,其中仅 41% 的病例得到很好的修复;81.1% 的病例显示局部巩膜浸润。针对跨巩膜切除肿瘤,反对者认为可能残留有活力的肿瘤细胞;支持者认为可结合巩膜外敷贴治疗以清除残留的肿瘤组织。

　　跨巩膜切除术更多地用于睫状体肿瘤的局部切除,包括睫状体或虹膜睫状体的良性肿瘤,睫状体或虹膜睫状体的恶性肿瘤,大小不超过 4~6 个钟点,无眼部及全身转移表现,亦无其他系统的恶性肿瘤。对于脉络膜黑色素瘤多采用眼内肿瘤摘除术(图 15-2)。

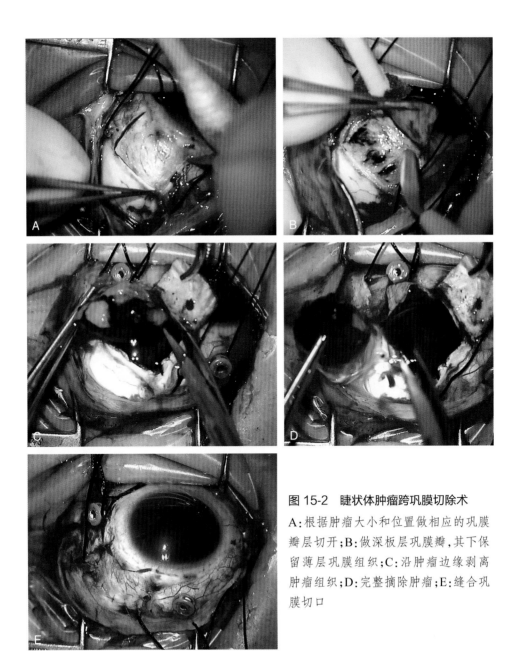

图 15-2　睫状体肿瘤跨巩膜切除术

A:根据肿瘤大小和位置做相应的巩膜瓣层切开;B:做深板层巩膜瓣,其下保留薄层巩膜组织;C:沿肿瘤边缘剥离肿瘤组织;D:完整摘除肿瘤;E:缝合巩膜切口

3. 眼内肿瘤摘除术　利用玻璃体切除技术摘除肿瘤;包括大的肿瘤剥离后由角膜缘切口娩出,及小的肿瘤直接切除两项技术(图15-3)。

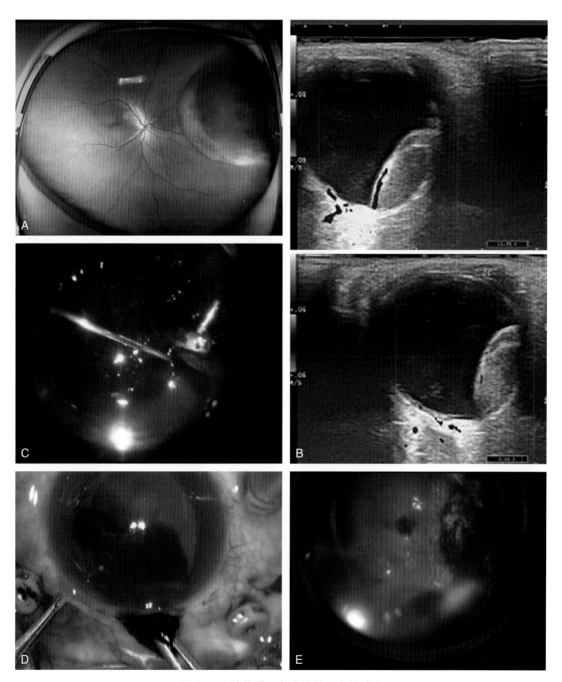

图 15-3　脉络膜黑色素瘤的眼内摘除术

A:脉络膜黑色素瘤术前;B:脉络膜黑色素瘤术前彩超;C:术中从巩膜面剥离肿瘤;D:由角膜缘切开娩出肿瘤;E:光凝视网膜切开缘,眼内硅油填充

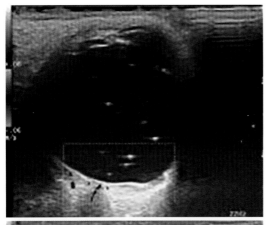

图 15-3(续)
F:脉络膜黑色素瘤硅油取出术后彩超;G:脉络膜黑色素瘤术后

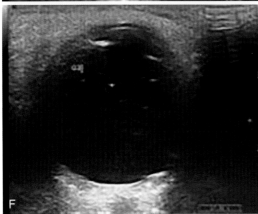

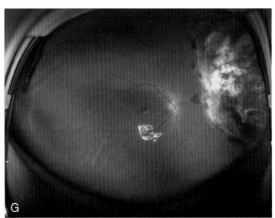

（1）适应证：直径 10~15mm、厚度 3~5mm 的中等大小肿瘤；直径超过 15mm、厚度 5~10mm 的较大肿瘤；无眼外及全身转移、无心脑血管病及其他严重全身疾患。

（2）手术方法：

采用全身麻醉。360°切开球结膜,仔细检查涡静脉和巩膜表面,确定无眼外转移;经平坦部三切口行晶状体及玻璃体切除;电凝肿瘤周围视网膜并切开视网膜,暴露出瘤体,电凝肿瘤周围脉络膜组织,以玻璃体切割头沿瘤体周围 1mm 切开脉络膜,并从巩膜面剥离脉络膜及肿瘤;待肿瘤完全剥离后,小的肿瘤直接切除,大的瘤体选择由角膜缘切口完整娩出;先注入重水,可见瘤体浮在重水表面,待瘤体上升到瞳孔附近,停止注入重水,暂时关闭巩膜切开。做略大于肿瘤的角巩膜缘切口,将肿瘤由眼内完整娩出;密闭缝合角巩膜缘切口,再进行肿瘤基底部电凝烧灼和视网膜切开缘激光封闭,硅油眼内填充。

（3）手术注意事项:需要足够的电凝止血,需要完整彻底的切除肿瘤。

（4）手术并发症:玻璃体积血、低眼压、肿瘤种植转移、视网膜脱离。

一些学者对脉络膜黑色素瘤的眼球摘除术及局部肿瘤切除术进行对比研究,提示两种术式对患者 5 年生存率影响没有明显的差异。

（六）MAPK 拮抗剂

伊匹木单抗（ipilimumab）用于高危脉络膜黑色素瘤患者,阻止肿瘤转移,提高生存率。常常用于基因检测为染色体单体 3,或肿瘤厚度超过 8mm 的患者。

（七）治疗方式的选择

在不影响生命预后的前提下,尽可能保存患眼及挽救残存的视力,建议多种方法的组合治疗：

（1）巩膜外敷贴联合 TTT；

（2）局部肿瘤切除联合巩膜外敷贴治疗；

（3）局部肿瘤切除联合 TTT；

（4）巩膜外敷贴联合远程放疗；

（5）高危患者辅助伊匹木单抗治疗。

具体治疗方法的选择,可根据肿瘤大小、部位及技术条件来确定。

（1）肿瘤大小：①直径 <10mm、厚度 <3mm 的较小的脉络膜黑色素瘤,生长并不活跃者,应定期观察或 TTT 治疗；②直径 10~15mm、厚度 3~5mm 中等大小肿瘤,可选择巩膜外敷贴或局部肿瘤切除,也可选择局部肿瘤切除联合巩膜外敷贴、局部肿瘤切除联合 TTT 或巩膜外敷贴联合 TTT；③直径超过 15mm、厚度 5~10mm 的较大的肿瘤,可选择局部肿瘤切除联合巩膜外敷贴,局部肿瘤切除联合 TTT 或者眼球摘除；④厚度超过 10mm 的大肿瘤,眼球摘除。

（2）肿瘤部位：位于视盘、黄斑及其附近区域的肿瘤,可根据肿瘤大小选择定期观察、TTT 或眼球摘除；也可以选择远程放射治疗。

（3）结节状、基底直径较小的肿瘤,是局部摘除的最佳指征；而弥漫性生长的黑色素瘤最好选择眼球摘除术。

局部保守治疗主要针对眼内期,对青光眼期需谨慎,需要确定眼压增高的原因。肿瘤体积增大或肿瘤位于涡静脉,导致静脉回流障碍所致,也可选择局部切除；若为肿瘤组织坏死激起的炎症反应或瘤细胞播散于前房角所致,应选择眼球摘除。

小　　结

1. *RAS*、*BRAF* 和 *BAP1* 基因突变,*GNAQ* 和 *GNA11* 基因突变和脉络膜黑色素瘤发病相关。在脉络膜黑色素瘤患者,3 号染色体或 8 号染色体改变,提示脉络膜肿瘤的预后不好,并且具有高转移性。

2. 根据瘤体大小将眼内脉络膜黑色素瘤分为大、中、小三类,肿瘤大小是重要的预后因素,采用 "TFSOM" 可发现早期脉络膜黑色素瘤。

3. 根据病理类型将脉络膜黑色素瘤分为梭形细胞型、上皮样细胞型和混合细胞型；以梭形细胞型预后最好,上皮样细胞型预后最差。脉络膜黑色素瘤主要转移到肝脏。

4. 脉络膜黑色素瘤的治疗原则:在不影响生命预后的前提下,尽可能保存患眼及挽救残存的视力;具体治疗方法的选择,可根据肿瘤大小、部位及技术条件来确定,可采用多种方法的组合治疗。

问题和展望

总体来说,脉络膜黑色素瘤在我国发病率低,可选择的治疗方法不多,在国外广泛开展的带电粒子照射技术,在国内就罕有单位开展;巩膜外敷贴治疗也仅仅在为数不多的大的眼科中心开展。虽然适合玻璃体视网膜手术的眼内肿瘤的种类不多,但相对前两种技术来讲,更容易在各个眼科中心推广。只要掌握严格的手术指征,将娴熟的玻璃体视网膜手术技巧与完美的麻醉技术结合,就可保证脉络膜黑色素瘤手术的安全和成功,是现阶段我国治疗脉络膜黑色素瘤的一个可取方法。

第四节 原发性玻璃体视网膜淋巴瘤

原发性玻璃体视网膜淋巴瘤(primary vitreoretinal lymphoma,PRVL),曾经以原发性眼内淋巴瘤(primary intraocular lymphoma,PIOL)命名,是一种结节外非霍奇金淋巴瘤,以弥漫型大 B 细胞淋巴瘤为主(98% 弥漫大 B 细胞;2%T 细胞)的高分化淋巴瘤,属于原发性中枢系统淋巴瘤(primary central nervous system lymphoma,PCNSL)的亚型。

原发性中枢神经系统淋巴瘤占所有结节外淋巴瘤的 1%~2%,占所有中枢神经系统原发性肿瘤的 3%~5%。在免疫活性正常的个体,原发性中枢神经系统淋巴瘤多发生于 50~70 岁女性。25% 的原发性中枢神经系统淋巴瘤可同时发生原发性玻璃体视网膜淋巴瘤。此外,56%~90% 的原发性玻璃体视网膜淋巴瘤在 8~29 个月内可发展成中枢神经系统淋巴瘤。

EB 病毒感染可能在原发性中枢神经系统淋巴瘤中起到一定的作用。年轻人的原发性中枢神经系统淋巴瘤,常常发生在免疫缺陷患者中,EB 病毒感染 B 淋巴细胞,在 T 抑制细胞缺失时,导致难以控制的 B 淋巴细胞增殖。

原发性玻璃体视网膜淋巴瘤多为双眼(80%)发病,可无症状,或表现为无痛性视力下降,或眼前浮游物。临床上呈现多样性和不典型表现,可表现为前节的炎症,如灰白色或羊脂状 KP、虹膜结节、房水细胞和前房闪辉;可表现为孤立性玻璃体炎,玻璃体呈现灰白色混浊,其混浊程度与视力下降程度可能不相符合;可表现为眼底血管周围炎,可见视网膜小动脉闭塞、血管旁出血点或渗出,可见视网膜或视网膜下黄白色点片状浸润,或发生渗出性视网膜脱离。当伴有原发性中枢神经系统淋巴瘤时,可表现中枢神经系统的症状。由于起病慢,临床症状不典型,常常在发病数月或数年才能确定诊断。

影像检查包括眼底彩照、B 超、OCT、FFA 和 ICGA 等。B 超可显示玻璃体混浊、渗出性视网膜脱离,或葡萄膜出现增厚的低回声病灶、CDI 可提示血流信号丰富。OCT 可见视网膜下或 RPE 下高反射信号。FFA 可了解血管周围炎和血管闭塞的情况,视网膜浸润灶的层次和 RPE 是否受累,黄白色视网膜病灶可表现为早期低荧光,后期高荧光,伴有血管着染或渗漏,在 ICGA 下表现为低荧光。头颅 MRI 在发现中枢神经系统肿瘤方面优于 CT。

如果早期诊断为葡萄膜炎,但对糖皮质激素治疗无明显反应,需要考虑存在原发性玻璃体视网膜淋巴瘤(伪装综合征)的可能。此时可以首先做眼内液细胞因子和病原学检测:抽取房水 0.1ml,做炎症因子或 EB 病毒检测,炎症因子检测提示 IL-10/IL-6>1.0,或病原学检测提示 EB 病毒感染;结合临床表现,可以拟诊为原发性玻璃体视网膜淋巴瘤。

对于拟诊为原发性玻璃体视网膜淋巴瘤的患眼,建议做诊断性玻璃体切除,首先做玻璃体活检。如玻璃体活检细胞学结果阴性,存在视网膜或视网膜下病变,可考虑再次玻璃体活检,或者行视网膜或视网膜下活检。玻璃体活检需要在气体下(非平衡液)完成,切除中轴部玻璃体 1~2ml,切除时将注射器接在玻璃体切割头吸出管道上,由助手缓慢抽取玻璃体。需要注意的是,玻璃体切割速度不能太高(600/min),病理标本需要尽快送到实验室检测(1 小时内)。

细胞学检查是原发性玻璃体视网膜淋巴瘤诊断的"金标准",组织活检可见到 PRVL 细胞可确定诊断。PRVL 细胞包括:弥散性大 B 细胞(73%)、T 细胞(2%)和非特异性细胞(25%)等亚型,PRVL 细胞比正常淋巴细胞大 2~4 倍,呈多形性,缺乏胞浆。

免疫组化检查如证实细胞特异性标志物:如白细胞(CD45)、B 淋巴细胞(CD20、CD79a、PAX-5)、T 淋巴细胞(CD45RO)和巨噬细胞(CD68)可确定诊断。

眼内化疗必须建立在病理检查基础上,不建议对拟诊患者行诊断性化疗。房水和玻璃体液 IL-10/IL-6>1.0 可支持诊断,但并不是原发性玻璃体视网膜淋巴瘤的特异性检查。

对临床拟诊或确诊原发性玻璃体视网膜淋巴瘤的患者,需要请肿瘤科会诊,做头颅 MRI 及腰穿行脑脊液细胞学检查,以确定有无原发性中枢神经系统淋巴瘤。如果原发性中枢神经系统淋巴瘤诊断确定,眼内液检测提示 IL-10/IL-6>1.0,也可确定原发性玻璃体视网膜淋巴瘤的诊断。

鉴别诊断主要分为眼内肿瘤性病变和非肿瘤性病变。非肿瘤性病变包括葡萄膜炎、树枝状血管炎、ARN、视网膜血管阻塞、渗出性视网膜脱离,以及白点综合征等。中间葡萄膜炎的临床表现与原发性玻璃体视网膜淋巴瘤相似,病变主要侵犯玻璃体和视网膜周边部,在鉴别诊断困难时,常需行玻璃体活检。

原发性玻璃体视网膜淋巴瘤没有标准治疗方案,主要采用甲氨蝶呤(methotrexate)及利妥昔单抗(rituximab)玻璃体腔注药,可辅以放射治疗。伴有原发性中枢神经系统淋巴瘤可选择局部化疗联合全身化疗,全身化疗需要在肿瘤科指导下完成。

化疗首选为甲氨蝶呤(400μg/0.1ml)玻璃体腔注射,每周 2 次,持续 4 周作为诱导;然后每周 1 次,持续 4 周作为巩固;此后每月 1 次,持续 1 年作为维持;共注射 24 次。一般在诱导和巩固的 12 次注射后,眼内病变可以得到缓解。不良反应主要为高眼压、白内障、结膜充血和暂时性角膜病变。

采用利妥昔单抗（1mg/0.1ml）玻璃体腔注射，1周1次，连续4周。不良反应包括一过性高眼压和虹膜睫状体炎。对于原发性玻璃体视网膜淋巴瘤患眼，可单独采用利妥昔单抗治疗，或者联合甲氨蝶呤治疗。

对于双眼原发性玻璃体视网膜淋巴瘤的患者，如果不能容忍眼内化疗，或者多次化疗，眼内病变无缓解，可考虑远程放射治疗（EBR）。

本病复发率高，中枢神经系统受累是导致患者死亡的最重要原因。早期诊断和治疗可以有效延长生存期，提高视力。

小　结

1. PRVL是一种以弥漫型大B细胞淋巴瘤为主的非霍奇金淋巴瘤，属于原发性中枢系统淋巴瘤的亚型。多为双眼发病，临床表现不典型和呈现多样性，可呈现"伪装综合征"表现。

2. 如果眼内液炎症因子检测提示IL-10/IL-6>1.0，需要警惕PRVL的可能。玻璃体、视网膜或视网膜下活检，发现PRVL细胞可确定诊断；免疫组化如证实淋巴细胞特异性标志物也可确定诊断；如果PCNSL诊断确定，眼内液IL-10/IL-6>1.0，也可确定PRVL诊断。

3. PRVL主要采用甲氨蝶呤（400μg/0.1ml）或利妥昔单抗（1mg/0.1ml）玻璃体腔注药治疗，可辅以EBR治疗。PRVL合并PCNSL可选择局部化疗联合全身化疗，全身化疗需要在肿瘤科指导下完成。

参 考 文 献

[1] Fabian I D, Onadim Z, Karaa E, et al. The management of retinoblastoma. Oncogene, 2018, 37(12): 1551-1560.

[2] Cassoux N, Lumbroso L, Levy-Gabriel C, et al. Retinoblastoma: update on current management. Asia Pac J Ophthalmol(Phila), 2017, 6(3): 290-295.

[3] de Jong M C, Kors W A, de Graaf P, et al. Trilateral retinoblastoma: a systematic review and meta-analysis. Lancet Oncol, 2014, 15(10): 1157-1167.

[4] Chintagumpala M, Chevez-Barrios P, Paysse E A, et al. Retinoblastoma: review of current management. Oncologist, 2007, 12(10): 1237-1246.

[5] Chaudhry S, Onadim Z, Sagoo M S, et al. The recognition of cavitary retinoblastoma tumors: implications for management and genetic analysis. Retina, 2018, 38(4): 782-787.

[6] Grossniklaus H E. Retinoblastoma. Fifty years of progress. The LXXI Edward Jackson Memorial Lecture. Am J Ophthalmol, 2014, 158(5): 875-891.

[7] Yang Q, Tripathy A, Yu W, et al. Hypoxia inhibits growth, proliferation, and increases response to chemotherapy in retinoblastoma cells. Exp Eye Res, 2017, 162: 48-61.

［8］ Abramson D H,Francis J H,Dunkel I J,et al. Ophthalmic artery chemosurgery for retinoblastoma prevents new intraocular tumors. Ophthalmology,2013,120(3):560-565.

［9］ Lonser R R,Glenn G M,Walther M,et al. von Hippel-Lindau disease. Lancet,2003,361(9374):2059-2067.

［10］ Launbjerg K,Bache I,Galanakis M,et al. von Hippel-Lindau development in children and adolescents. Am J Med Genet A,2017,173(9):2381-2394.

［11］ Wong W T,Chew E Y. Ocular von Hippel-Lindau disease:clinical update and emerging treatments. Curr Opin Ophthalmol,2008,19(3):213-217.

［12］ Ramos Suárez A,Alfaro Juárez A M,Sánchez Merino C. Retinal capillary hemangioma and von Hippel-Lindau disease. Med Clin(Barc),2019,152(7):290.

［13］ Chen K J,Wang N K,Chao A N. Solitary retinal capillary hemangioma with nonlipid exudative retinal detachment. Ophthalmology,2018,125(2):168.

［14］ Singh A D,Shields C L,Shields J A. Von Hippel-Lindau disease. Surv Ophthalmol,2001,46(2):117-142.

［15］ Singh A D,Nouri M,Shields C L,et al. Retinal capillary hemangioma:a comparison of sporadic cases and cases associated with von Hippel-Lindau disease. Ophthalmology,2001,108:1907-1911.

［16］ Singh A,Shields J,Shields C. Solitary retinal capillary hemangioma:hereditary(von Hippel-Lindau disease)or nonhereditary? Arch. Ophthalmol,2001,119:232-234.

［17］ Singh A D,Nouri M,Shields C L,et al. Treatment of retinal capillary hemangioma. Ophthalmology,2002,109:1799-1806.

［18］ Raja D,Benz M S,Murray TG,et al. Salvage external beam radiotherapy of retinal capillary hemangiomas secondary to von Hippel-Lindau disease:visual and anatomic outcomes. Ophthalmology,2004,111:150-153.

［19］ Shields C L,Sioufi K,Srinivasan A,et al. Visual outcome and millimeter incremental risk of metastasis in 1 780 patients with small choroidal melanoma managed by plaque radiotherapy. JAMA Ophthalmol,2018,136(12):1325-1333.

［20］ Jouhi S,Jager M J,de Geus S J R,et al. The Small Fatal Choroidal Melanoma Study. A survey by the European Ophthalmic Oncology Group. Am J Ophthalmol,2019,202:100-108.

［21］ Hegde J V,McCannel T A,McCannel C A,et al. Juxtapapillary and circumpapillary choroidal melanoma:globe-sparing treatment outcomes with iodine-125 notched plaque brachytherapy. Graefes Arch Clin Exp Ophthalmol,2017,255(9):1843-1850.

［22］ Angi M,Kalirai H,Taktak A,et al. Prognostic biopsy of choroidal melanoma:an optimised surgical and laboratory approach. Br J Ophthalmol,2017,101(8):1143-1146.

［23］ Lee J H,Lee S C,Cho A,et al. Association between choroidal thickness and metabolic activity on positron emission tomography in eyes with choroidal melanoma. Am J Ophthalmol,2015,160(6):1111-1115.

［24］ Aaberg T M Jr.,Bergstrom C S,Hickner Z J,et al. Long-term results of primary transpupillary thermal therapy for the treatment of choroidal malignant melanoma. Br J Ophthalmol,2008,92(6):741-746.

［25］ Foulds W S,Damato B E,Burton R L. Local resection versus enucleation in the management of choroidal melanoma. Eye,1987,1:676-679.

［26］ Damato B,Groenewald C P,McGalliard J N,et al. Rhegmatogenous retinal detachment after transscleral local resection of choroidal melanoma. Ophthalmology,2002,109:2137-2143.

[27] Char D H, Miller T, Crawford J B. Uveal tumour resection. Br J Ophthalmol, 2001, 85: 1213-1219.

[28] Bechrakis N E, Bornfeld N, Zoller I, et al. Iodine 125 plaque brachytherapy versus transscleral tumor resection in the treatment of large uveal melanomas. Ophthalmology, 2002, 109: 1855-1861.

[29] Shields C L, Shields J A, Perez N, et al. Primary transpupillary thermotherapy for small choroidal melanoma in 256 consecutive cases: outcomes and limitations. Ophthalmology, 2002, 109: 225-234.

[30] 30 Hadden P W, Hiscott P, Damato B. The histopathology of eyes enucleated after endoresection of choroidal melanoma. Ophthalmology, 2004, 111: 154-160.

[31] Kujala E, Makitie T, Kivelä T. Very long-term prognosis of patients with malignant uveal melanoma. Invest Ophthalmol Vis Sci, 2003, 44: 4651-4659.

[32] Journée-de Korver J G, Keunen J E E. Thermotherapy in the management of choroidal melanoma. Prog Retin Eye Res, 2002, 21: 303-317.

[33] Diener-West M, Earle J D, Fine S L, et al. The Collaborative Ocular Melanoma Study (COMS) randomized trial of iodine 125 brachytherapy for choroidal melanoma, III: initial mortality findings. COMS report No. 18. Arch Ophthalmol, 2001, 119: 969-982.

[34] Damato B, Lecuona K. Conservation of eyes with choroidal melanoma by a multimodality approach to treatment: an audit of 1 632 patients. Ophthalmology, 2004, 111: 977-983.

[35] Finn A P, Materin M A, Mruthyunjaya P. Choroidal tumor biopsy: a review of the current state and a glance into future techniques. Retina, 2018, 38 Suppl 1: S79-S87.

[36] Kalogeropoulos D, Vartholomatos G, Mitra A, et al. Primary vitreoretinal lymphoma. Saudi J Ophthalmol, 2019, 33(1): 66-80.

[37] Araujo I, Coupland S E. Primary vitreoretinal lymphoma--a review. Asia Pac J Ophthalmol (Phila), 2017, 6(3): 283-289.

[38] Venkatesh R, Bavaharan B, Mahendradas P, et al. Primary vitreoretinal lymphoma: prevalence, impact, and management challenges. Clin Ophthalmol, 2019, 13: 353-364.

[39] Barry R J, Tasiopoulou A, Murray P I, et al. Characteristic optical coherence tomography findings in patients with primary vitreoretinal lymphoma: a novel aid to early diagnosis. Br J Ophthalmol, 2018, 102 (10): 1362-1366.

[40] Ferreri A J. Who is who in primary vitreoretinal lymphoma? JAMA Oncol, 2015, 1(7): 977-978.

[41] Klimova A, Heissigerova J, Rihova E, et al. Combined treatment of primary vitreoretinal lymphomas significantly prolongs the time to first relapse. Br J Ophthalmol, 2018, 102(11): 1579-1585.

[42] Venkatesh R, Gurav P, Abhishek Dave P, et al. Capillary dropout: a novel fluorescein angiography finding in primary vitreoretinal lymphoma. Ocul Oncol Pathol, 2017, 3(4): 324-327.

[43] Frenkel S, Hendler K, Siegal T, et al. Intravitreal methotrexate for treating vitreoretinal lymphoma: 10 years of experience. Br J Ophthalmol, 2008, 92(3): 383-388.

[44] Riemens A, Bromberg J, Touitou V, et al. Treatment strategies in primary vitreoretinal lymphoma: a 17-center European collaborative study. JAMA Ophthalmol, 2015, 133(2): 191-197.

[45] Hiemcke-Jiwa L S, Ten Dam-van Loon N H, Leguit R J, et al. Potential diagnosis of vitreoretinal lymphoma by detection of MYD88 mutation in aqueous humor with ultrasensitive droplet digital polymerase chain reaction. JAMA Ophthalmol, 2018, 136(10): 1098-1104.

第十六章　其他手术的相关并发症

第一节　脉络膜上腔出血

脉络膜上腔是一个潜在的空间,当有液体和血液存在时,就形成一个真正的空间,其前界为巩膜突,后界为视盘;由于脉络膜在涡静脉壶腹部与巩膜附着紧密,故大的脉络膜脱离可形成典型的分叶状外形。

术中发生的剧烈脉络膜上腔出血(suprachoroidal hemorrhage,SCH),导致眼内容物由切口处溢出,称为驱逐性脉络膜上腔出血(expulsive SCH);在术后发生的脉络膜上腔出血也称为迟发性脉络膜上腔出血(delayed SCH)。而创伤导致的脉络膜上腔出血不同于这两种类型。

SCH主要发生在白内障摘除术、青光眼滤过术、穿通性角膜移植术及玻璃体视网膜手术。在白内障囊外摘除术中,SCH的发生率约为0.2%,采用白内障超声乳化摘除术后,发生率降低到0.03%~0.06%。在青光眼滤过手术,SCH的发生率约为0.15%;而在青光眼滤过术后发生的SCH尤其多一些,迟发性SCH发生率是驱逐性SCH的10倍。穿通性角膜移植手术SCH的发生率大约在0.75%,玻璃体视网膜手术SCH的发生率大约在0.17%~1.9%,容易发生在20G和没有采用自闭阀套管的23G玻璃体视网膜手术中。

低眼压是SCH最主要的诱因,一种理论认为,低眼压导致坏死的睫状后长动脉或睫状后短动脉破裂,从而导致SCH;另一种理论认为,低眼压导致脉络膜上腔出现浆液性渗出,大量的脉络膜渗漏牵拉和撕破睫状后长动脉或睫状后短动脉,最后导致SCH发生。故在发生驱逐性SCH时存在四个阶段:①脉络膜毛细血管充血;②脉络膜上腔出现浆液性渗出;③大量的渗出牵引和撕裂附着在睫状体基底部的血管;④最终导致脉络膜上腔出血,甚至眼内容物的溢出。

一、脉络膜上腔出血的发生因素

1. SCH的发生包括全身因素、眼部因素、术中及术后因素。

（1）全身因素：年龄偏大、动脉硬化、高血压、糖尿病、恶病质、凝血障碍等。

（2）眼部因素：青光眼、无晶状体眼和假晶状体眼、轴性近视、脉络膜炎症、脉络膜动脉硬化、近期行内眼手术、对侧眼曾发生 SCH 等。

（3）术中因素：急剧的眼压下降、玻璃体脱失、Valsalva 动作、术中高眼压。

（4）术后因素：术后外伤、低眼压、Valsalva 动作、t-PA 应用等。

2. 减少 SCH 发生，围术期应该注意：

（1）术前：①全面全身检查；②全面眼部检查，如青光眼患者应注意眼轴及眼压状态；③避免使用阿司匹林和其他抗凝药物；④避开月经期。

（2）术中：①避免血压升高，减少术中去氧肾上腺素及肾上腺素的使用；②避免眼球的快速减压，完成眼部切口前先降低眼压；③避免术中长时间低眼压；④加强对 SCH 发生的认识。

（3）术后：①避免眼部创伤和眼部压力；②避免低眼压；③避免 Valsalva 动作。

二、驱逐性脉络膜上腔出血的诊断和处理

术中患者突然出现眼痛，眼压增加，红光反射丧失，前房变浅，虹膜和晶状体/人工晶状体前移，伴有或不伴有玻璃体的溢出，表明术眼已发生驱逐性 SCH。一旦高度怀疑或已确定驱逐性 SCH，应立即用手指压迫并迅速关闭切口，用具有足够张力的缝线（6-0~8-0 缝线）缝合关闭切口。当眼压急骤升高，关闭切口困难或关闭切口后仍有缝线崩脱和切口裂开可能时，需切开后巩膜放血，一般在角膜缘后 10~12mm（脉络膜脱离最高处）的巩膜做放射状切口。

20G 玻璃体视网膜手术和 23/25G 玻璃体视网膜手术相比，容易发生驱逐性 SCH；没有采用自闭阀套管的 23G 玻璃体视网膜手术相比采用自闭阀套管的 23G 和 25G 手术，更容易发生驱逐性 SCH。驱逐性 SCH 发生时，可以看到棕红色的脉络膜呈多叶状隆起，逐渐扩大。此时立即加大眼内灌注压力，可能阻止驱逐性 SCH 的发生。如果驱逐性 SCH 发生在气体 - 液体交换时，立即停止气体 - 液体交换，眼内注入重水，及时的重水注入可能平复脉络膜，可以在重水下完成视网膜光凝，并以硅油 - 重水交换完成手术。如果 SCH 严重，重水不能够使脱离的脉络膜平复，可以考虑切开脉络膜脱离最高处对应的巩膜引流 SCH。如果SCH 开始凝固，引流困难，可在重水下完成视网膜光凝，并以重水眼内填充，术后平卧。2 周后再引流 SCH 和取出重水，同时完成此前没有完成的手术步骤，结束手术。

三、迟发性脉络膜上腔出血的诊断和处理

患者在术后出现突然的眼痛进而视力丧失，伴有头痛、恶心、呕吐，前房变浅，眼底红光反射消失，可见暗红色球形脉络膜脱离，眼压可能降低、正常或增高，说明患眼已发生迟发性脉络膜上腔出血。

一旦明确诊断，应局部或全身应用激素，给予止痛药、睫状肌麻痹药及止血药，如果眼

压高,可降低眼压。B超(包括CDI)在明确SCH的范围和位置、玻璃体及视网膜的状态中非常重要,尤其在角膜水肿、玻璃体积血等屈光介质混浊的情况下,同时也为决定SCH的引流时机提供了依据(图16-1)。新鲜的凝血块在超声下呈高反射、圆球状的团块,具有不规则的内在结构和形状,随着时间推移,凝血块液化,超声呈现出内在的规

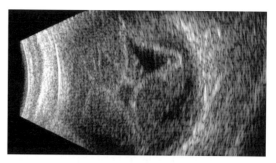

图16-1 脉络膜上腔积血

则低回声,SCH凝血液化的时间一般为6~25日(多在14日左右)。当凝血接近完全液化时,手术干预更为有效。

四、脉络膜上腔出血的手术处理

1. 手术干预的指征

(1) 严重的脉络膜上腔出血诱导剧烈的眼痛;

(2) 难以控制的高眼压;

(3) 孔源性视网膜脱离;

(4) 严重的脉络膜上腔出血导致出血性视网膜脱离或玻璃体积血;

(5) 中央部视网膜贴附;

(6) 玻璃体嵌顿在手术切口中;

(7) 晶状体物质残留。

2. 手术技术

(1) 脉络膜上腔出血引流术:单纯脉络膜上腔出血引流术仅引流SCH,以恢复正常眼压和眼部解剖结构。在整个引流过程中可使用前房灌注以保持稳定的眼压。如果脉络膜上腔出血液化完全,在距透明角膜边缘3.5~4.0mm处切开巩膜就可引流,或者切开脉络膜脱离最高处对应的巩膜引流。还有一种方法,采用23/25G套管跨结膜引流,选择脉络膜脱离最高处,在角膜缘后7mm,以倾斜的角度(刀尖指向赤道部)直接插入23/25G套管进入脉络膜上腔,随着前房灌注或后灌注的打开,眼压升高,脉络膜上腔积血可由巩膜切口或23/25G套管大部分流出(图16-2),在此过程中,可暂时提高眼压,以利于脉络膜上腔积血的引流。如果脉络膜上腔凝血块残留较多,可以组织纤溶酶原激活剂(t-PA)注入脉络膜上腔溶解血凝块,并在脉络膜脱

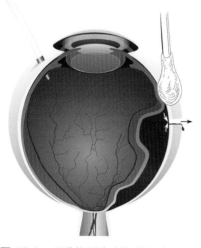

图16-2 巩膜外引流脉络膜上腔积血

离最高处对应的巩膜做板层巩膜瓣,瓣下做直径约 1mm 的全层巩膜切除,t-PA 注射后,大部分凝血块液化由巩膜口流出,少许残余的凝血块在术后将逐渐液化流出,巩膜瓣可缝合或不缝合。除了平衡盐液外,空气(采用恒定压力的空气泵)也可用于引流脉络膜上腔积血。

(2) 玻璃体视网膜手术联合脉络膜上腔引流:术中可清除玻璃体积血和／或残留晶状体物质,缓解玻璃体视网膜牵拉,重建正常的前后节解剖结构。在 SCH 中,正常的平坦部、前部玻璃体和玻璃体基底部的位置常常发生扭转变化,手术的程序非常重要。

在整个引流过程中可使用前房灌注以保持稳定的眼压,也可以放置略为靠前的长灌注头(在距透明角膜边缘 3.0~3.5mm 处放置 6mm 灌注头),经瞳孔检查灌注头位置,明确其位于玻璃体腔内且灌注头的金属光泽可见时,开始灌注。如果未见灌注头的金属光泽,表面比较昏暗,可能仍有一层未穿透(详细处理见第四章)。如果无法看见后灌注头,不可灌注,需要植入前房灌注。如果 SCH 液化完全,在 20G 玻璃体视网膜手术,有晶状体眼距透明角膜边缘 4.0mm 处,无晶状体眼或人工晶状体眼距透明角膜边缘 3.5mm 处,2 点、10 点分别做鼻上、颞上巩膜切口。随着前房灌注或后灌注打开,眼压升高,液化的脉络膜上腔积血可由巩膜切口中大部分流出。左手持光导纤维、右手持玻璃体切割头手柄垂直插入眼内,确定两器械头在玻璃体腔内后开始切除玻璃体,清除血性玻璃体、玻璃体腔积血及残留晶状体物质。如存在视网膜脱离,首先引流视网膜下液:如为黄斑裂孔,可通过黄斑裂孔行气体 - 液体交换引流视网膜下液;如为其他部位裂孔,先将重水注入视网膜裂孔后缘,再行气体 - 液体交换,由裂孔处引流视网膜下液。待视网膜复位后,进一步注入重水到巩膜切口附近。在这个过程中,可引流出几乎所有液化的 SCH,此时可见脉络膜复位;如果脉络膜上腔残留尚未液化的凝血块,此时局部脉络膜可见隆起。如果凝血块残留较多,可以 t-PA 注入脉络膜上腔溶解血凝块,并在脉络膜隆起对应的巩膜做板层巩膜瓣,瓣下做直径约 1mm 的全层巩膜切除,t-PA 注射后,大部分凝血块液化由巩膜口流出,少许残余的凝血块在术后将逐渐液化流出,巩膜瓣可缝合或不缝合。在 23/25G 玻璃体视网膜手术,如果 SCH 液化完全,可采用 23/25G 套管跨结膜引流,选择脉络膜脱离最高处,在角膜缘后 7mm,以倾斜的角度(刀尖指向赤道部)直接插入 23/25G 套管进入脉络膜上腔,随着前房灌注或后灌注的打开,眼压升高,SCH 可由巩膜切口或 23/25G 套管中大部分流出。当完成 SCH 引流,在有晶状体眼距透明角膜边缘 4.0mm 处,无晶状体眼或人工晶状体眼距透明角膜边缘 3.5mm 处,2 点、10 点完成鼻上、颞上巩膜切口。如果脉络膜上腔凝血块残留较多,可先以 t-PA 注入脉络膜上腔溶解血凝块,再行上述操作。

小　结

1. 术中发生的剧烈脉络膜上腔出血(SCH)称为驱逐性脉络膜上腔出血,在术后发生的脉络膜上腔出血称为迟发性脉络膜上腔出血。SCH 主要发生在白内障摘除术、青光眼滤过术、穿通性角膜移植术及玻璃体视网膜手术中。低眼压是导致 SCH 最主要的诱因。

2. 术中一旦发生驱逐性脉络膜上腔出血,应用手指立即压迫并迅速关闭切口,用具有足够张力的缝线关闭切口。当眼压急骤升高,关闭切口困难或关闭切口后缝线仍有崩脱和裂开可能时,需切开后巩膜放血。

3. 在 20G 和没有采用自闭阀套管的 23G 玻璃体视网膜手术中,如果发生驱逐性 SCH 应立即加大眼内灌注压力或注入重水,可能阻止驱逐性 SCH 的发生。如果重水不能够使脱离的脉络膜平复,可以考虑切开脉络膜脱离最高处对应的巩膜引流 SCH。

4. B 超(包括 CDI)在明确 SCH 的范围、位置及玻璃体和视网膜的状态中非常重要,同时为 SCH 引流的时机提供了依据。SCH 凝血液化的时间一般在 6~25 日(多在 14 日左右)。当凝血接近完全液化时,手术干预更为有效。

5. 根据不同的情况,可采用单纯引流脉络膜上腔出血或联合玻璃体视网膜手术,在引流过程中,可使用前房灌注以保持稳定的眼压,如果 SCH 液化完全,可以在脉络膜脱离最高处切开巩膜引流,或采用 23/25G 套管跨结膜引流,如果凝血块残留较多,可以在 t-PA 辅助下引流。

第二节　恶性青光眼

恶性青光眼(malignant glaucoma)是一种多见于闭角型青光眼术后的严重并发症,其特点为青光眼滤过术后出现浅前房或无前房,同时伴有眼压升高,缩瞳剂可使病情加重,而散瞳剂可加深前房缓解病情。恶性青光眼不仅发生在青光眼手术之后,还可发生于白内障摘除及人工晶状体植入术、玻璃体切除及巩膜扣带术后等。此外,眼外伤、葡萄膜炎、缩瞳药物也可以诱发恶性青光眼。

一、恶性青光眼的发病机制

恶性青光眼的发病是由于晶状体、睫状体和玻璃体三者之间的关系异常所致。恶性青光眼的眼球与正常眼相比,眼轴短、角膜小、前房浅,而晶状体较厚,使眼前段呈现一种"拥挤"的状态。此外,恶性青光眼还存在睫状突肥大、睫状体前旋、睫状突与晶状体之间距离较小的特点。在手术、外伤、炎症、缩瞳剂等诱导下,睫状体水肿、痉挛,睫状突与晶状体赤道部之间的间隙消失,房水不能正常流向前房而向后迷流入玻璃体腔,积聚在玻璃体内或玻璃体后,使晶状体后容积增加,晶状体 - 虹膜隔前移,前房进一步变浅或消失,眼压升高。在无晶状体眼中,玻璃体前移与睫状突相贴,也可引起房水迷流,导致恶性青光眼的发生。这种睫状突与晶状体赤道部相贴或睫状突直接与玻璃体相接触导致房水正常循环途径受阻而向后迷流的状态称为"睫状环阻滞",其中前者称为"睫状环晶状体阻滞",后者称为"睫状环玻璃体阻滞"。

单纯摘除晶状体后,一些恶性青光眼患者没有达到加深前房和降低眼压的目的,而通过手术或激光的方法切开玻璃体前皮质后,前房很快加深,眼压下降。一些学者认为,恶性青光眼患者的玻璃体前界膜(玻璃体前皮质)增厚,通透性降低,虽然不是恶性青光眼发病的根本原因,但在加重恶性青光眼的病理性房水循环中起到了一定作用,从而提出了"玻璃体前界膜阻滞"的概念。

正常的睫状体和脉络膜依靠一定的眼压附着于巩膜内面。术中房水流出造成眼压骤降时,睫状体和脉络膜收缩而离开巩膜,这时在睫状体和脉络膜上腔中产生了一定的负压。这种负压使得睫状体和脉络膜血管通透性增加,液体外渗积聚在睫状体脉络膜上腔内,造成不同程度的睫状体脉络膜脱离。同时,睫状体上腔积液使睫状突与虹膜根部前旋,加重睫状环阻滞和房角关闭。故睫状体上腔液的存在也促进了恶性青光眼的发生。

二、恶性青光眼的诊断

恶性青光眼多发生于闭角型青光眼患者行小梁切除术后,眼压升高,前房普遍变浅或消失,缩瞳剂加重病情,散瞳剂可加深前房缓解病情。一些恶性青光眼伴有睫状体上腔积液,眼压可在正常范围内。应用超声生物显微镜(UBM)可以发现极浅的睫状体脉络膜脱离和上腔积液,同时可观察到睫状突与晶状体赤道部接触,后房消失,即可确诊。如果睫状体上腔积液较多,B超检查可证实睫状体脉络膜脱离。B超检查还可证实玻璃体腔内存在"水囊"。

三、恶性青光眼的治疗

对诊断明确的恶性青光眼,只要角膜内皮和晶状体尚未相贴,应首先采取保守治疗,即给予糖皮质激素、散瞳睫状肌麻痹剂、房水生成拮抗剂及高渗剂治疗。保守治疗4~5日内,50%患者可以缓解,对4~5日内出现的一度浅前房也可行激光治疗。手术治疗应于保守治疗4~5日之后。

1. 药物治疗　局部应用睫状肌麻痹剂,减轻睫状肌痉挛,缓解睫状环阻滞,增强晶状体悬韧带的张力,促使晶状体-虹膜隔后移,加深前房,常用1%的阿托品眼液点眼,2~3次/d。全身应用高渗剂使玻璃体脱水,眼后段体积变小,促进晶状体-虹膜隔后移,同时降低眼压。常用异山梨醇1.5mg/kg口服或甘露醇1.5~2g/(kg·d)静滴,在高渗剂使用前或后2小时,应该避免进食和饮水,以及静脉给予其他液体。局部和全身应用糖皮质激素以减轻睫状体水肿和手术后的炎性反应。激素滴眼液点眼,1滴/1~2h;口服泼尼松30~40mg/d。口服或局部给予碳酸酐酶拮抗剂、局部给予β受体拮抗剂及α受体激动剂,以减少房水产生,降低眼压,间接减少房水向玻璃体的迷流。

通过以上多种药物联合应用如眼压下降,前房加深,病情好转,则应该减药。减药的先后顺序依次是高渗剂、碳酸酐酶拮抗剂、全身的糖皮质激素。1%阿托品需要较长时间应用。

2. 激光治疗

(1) Nd:YAG 激光晶状体囊膜或玻璃体前界膜切开术：在无晶状体眼发生的恶性青光眼中，可应用 Nd:YAG 激光切开晶状体囊膜(前/后囊膜)或玻璃体前界膜，使积聚在玻璃体内的液体排出，激光完成即可观察到前房明显加深，眼压下降。

(2) Nd:YAG 激光虹膜及晶状体囊膜切开术：在人工晶状体眼发生的恶性青光眼中，可应用 Nd:YAG 激光完成一个大的周边虹膜切开，再完成虹膜周切孔后面的晶状体前后囊膜及玻璃体前界膜切开，沟通前后房，降低眼压。

(3) 跨巩膜睫状体光凝：在有晶状体眼发生的恶性青光眼中，可采用二极管激光跨巩膜睫状体光凝。一般光凝 1~2 象限即可，光凝导致睫状突收缩和睫状体后旋，以达到解除睫状环阻滞的目的。

3. 手术治疗　经多种药物联合治疗 4~5 日无效，尤其前房消失或角膜水肿，激光无法完成，或激光治疗无效，应尽快采取手术治疗。

(1) 前部玻璃体切除联合晶状体后囊膜切开：在无晶状体眼发生的恶性青光眼中，可完成前部玻璃体切除，同时切开晶状体囊膜(前/后囊膜)和/或玻璃体前界膜，沟通前后房。

(2) 前部玻璃体切除联合虹膜根部-晶状体悬韧带-玻璃体前界膜切除：在人工晶状体眼发生的恶性青光眼中，可切除前部玻璃体，在下方做一个相对大的虹膜根部切除，同时切除虹膜根切孔对应的晶状体悬韧带和玻璃体前界膜，完成前后房沟通。

(3) 晶状体摘除联合前部玻璃体切除联合虹膜根部-晶状体悬韧带-玻璃体前界膜切除：在有晶状体的恶性青光眼中，可考虑行晶状体摘除术，以缓解眼前段的相对"拥挤"，从而减轻或解除睫状环阻滞。可选择晶状体切除(保留或不保留晶状体前囊膜)或者超声乳化摘除，联合或不联合人工晶状体植入，切除前部玻璃体。如果不考虑植入人工晶状体，可切开或切除晶状体囊膜(前/后囊膜)和/或玻璃体前界膜，沟通前后房。如果同时植入人工晶状体，可在下方做一个相对大的虹膜根部切除，同时切除虹膜根切孔对应的晶状体悬韧带和玻璃体前界膜，完成前后房沟通。

小　结

1. 恶性青光眼的眼球与正常眼相比，眼轴短、角膜小、前房浅，而晶状体较厚，使眼前段呈现一种"拥挤"状态。此外，恶性青光眼还存在睫状突肥大、睫状体前旋、睫状突与晶状体之间的距离较小的特点。

2. 恶性青光眼多发生于闭角型青光眼患者行小梁切除术后，眼压升高，前房普遍变浅或消失，缩瞳剂加重病情，散瞳剂可加深前房缓解病情。B 超可以发现极浅的睫状体脉络膜积液和脱离，亦可证实玻璃体腔内存在"水囊"。

3. 首先以糖皮质激素、散瞳睫状肌麻痹剂、房水生成拮抗剂及高渗剂治疗 4~5 日，50% 的恶性青光眼可以缓解。

4. 经多种药物联合治疗效果不明显,根据晶状体状态,分别选择 Nd:YAG 激光晶状体囊膜或玻璃体前界膜切开术,Nd:YAG 激光虹膜及晶状体囊膜切开术,跨巩膜睫状体光凝术。

5. 经多种药物联合治疗 4~5 日无效,尤其前房消失或角膜水肿,激光无法完成,或激光治疗无效,应尽快采取手术治疗。根据晶状体状态,分别选择前部玻璃体切除联合晶状体后囊膜切开术,前部玻璃体切除联合虹膜根部 - 晶状体悬韧带 - 玻璃体前界膜切除术,晶状体摘除联合前部玻璃体切除联合虹膜根部 - 晶状体悬韧带 - 玻璃体前界膜切除术。彻底沟通前后房,实现一次性治愈的可能。

参 考 文 献

[1] Wood E H,Moinuddin O,Rao P,et al. Surgical management of suprachoroidal hemorrhage in younger patients. Ophthalmic Surg Lasers Imaging Retina,2019,50(7):454-458.

[2] Song W,Zhang Y,Chen H,et al. Delayed suprachoroidal hemorrhage after cataract surgery:A case report and brief review of literature. Medicine(Baltimore),2018,97(2):e8697.

[3] Mantopoulos D,Hariprasad S M,Fine H F. Suprachoroidal hemorrhage:risk factors and diagnostic and treatment options. Ophthalmic Surg Lasers Imaging Retina,2019,50(11):670-674.

[4] Reibaldi M,Longo A,Romano M R,et al. Delayed suprachoroidal hemorrhage after pars plana vitrectomy:five-year results of a retrospective multicenter cohort study. Am J Ophthalmol,2015,160(6):1235-1242.

[5] Tuli S S,WuDunn D,Ciulla T A,et al. Delayed suprachoroidal hemorrhage after glaucoma filtration procedures. Ophthalmology,2001,108(10):1808-1811.

[6] Mohammadpour M. Risk for recurrent suprachoroidal hemorrhage during cataract surgery. J Cataract Refract Surg,2009,35(3):408-409.

[7] Nadarajah S,Kon C,Rassam S. Early controlled drainage of massive suprachoroidal hemorrhage with the aid of an expanding gas bubble and risk factors. Retina,2012,32(3):543-548.

[8] Obuchowska I,Mariak Z. A new approach towards pathogenesis and treatment of massive suprachoroidal hemorrhage. Klin Oczna,2002,104(2):138-42. Review.

[9] Chandra A,Xing W,Kadhim M R,et al. Suprachoroidal hemorrhage in pars plana vitrectomy:risk factors and outcomes over 10 years. Ophthalmology,2014,121(1):311-317.

[10] Learned D,Eliott D. Management of delayed suprachoroidal hemorrhage after glaucoma surgery. Semin Ophthalmol,2018,33(1):59-63.

[11] Kamei M,Estafanous M,Lewis H. Tissue plasminogen activator in the treatment of vitreoretinal diseases. Semin Ophthalmol,2000,15(1):44-50.

[12] Rezende F A,Kickinger M C,Li G,et al. Transconjunctival drainage of serous and hemorrhagic choroidal detachment. Retina,2012,32(2):242-249.

[13] Shahid H,Salmon J F. Malignant glaucoma:a review of the modern literature. J Ophthalmol,2012,2012:852659.

[14] Dave P,Senthil S,Rao H L,et al. Treatment outcomes in malignant glaucoma. Ophthalmology,2013,120

(5):984-990.

[15] Żarnowski T,Wilkos-Kuc A,Tulidowicz-Bielak M,et al. Efficacy and safety of a new surgical method to treat malignant glaucoma in pseudophakia. Eye(Lond),2014,28(6):761-764.

[16] Little B C. Treatment of aphakic malignant glaucoma using Nd:YAG laser posterior capsulotomy. Br J Ophthalmol,1994,78(6):499-501.

[17] Luntz M H,Rosenblatt M. Malignant glaucoma. Surv Ophthalmol,1987,32(2):73-93.

[18] Ruben S,Tsai J,Hitchings R A. Malignant glaucoma and its management. Br J Ophthalmol,1997,81(2):163-167.

[19] Chandler P A,Simmons R J,Grant W M. Malignant glaucoma. Medical and surgical treatment. Am J Ophthalmol,1968,66(3):495-502.

[20] Shaffer R N,Hoskins H D Jr. Ciliary block(malignant)glaucoma. Ophthalmology,1978,85(3):215-221.

[21] Brooks A M,Harper C A,Gillies W E. Occurrence of malignant glaucoma after laser iridotomy. Br J Ophthalmol,1989,73(8):617-620.

第十七章 晶状体位置异常

晶状体位置异常是指悬韧带部分或全部断裂或缺损,晶状体离开正常虹膜后中心位置。若出生时晶状体就不在正常位置,称为晶状体异位。若出生后由于先天因素、外伤或一些疾病使晶状体位置改变,称为晶状体脱位。晶状体半脱位(subluxation)是指悬韧带部分断裂,晶状体仍然位于虹膜后,只是位置发生倾斜,晶状体轴偏离视轴,或向前或向后轻微移位,但在瞳孔区仍可以看见。晶状体全脱位(dislocation)是指悬韧带全部断裂,晶状体向前脱入前房,或向后脱入玻璃体腔(图 17-1)。

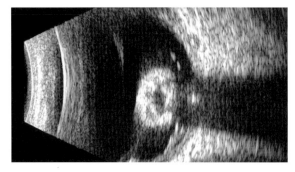

图 17-1 晶状体脱入玻璃体腔

晶状体脱位多见于遗传性或后天获得性因素。眼外伤是最常见的获得性晶状体异位的病因;有些患者还可因假性剥脱综合征、眼部手术史(青光眼滤过手术或玻璃体切除术)、过熟期白内障或眼轴过长等,导致悬韧带松弛或断裂,使得晶状体偏离正常位置。先天性病因多见于常染色体显性或隐性遗传的疾病,如马方综合征、高胱氨酸尿(homocystinuria)、无虹膜症、先天性青光眼和 Weill-Marchesani 综合征等。

小范围的晶状体脱位难以发现,应该注意虹膜表面的细微变化。虹膜震颤是晶状体脱位的重要体征。有外伤史的患者,应该注意是否存在虹膜根部离断,及其附近是否存在散在的带有或不带有色素的极少量玻璃体,这也是晶状体脱位的一个表现。晶状体向前脱位,表现为前房均匀一致变浅或消失;晶状体向后脱位,前房明显加深,房角变宽。大部分患者散瞳后,均可发现晶状体脱位的方向及范围。

晶状体脱位的并发症包括晶状体源性的屈光不正、光学畸变、青光眼和葡萄膜炎等。晶状体不全脱位时,由于晶状体悬韧带松弛、晶状体弯曲度增加导致晶状体性近视;晶状体轴发生倾斜可导致难以矫正的散光；晶状体移位还可导致单眼复视。常见的继发性青光眼的机制包括：①瞳孔阻滞：晶状体半脱位于瞳孔区，晶状体前移；或晶状体完全脱位于前房，虹膜前移，引起反向瞳孔阻滞；②瞳孔及房角（虹膜周边前粘连）同时阻滞：晶状体半脱位于瞳孔区，晶状体虹膜前移；或少量玻璃体脱入前房，由晶状体及玻璃体同时引起瞳孔及房角（虹膜周边前粘连）阻滞；③玻璃体引起瞳孔阻滞：晶状体全脱位于玻璃体内，玻璃体进入瞳孔区，引起玻璃体瞳孔阻滞；④晶状体溶解性青光眼；⑤创伤伴随的青光眼。

第一节　晶状体脱位的手术治疗

晶状体脱位如出现以下情况应尽快手术：①晶状体脱位于前房及瞳孔区，无论是否继发青光眼，应将其尽早摘除；②晶状体脱位于玻璃体中，引起青光眼、葡萄膜炎及视网膜变性；③晶状体脱位影响视力或出现复视。

一、晶状体脱位

对全部脱入前房的无核晶状体，可以囊膜剪将晶状体囊袋剪除 2~3mm 的小口，将晶状体皮质吸出，再将晶状体囊袋从眼内取出；或应用玻璃体切割头将晶状体完全切除。对全部脱入前房的有核晶状体，可制作经角巩膜缘的隧道切口，将晶状体整体或分部分娩出；也可以将晶状体拖入玻璃体腔超声粉碎切除；或在重水辅助下行晶状体超声乳化摘除。如有玻璃体脱入前房，可给予曲安奈德染色联合前部玻璃体切除。

晶状体全部脱入玻璃体中，应采用经平坦部三切口玻璃体切除术。在完成玻璃体切除后，吊顶灯照明下，采用双手操作技术，以显微玻璃体视网膜（MVR）刀或 25/27G 注射针头插入晶状体并置于玻璃体腔中心，软核晶状体以切割头直接切除，硬核晶状体以超声粉碎摘除。如在导光纤维照明下，可采用单手操作技术，右手以切割头或超声粉碎头直接将晶状体吸到玻璃体腔中心，进行切割或粉碎；同时，左手持导光纤维，配合右手的切割或粉碎，将晶状体核挤压成数个碎块，再分别切除或粉碎之。

重水辅助下晶状体超声乳化摘除术是在玻璃体完全切除后，于玻璃体腔内注满重水，此时整个晶状体将漂浮到近瞳孔缘，可由角巩膜缘切口完成晶状体超声乳化摘除。

对于常规白内障手术（囊外摘除或超声乳化摘除术）中发生的晶状体核坠入玻璃体腔，也可采用上述方法进行处理。

二、晶状体不全脱位

对晶状体不全脱位者，应该根据晶状体核的硬度及脱位的范围和程度，选择晶状体吸出术、晶状体超声乳化摘除术、晶状体切除术或晶状体粉碎术。

晶状体悬韧带断裂 <4 个钟点范围，如为无核或软核晶状体，可以玻璃体切割头行晶状

体吸出术或晶状体切除术联合前部玻璃体切除;拟植入人工晶状体,或中等以上硬度核,可以注吸头吸出晶状体皮质或行超声乳化晶状体摘除术。建议在全麻下或充分的球后麻醉下手术,球后注药要适量,不要增加眶压。如果前房存在玻璃体,可注入少许曲安奈德染色玻璃体,在前房灌注下,以玻璃体切割头切除前房玻璃体。完成晶状体摘除时,黏弹剂注入适量,不要太加深前房,撕囊时先以 27G 注射针头刺破前囊,从悬韧带完整方位开始撕囊,在撕到悬韧带断裂方位时,可以另一器械,如虹膜拉钩固定撕囊边缘,以减少撕囊时的牵引力,避免悬韧带断裂范围的扩大。完成一个充分的水分离,尽量不做核的旋转,采用劈核技术完成超声乳化摘除术,或者将核拖入前房完成超声乳化摘除术。除常规的超声乳化摘除术外,对于晶状体脱位侧向移位不太严重病例,也可采用飞秒激光辅助撕囊和劈核,以减少对悬韧带的牵拉。如果悬韧带断裂 <2 个钟点范围,可考虑植入三片式人工晶状体,其中的一个襻放置在悬韧带断裂处,可以更好地支撑囊袋。如果悬韧带断裂超过 2 个钟点范围,可植入囊袋张力环,再植入人工晶状体。囊袋张力环的选择,可参考眼轴的长短,选择直径 12mm 或 13mm 的囊袋张力环,以镊子或植入器植入。术后如果人工晶状体偏位,可以使用带双直针的 10-0 聚丙烯线将囊袋张力环缝合固定在睫状沟处。

晶状体悬韧带断裂范围为 4~6 个钟点,如果晶状体仍在原位置,如为无核或软核,可以玻璃体切割头行单纯晶状体吸除术,或晶状体切除术联合前部玻璃体切除术。对晶状体核较硬的患者,可行晶状体粉碎联合前部玻璃体切除术。在这两种情况中,均采用三切口平坦部玻璃体切除术,首先在颞下平坦部放置灌注,保持其关闭;另接一路灌注,接上 25G 注射针头,由 2 点平坦部切口进入,从晶状体赤道部刺入,进入晶状体中轴部,能清晰看见针尖时,打开该灌注,切割头或超声粉碎头由晶状体另一侧赤道部刺入中轴部,进行晶状体核的切割或粉碎,并完成晶状体皮质的吸出。整个操作过程中,注意避免损伤晶状体后囊膜,以免晶状体核或皮质碎块坠入玻璃体腔。待整个晶状体被摘除(核和皮质),仅剩下晶状体囊袋时,打开平坦部灌注,将晶状体囊袋和前部玻璃体一并切除。

晶状体悬韧带断裂范围为 4~6 个钟点,也可以行超声乳化摘除术,环形撕囊时以 27G 注射针头刺破前囊,从悬韧带完整方位开始撕囊,在撕到悬韧带断裂一端时,先以一个虹膜拉钩固定撕囊边缘,继续撕囊到悬韧带断裂另一端时,再用一个虹膜拉钩固定撕囊边缘,最后完成环形撕囊和晶状体的超声乳化摘除。如囊袋完整,可植入囊袋张力环,囊袋张力环上可以预置 8-0 聚丙烯线,植入后在对应的巩膜面,以 25G 内界膜镊将 8-0 聚丙烯线拉出,从而将囊袋张力环缝合固定在睫状沟,再植入人工晶状体。也可以在植入囊袋张力环后,再选择一个预置 8-0 聚丙烯线的节段式张力环[或者直接使用带钩环的囊袋张力环(Cionni 改良的囊袋张力环)]缝合固定在睫状沟。

晶状体悬韧带断裂范围超过 6 个钟点,晶状体一般难以维持原来的位置,大部分脱入玻璃体腔的,可首先在颞下平坦部放置灌注并打开,完成前部玻璃体切除,切除部分后囊膜,再完成晶状体切除(软核)或晶状体超声粉碎(硬核)。根据病情决定是否完全切除玻璃体。

晶状体悬韧带断裂范围超过6个钟点,还可以在玻璃体完全切除后,于玻璃体腔内注满重水,让晶状体将漂浮在瞳孔缘,尝试在虹膜拉钩辅助下完成环形撕囊和超声乳化摘除。是否考虑保留囊袋、植入及缝合固定囊袋张力环,取决于手术者的技术和决心了。

对晶状体脱位合并青光眼,一般情况下先摘除脱位晶状体,切除进入前房的玻璃体,分离存在的虹膜前粘连;根据晶状体脱位的程度和位置切除前部或整个玻璃体。术后根据眼压的情况,再决定是否做抗青光眼手术。在排除晶状体溶解、晶状体或玻璃体瞳孔阻滞所致青光眼,可以联合抗青光眼手术。手术可选择复合式小梁切除术,引流钉植入术或引流阀植入术,经巩膜或眼内行二极管激光睫状体光凝术。

第二节　无囊袋支撑的人工晶状体植入

1. 人工晶状体睫状沟缝合术　人工晶状体睫状沟缝合术的方法较多,这里仅介绍经巩膜接力缝合法。分别在3点、9点透明角膜缘外2.5mm处做板层巩膜切开,用10-0聚丙烯线中的长直针,从9点板层巩膜切口处刺入眼内,同时用结核菌素注射器针头(或1ml注射器)从3点板层巩膜切口处刺入眼内,两针在瞳孔中心处汇合,将长直针的针尖套入注射器针尖孔内,将注射器针头从3点板层巩膜切口处抽出,同时将长直针由同一切口一并带出,此时10-0聚丙烯线贯穿3~9点。根据人工晶状体植入器的大小,在12点方位做略宽于植入器的角巩膜缘隧道切口,将10-0聚丙烯线由此切口中央钩出,在眼外将该线剪断,将植入器内人工晶状体前襻推出,一侧线结扎前襻后,将人工晶状体推入前房内,将后襻留在眼外,以另一侧线结扎之,再将后襻送入前房。调整人工晶状体位置,使其进入后房,襻位于睫状沟。当人工晶状体光学部分位于瞳孔中心,收紧两侧结扎线,将缝线结扎在板层切口内,以免缝线暴露。由于10-0聚丙烯线在6年以后有降解的可能,可导致人工晶状体脱落,故现在多选择8-0聚丙烯线,以延长缝线降解的时间。

在做人工晶状体睫状沟缝合固定时,应将前部玻璃体及缝线部位基底部玻璃体切除干净,以免术后缝线或人工晶状体襻刺激局部玻璃体增生,导致人工晶状体偏位或视网膜裂孔形成。如周边存在广泛的视网膜变性,应将基底部玻璃体或所有玻璃体彻底切除。对存在的视网膜裂孔,需要以眼内激光封闭,术毕以长效气体行眼内填充。在外伤眼,如同时存在睫状体脱离,应先处理存在的睫状体脱离,二期行人工晶状体睫状沟缝合固定术。如存在虹膜根部离断,虹膜根部离断复位术可与人工晶状体睫状沟缝合固定术同时进行。

2. "Yamane双针技术"行人工晶状体襻巩膜层间固定术　即使采用8-0聚丙烯线完成人工晶状体睫状沟缝合固定,在多年后也会降解,导致人工晶状体脱落,故有学者选择将人工晶状体襻固定在巩膜层间,以避免缝线固定存在的问题。"Yamane双针技术"是目前人工晶状体襻巩膜层间固定众多技术中最为简洁和微创的方法。

在颞下方角膜缘后 3mm 做 25G 巩膜穿刺口。先植入吊顶灯或导光,在全视网膜镜下检查周边视网膜,如基底部残留过多的玻璃体,周边视网膜存在裂孔,需要做必要的处理,再植入后房灌注。

在 3 点、9 点透明角膜外 2.5mm 处做标记,在标记处,分别以 1ml 一次性注射针头倾斜 15°刺入板层巩膜(两个针头刺入方向相反),并平行于角膜缘在巩膜层间潜行 2.5~3mm,再垂直刺入眼内。根据人工晶状体植入器的大小,在 12 点方位做略宽于植入器的角巩膜缘隧道切口,在 2 点、10 点做角膜辅助切口。将人工晶状体由主切口推入前房内,前襻放置在下方虹膜表面,暂将后襻留在眼外。从 10 点角膜辅助切口进入眼内镊,抓住人工晶状体前襻送入 1ml 注射器针头针尖内;再将后襻送入前房,从 2 点角膜辅助切口进入眼内镊,抓住人工晶状体后襻送入另一个 1ml 注射器针头针尖内;将带着人工晶状体前后襻的两个一次性注射针头沿着巩膜隧道方向同时缓慢地拔出,此时可以见到人工晶状体旋转,光学面逐渐居中,当一次性注射针头出巩膜隧道时,人工晶状体的两个襻也同时带了出来。以双极电凝烧灼人工晶状体襻末端使其膨大,再将人工晶状体襻沿巩膜隧道方向送回,人工晶状体襻将嵌在巩膜层间(图 17-2)。

手术要点:①瞳孔保持中等散大,注意灌注口、角膜主切口、辅助切口与巩膜隧道切口的位置关系,使操作容易一些;②确定 1ml 针头进出巩膜层间的位置,是确保人工晶状体居中的关键,故术前做好角膜缘标志;③人工晶状体襻潜行巩膜层间足够长(2.5~3mm),以确保人工晶状体襻固定的稳定;④双针沿着巩膜隧道方向同时拔出,注意均匀地缓慢地用力,确保人工晶状体光学部分居中;⑤人工晶状体襻末端烧灼后膨大,以确保人工晶状体襻嵌入巩膜隧道中。

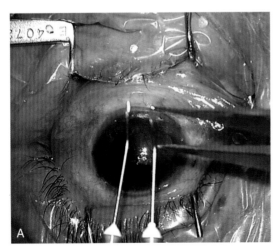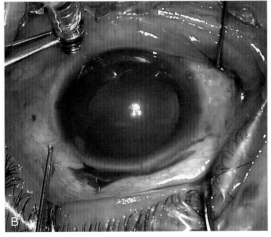

图 17-2　人工晶状体襻巩膜层间固定术

A:刺入巩膜隧道切口的 1ml 一次性注射器针头;B:倾斜 15°,将一次性注射针头刺入板层巩膜,在巩膜层间潜行 2.5mm,再垂直刺入眼内

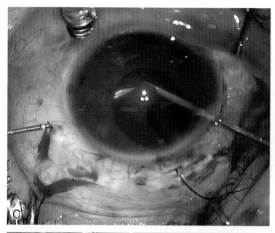

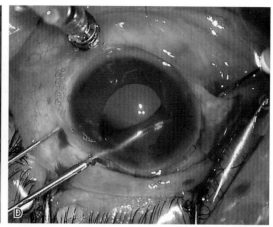

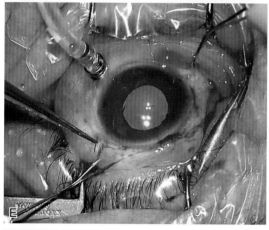

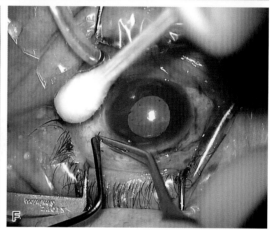

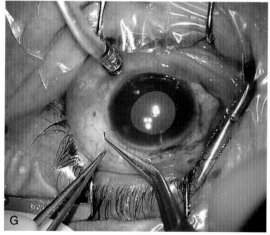

图 17-2（续）

C：从 10 点角膜辅助切口进入眼内镊，抓住人工晶状体前襻送入 1ml 注射器针头针尖内；D：从 2 点角膜辅助切口进入眼内镊，抓住人工晶状体后襻送入另一个 1ml 注射器针头针尖内；E：将带着人工晶状体前后襻的两个一次性注射针头沿着巩膜隧道方向同时缓慢地拔出，当一次性注射针头出巩膜隧道时，人工晶状体的两个襻也同时带了出来。F，G：烧灼人工晶状体襻末端使其膨大，再将人工晶状体襻沿巩膜隧道方向送回

Ishikawa 采用一种改良的"Yamane 双针技术",首先完成 27G 玻璃体视网膜手术,同时利用 27G 套管(放置在透明角膜外 2.5mm)植入 30G 双针引出人工晶状体的两个襻,操作要点同前。在拔出双针时,需要和 27G 套管一并拔出。优点是减少了巩膜切口的数量,但由于巩膜隧道口略大一些,用光学面为 7mm 的三片式人工晶状体更好一些。

小　结

1. 晶状体脱位常见于眼外伤,少见于先天性疾病,如马方综合征、高胱氨酸尿和 Weill-Marchesani 综合征等。虹膜震颤是晶状体脱位的重要体征。有外伤史的患者,应该注意是否存在虹膜根部离断,及其附近是否伴有玻璃体。

2. 晶状体脱位如出现以下情况应尽快手术:①晶状体脱位于前房及瞳孔区,无论是否继发青光眼,都应将其尽早摘除;②晶状体完全脱位于玻璃体中,引起青光眼、葡萄膜炎及视网膜变性;③晶状体脱位影响视力或出现复视。

3. 根据晶状体悬韧带断裂的程度,选择不同的手术方法。可选择飞秒激光辅助撕囊,可选择囊袋张力环或节段式张力环植入及缝线固定,可选择重水辅助下行超声乳化摘除晶状体。

4. 对无囊袋支撑的人工晶状体植入,可采用人工晶状体睫状沟缝合术,也可采用"Yamane 双针技术"行人工晶状体襻巩膜层间固定术。

问题和展望

对晶状体脱位的处理,需要确定是否合并其他部位的病变,结合术中的实际情况,以选择合理的手术方式,确定是否同时植入人工晶状体。不同类型的囊袋张力环的植入和固定使晶状体囊袋得以保留,使人工晶状体位于囊袋中。"Yamane 双针技术"行人工晶状体襻巩膜层间固定术,使手术变得安全、快捷和微创。未来新的适合"Yamane 双针技术"的人工晶状体的出现,可能会使这一技术更加完美。未来不降解缝线的出现,可以解决目前人工晶状体缝线固定术存在的问题。另外,未来新型前房型人工晶状体出现,可能是无囊袋支撑人工晶状体植入的另一选择。

参 考 文 献

[1] Por Y M, Lavin M J. Techniques of intraocular lens suspension in the absence of capsular/zonular support. Surv Ophthalmol, 2005, 50: 429-462.

[2] Gimbel H V, Sun R, Heston J P. Management of zonular dialysis in phacoemulsification and IOL implantation using the capsular tension ring. Ophthalmic Surg Lasers, 1997, 28: 273-281.

[3] Chee S P, Wong M H, Jap A. Management of severely subluxated cataracts using femtosecond laser-assisted cataract surgery. Am J Ophthalmol, 2017, 173: 7-15.

［4］ Chee S P, Jap A. Management of traumatic severely subluxated cataracts. Am J Ophthalmol, 2011, 151 (5): 866-871.

［5］ Ma K T, Kim J H, Kim N R, et al. Scleral fixation of standard capsular tension ring and in-the-bag intraocular lens implantation in patients with severe lens subluxation. Ophthalmic Surg Lasers Imaging, 2012, 43 (6): 504-507.

［6］ Yamane S, Sato S, Maruyama-Inoue M, et al. Flanged intrascleral intraocular lens fixation with double-needle technique. Ophthalmology, 2017, 124 (8): 1136-1142.

［7］ Ishikawa H, Fukuyama H, Komuku Y, et al. Flanged intraocular lens fixation via 27-gauge trocars using a double-needle technique decreases surgical wounds without losing its therapeutic effect. Acta Ophthalmol, 2020, 98 (4): e499-e503.

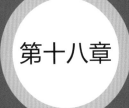

第十八章　玻璃体视网膜手术视频

第一节　孔源性视网膜脱离的玻璃体视网膜手术

视频 1　孔源性视网膜脱离——玻璃体切除术

切除中轴部及周边玻璃体,注入曲安奈德(triamcinolone acetonide,TA)行玻璃体染色,巩膜外顶压切除基底部玻璃体,剥除残留在后极部视网膜表面的薄层玻璃体皮质,重水辅助下剥离并切除裂孔周围残留玻璃体,光凝封闭视网膜裂孔,气体-液体交换,从裂孔处引流视网膜下液,吸出残余液体和重水,术毕 C_3F_8 眼内填充,完成手术。

视频 2　脉络膜脱离型视网膜脱离——巩膜外引流

在颞上方角膜缘后 3mm 做 3mm 长结膜切口,暴露其下巩膜;以 30G 针头向眼内注射 BSS 提高眼压,在角膜缘后 4mm,以 15°的角度,将 23G 注射针头的针尖插入巩膜少许,此时可见清亮的脉络膜上腔液流出,待针尖尾部快进入巩膜时停止,同时将针尖向一侧略旋转,可见液体流出加快。当眼压太低时,可向眼内再次注入 BSS 以提高眼压,重复上述操作。当不再有脉络膜上腔液流出时,以穿刺刀垂直插入眼内,植入套管并插入灌注头,经瞳孔检查灌注头位于玻璃体腔内,再打开灌注。

视频 3　脉络膜脱离型视网膜脱离——巩膜外引流 + 玻璃体视网膜手术

眼内注射 BSS 以提高眼压,完成超声乳化白内障摘除;置入前房灌注,引流脉络膜上腔液。穿刺刀垂直插入眼内,植入套管,开始玻璃体视网膜手术。切除中轴部及周边部玻璃体,TA 及吲哚青绿双重染色,清除视网膜表面残留玻璃体,剥除黄斑区内界膜;重水辅助下引流视网膜下液,光凝视网膜裂孔;气体 - 液体交换,眼内硅油填充。

第二节　黄斑裂孔及黄斑裂孔性视网膜脱离

视频 4　玻璃体切除 + 内界膜剥除

切除中轴部玻璃体,同时切除已经脱离的玻璃体后皮质;后极部注入 TA,确定是否有玻璃体残留;注入吲哚青绿以染色黄斑区内界膜,在黄斑颞侧内界膜起瓣,再从起瓣处开始,越过黄斑中心凹撕除 3~4 个视盘直径大小的内界膜;巩膜外顶压下切除基底部玻璃体,检查周边视网膜;完成气体 - 液体交换,以带硅胶头的笛针吸出视盘处残留液体,同时轻吸黄斑裂孔,可见裂孔略有缩小;术毕以 C_3F_8 眼内填充,完成手术。

视频 5　大黄斑裂孔——自体血辅助内界膜翻转覆盖黄斑裂孔

玻璃体切除后,吲哚青绿染色剥除黄斑区内界膜,仅保留黄斑裂孔周围内界膜(颞侧多保留一些);将颞侧内界膜瓣翻转,完全覆盖黄斑裂孔,气体 - 液体交换后,以自体血 1 滴覆盖内界膜瓣,眼内注入 0.3ml C_3F_8,结束手术。

视频 6　多次手术裂孔未闭合——羊膜植入黄斑下

患者因"右眼特发性黄斑裂孔"在外院接受了两次玻璃体视网膜手术,术后黄斑裂孔未闭合,黄斑裂孔直径为 1 120μm。再次手术中,吲哚青绿染色见黄斑区无内界膜残留,以略大于黄斑裂孔直径的生物羊膜置于黄斑裂孔处视网膜下,气体 - 液体交换,眼内空气填充,完成手术。

视频 7　慢性黄斑裂孔——自体血辅助羊膜覆盖黄斑裂孔

患者"双眼视力下降 3 年,右眼黄斑萎缩,左眼黄斑裂孔(直径 645μm)"。玻璃体切除后,吲哚青绿染色剥除黄斑区内界膜;气体 - 液体交换后,以略大于黄斑裂孔直径的生物羊膜覆盖黄斑裂孔表面;再以自体血 1 滴覆盖生物羊膜,眼内空气填充,结束手术。

视频 8　黄斑孔视网膜脱离(PVRC)——视网膜切开 + 游离视网膜片移植

患者为黄斑孔视网膜脱离(PVRC 级),玻璃体切除及剥除视网膜前膜,行下方视网膜切开,剥除视网膜下膜后,取切开前缘无玻璃体视网膜增殖的视网膜植片,置于黄斑裂孔处视网膜下,重水下光凝视网膜切开缘,眼内硅油填充,完成手术。

第三节　近视性黄斑裂孔及黄斑裂孔性视网膜脱离

视频 9　近视性黄斑劈裂——保留中心凹的内界膜剥除

玻璃体切除后,吲哚青绿染色黄斑区内界膜,呈同心圆状剥除黄斑区内界膜,保留中心凹及其周围内界膜,最后以玻璃体切割头将多余内界膜切除,仅保留中心凹处内界膜,结束手术。

视频 10　黏弹剂辅助羊膜覆盖黄斑裂孔

患者因"高度近视合并黄斑裂孔性视网膜脱离"行玻璃体视网膜手术,眼内硅油填充,术后黄斑裂孔未闭合,硅油取出后,吲哚青绿染色见内界膜完整,剥除黄斑区内界膜;气体 - 液体交换后,以略大于黄斑裂孔直径的生物羊膜覆盖黄斑裂孔表面;再以黏弹剂覆盖生物羊膜,眼内空气填充,结束手术。

视频 11　黄斑孔视网膜脱离 + 自体血辅助羊膜覆盖

患者为黄斑孔视网膜脱离(PVRC 级),玻璃体切除,TA 及吲哚青绿双重染色后,剥除视网膜前膜及黄斑区内界膜,从黄斑孔吸出视网膜下液,气体 - 液体交换后,取略大于黄斑裂孔直径的生物羊膜置于黄斑裂孔表面,自体血 1 滴覆盖黄斑裂孔,眼内硅油填充,完成手术。

第四节　增殖性糖尿病视网膜病变的玻璃体视网膜手术

视频 12　玻璃体切除 + 全视网膜光凝

首先在后脱离的血性玻璃体的鼻上方切开一孔洞,逐渐扩大孔洞,直到近完全切除玻璃体;同时从孔洞下逐渐吸出玻璃体后皮质之后的不凝固积血,后极部视网膜表面沉积的少许积血,可以笛针吹起后吸出;基底部的血性玻璃体,可以在巩膜外顶压下切除;完成大部分全视网膜光凝后,行气体 - 液体交换,气体下可将光凝范围扩大到近锯齿缘,阴影部分的光凝可在巩膜外顶压下完成；结束手术。

视频 13 增殖性糖尿病视网膜病变——双手剥膜

术前未行抗 VEGF 药物眼内注射；术中见纤维血管膜与视网膜形成紧密粘连斑块，呈油煎荷包蛋样外观；首先做中轴部及周边部的玻璃体切除；在吊顶灯下，一手以眼内镊抓住膜，另一手以水平剪剥除纤维血管膜，再以玻璃体切割头将其切除，术中新生血管断端渗血，不影响手术，未做处理；TA 玻璃体染色后，彻底清除视网膜表面积血、残留玻璃体和纤维血管膜；完成全视网膜光凝。

第五节 儿童玻璃体视网膜手术

视频 14 Coats 病 4 期——行玻璃体切除 + 外引流视网膜下液 + 巩膜外冷凝 + 睫状体光凝

Coats 病 4 期，术前 1 周眼内注射抗 VEGF 药物，前房灌注下，切开巩膜引流视网膜下液；TA 玻璃体染色辅助玻璃体切除，180°眼内睫状体光凝，巩膜外冷凝异常视网膜血管，术毕眼内再次注射抗 VEGF 药物。

视频 15 涉及黄斑的脉络膜缺损合并视网膜脱离—— 行视网膜 180°切开 + 黄斑转位

脉络膜缺损合并视网膜脱离眼，间质膜（intercalary membrane，ICM）裂孔；玻璃体切除后，切除大部分 ICM 膜，仅保留黄斑区附近部分 ICM 膜，将颞侧及下方视网膜切开，注入少量重水，以带硅胶头的笛针将黄斑区视网膜和残留的 ICM 向正常脉络膜区域移位，继续注入重水,沿黄斑区脉络膜缺损边缘及视网膜切开缘完成光凝,同时完成整个脉络膜缺损边缘的光凝,眼内硅油填充。术后 OCT 提示黄斑移位 1 440μm,术后视力 0.2,视网膜复位良好。

视频 16　眼弓蛔虫病——剥除黄斑前膜 + 光凝 - 冷凝处理肉芽肿病变

玻璃体切除后,见肉芽肿病变位于 6 点 ~7 点锯齿缘处,黄斑区见前膜组织。TA、吲哚青绿双重染色后,从黄斑前膜边缘,小心剥除前膜组织。眼内光凝联合巩膜外冷凝肉芽肿病变。结束手术。

视频 17A　眼弓蛔虫病——玻璃体切除 + 肉芽肿病变剥除(双手操作)

第一次手术:玻璃体切除后,见肉芽肿病变位于后极部,与视盘及黄斑紧密粘连,在吊顶灯下,以眼内镊和水平剪剥离肉芽肿病变,此时可见完整视盘和黄斑结构,以眼内镊小心剥除残留的黄斑前膜,结束手术。

视频 17B　眼弓蛔虫病——肉芽肿病变剥除后视网膜脱离再次手术

术后 1 周,发现视网膜脱离加重,再次手术,术中探查眼底,发现颞上血管弓附近视网膜裂孔,气体 - 液体交换后,视网膜平复,重水下以眼内激光封闭裂孔,眼内硅油填充,结束手术。

视频 18　眼弓蛔虫病——玻璃体切除 + 肉芽肿病变剥除(单手操作)

玻璃体切除后,吸出视网膜表面积血,见肉芽肿病变位于视盘鼻侧,以垂直剪完整剥离肉芽肿病变,此时见眼底呈现 Coats 病样眼底改变,TA 染色确定是否有玻璃体残留,以眼内激光光凝病变区及周围组织,结束手术。

第六节　黄斑下大量出血及出血性视网膜脱离

视频 19　黄斑下大量出血——41G 针黄斑下注射 t-PA

玻璃体切除后,在黄斑中心凹颞侧,选择旁中心凹视网膜隆起较高处,以 41G 针刺入视网膜下,缓慢推入组织纤溶酶原激活剂(t-PA)0.1ml(50μg),气体 - 液体交换,完成手术。

视频 20　出血性视网膜脱离——单纯玻璃体切除

切除血性玻璃体后,见周边视网膜下大片凝血块,而黄斑中心凹视网膜下无积血,完成手术。

视频 21　出血性视网膜脱离——巩膜切开引流视网膜下积血

切除血性玻璃体后,见脱离视网膜呈脑回样外观;眼内注入重水,将后极部视网膜下液化积血推移到周边;在角膜缘后 10~12mm 外直肌旁巩膜无血管区域,以尖刀片刺穿巩膜,轻压切口一侧,可见液化血液流出,反复挤压,直到大部分血液引流出来;气体 - 液体交换,眼内硅油填充。

视频 22　玻璃体腔注射 t-PA,巩膜切开引流视网膜下积血

术前 24 小时,玻璃体腔注射 t-PA 50μg(0.1ml),切除血性玻璃体后,眼内注入重水,巩膜切开引流视网膜下积血;气体 - 液体交换,眼内硅油填充。

视频 23　出血性视网膜脱离——视网膜下联合黄斑下注射 t-PA+ 巩膜切开引流视网膜下积血

切除血性玻璃体后,眼内注入重水,将后极部视网膜下部分液化积血推移到周边;在角膜缘后 10mm,以静脉导管针呈 30°刺穿巩膜,抽出针芯,见血液反流,注入 t-PA 50μg(0.2ml),吸出重水,等待 20~30 分钟,再完成巩膜外引流;如黄斑下有残留血凝块,术毕以 41G 针黄斑下注射 t-PA 25μg(0.1ml),气体 - 液体交换,眼内硅油填充。

视频 24　巩膜切开引流改成视网膜切开引流视网膜下积血

视网膜下注入 t-PA 后,完成巩膜切开引流(引流孔偏大);见引流孔对应视网膜嵌顿,形成医源性裂孔,电凝后行视网膜切开,清除视网膜下积血及凝血块,重水下光凝视网膜切开缘,气体 - 液体交换,眼内硅油填充。

视频 25　出血性视网膜脱离——视网膜切开引流视网膜下积血

出血性视网膜脱离眼玻璃体视网膜手术后(外院手术),反复前房积血、高眼压。再次手术清除前房积血,气体 - 液体交换清除玻璃体积血,眼内注入 TA,确定有无残留玻璃体,

360°视网膜切开,清除视网膜下积血及凝血块,重水下光凝视网膜切开缘,气体 - 液体交换,眼内硅油填充。

视频 26　出血性视网膜脱离合并 PVR

出血型视网膜脱离眼,高眼压,反复前房穿刺难以控制眼压,前房消失,角膜血染。行巩膜切开,仅引流少许视网膜下积血;完成白内障超声乳化摘除,置入前房灌注,再次巩膜外引流视网膜下积血,引流不畅;撕除晶状体囊袋时,发现视网膜呈闭合漏斗状脱离,视网膜下大片血凝块。剥除视网膜前膜,360°视网膜切开,彻底清除视网膜下凝血块,重水下光凝视网膜切开缘,气体 - 液体交换,眼内硅油填充。

第七节　眼内肿瘤的玻璃体视网膜手术

视频 27　跨巩膜睫状体肿瘤切除术

在肿瘤所在部位,做以角膜缘为基底的深板层巩膜瓣,切开其下薄层巩膜,切开睫状体组织,暴露肿瘤并摘除之,切除薄层巩膜组织,缝合巩膜瓣;TA 染色后切除玻璃体,气体 - 液体交换后,巩膜外顶压下光凝肿瘤后缘的睫状体上皮和锯齿缘视网膜,眼内空气填充,完成手术。

视频 28　脉络膜黑色素瘤 - 眼内肿瘤摘除术

超声乳化摘除晶状体,TA 辅助玻璃体切除;电凝肿瘤周围视网膜并切开视网膜,暴露瘤体,从巩膜面剥离肿瘤,待肿瘤完全剥离后,清除巩膜面残留组织,光凝视网膜切开缘,电凝烧灼及光巩膜表面残留组织;注入重水至瞳孔缘附近,可见瘤体浮于重水表面,扩大角巩膜缘切口,将肿瘤由眼内娩出;密闭缝合角巩膜缘切口,气体-液体交换,硅油眼内填充,完成手术。

视频29　视网膜血管增生性肿瘤的玻璃体视网膜手术

患眼玻璃体呈星状玻璃体病变,完全切除玻璃体后,见黄斑颞侧及周边视网膜多个血管瘤样增生性肿瘤,视网膜大片渗出,光凝肿瘤组织,气体下巩膜外冷凝肿瘤组织,完成手术。

第八节　人工晶状体襻巩膜层间固定术

视频30　人工晶状体襻巩膜层间固定术(Yamane 双针技术)

在3点、9点透明角膜外2.5mm处做标记,在标记处,分别以1ml一次性注射针头倾斜15°刺入板层巩膜(两个针头刺入方向相反),并平行于角膜缘在巩膜层间潜行2.5~3mm,再垂直刺入眼内。

在12点方位做角巩膜缘隧道切口(主切口),在2点、10点做角膜辅助切口。将人工晶状体由主切口推入前房内,前襻放置在下方虹膜表面,暂将后襻留在眼外。眼内镊从10点角膜辅助切口进入,抓住人工晶状体前襻送入1ml注射器针头针尖内;再将后襻送入前房,眼内镊从2点角膜辅助切口进入,抓住人工晶状体后襻送入另一个1ml注射器针头针尖内。

将带着人工晶状体前后襻的两个一次性注射针头沿着巩膜隧道方向同时缓慢地拔出。当一次性注射针头出巩膜隧道时,人工晶状体的两个襻也同时带了出来。以双极电凝烧灼人工晶状体襻末端使其膨大,再将人工晶状体襻沿巩膜隧道方向送回,人工晶状体襻将嵌在巩膜层间。

图书在版编目（CIP）数据

实用玻璃体视网膜手术 / 魏勇著 . —2 版 . —北京：
人民卫生出版社，2021.8
ISBN 978-7-117-31874-7

Ⅰ. ①实⋯　Ⅱ. ①魏⋯　Ⅲ. ①玻璃体疾病 – 视网膜疾
病 – 眼外科手术　Ⅳ. ①R779.63

中国版本图书馆 CIP 数据核字（2021）第 151214 号

人卫智网	www.ipmph.com	医学教育、学术、考试、健康， 购书智慧智能综合服务平台
人卫官网	www.pmph.com	人卫官方资讯发布平台

实用玻璃体视网膜手术
Shiyong Boliti Shiwangmo Shoushu
第 2 版

著　　者：魏　勇
出版发行：人民卫生出版社（中继线 010-59780011）
地　　址：北京市朝阳区潘家园南里 19 号
邮　　编：100021
E - mail：pmph @ pmph.com
购书热线：010-59787592　010-59787584　010-65264830
印　　刷：廊坊一二〇六印刷厂
经　　销：新华书店
开　　本：787×1092　1/16　　印张：20
字　　数：413 千字
版　　次：2015 年 2 月第 1 版　　2021 年 8 月第 2 版
印　　次：2021 年 9 月第 1 次印刷
标准书号：ISBN 978-7-117-31874-7
定　　价：229.00 元

打击盗版举报电话：010-59787491　E-mail：WQ @ pmph.com
质量问题联系电话：010-59787234　E-mail：zhiliang @ pmph.com